全国中医药行业高等教育“十四五”规划教材
全国高等中医药院校规划教材（第十一版）

# 老年护理学

（新世纪第二版）

（供护理学专业用）

主 编 王 燕 高 静

中国中医药出版社
·北 京·

**图书在版编目（CIP）数据**

老年护理学 / 王燕，高静主编 . —2 版 . —北京：
中国中医药出版社，2021.6（2023.6重印）
全国中医药行业高等教育“十四五”规划教材
ISBN 978-7-5132-6911-7

Ⅰ . ①老…　Ⅱ . ①王…　②高…　Ⅲ . ①老年医学－护理学－中医学校－教材　Ⅳ . ① R473.59

中国版本图书馆 CIP 数据核字（2021）第 054884 号

**融合出版数字化资源服务说明**

全国中医药行业高等教育“十四五”规划教材为融合教材，各教材相关数字化资源（电子教材、PPT 课件、视频、复习思考题等）在全国中医药行业教育云平台“医开讲”发布。

**资源访问说明**

扫描右方二维码下载“医开讲 APP”或到“医开讲网站”（网址：www.e-lesson.cn）注册登录，输入封底“序列号”进行账号绑定后即可访问相关数字化资源（注意：序列号只可绑定一个账号，为避免不必要的损失，请您刮开序列号立即进行账号绑定激活）。

**资源下载说明**

本书有配套 PPT 课件，供教师下载使用，请到“医开讲网站”（网址：www.e-lesson.cn）认证教师身份后，搜索书名进入具体图书页面实现下载。

**中国中医药出版社出版**
北京经济技术开发区科创十三街 31 号院二区 8 号楼
邮政编码　100176
传真　010-64405721
河北省武强县画业有限责任公司印刷
各地新华书店经销

开本 889 × 1194　1/16　印张 16.25　字数 440 千字
2021 年 6 月第 2 版　2023 年 6 月第 3 次印刷
书号　ISBN 978-7-5132-6911-7

定价　65.00 元
网址　www.cptcm.com

**服务热线　010-64405720　　微信服务号　zgzyycbs**
**购书热线　010-89535836　　微商城网址　https://kdt.im/LIdUGr**
**维权打假　010-64405753　　天猫旗舰店网址　https://zgzyycbs.tmall.com**

如有印装质量问题请与本社出版部联系（010-64405510）

# 《老年护理学》
# 编 委 会

**主　编**

王　燕（天津中医药大学）　　高　静（成都中医药大学）

**副主编**（以姓氏笔画为序）

刘　伟（辽宁中医药大学）　　孙建萍（山西中医药大学）
何桂娟（浙江中医药大学）　　宋　洁（山东中医药大学）
张　华（南京中医药大学）　　张　敏（黑龙江中医药大学）
郭　红（北京中医药大学）

**编　委**（以姓氏笔画为序）

李晓伟（陕西中医药大学）　　杨　芬（湖北中医药大学）
杨　静（成都中医药大学）　　胡　燕（天津中医药大学）
娄方丽（贵州中医药大学）　　晋溶辰（湖南中医药大学）
郭　趣（云南中医药大学）　　董　雪（长春中医药大学）
程康耀（上海中医药大学）　　魏　琳（广州中医药大学）

**秘　书**

李新帝（天津中医药大学）　　杨　静（成都中医药大学）

《老年护理学》
融合出版数字化资源编创委员会



**主　编**
高　静（成都中医药大学）
王　燕（天津中医药大学）

**副主编**（以姓氏笔画为序）
刘　伟（辽宁中医药大学）
孙建萍（山西中医药大学）
何桂娟（浙江中医药大学）
宋　洁（山东中医药大学）
张　华（南京中医药大学）
张　敏（黑龙江中医药大学）
郭　红（北京中医药大学）

**编　委**（以姓氏笔画为序）
李晓伟（陕西中医药大学）
杨　芬（湖北中医药大学）
杨　静（成都中医药大学）
胡　燕（天津中医药大学）
娄方丽（贵州中医药大学）
晋溶辰（湖南中医药大学）
郭　趣（云南中医药大学）
董　雪（长春中医药大学）
程康耀（上海中医药大学）
魏　琳（广州中医药大学）

**秘　书**
李新帝（天津中医药大学）
杨　静（成都中医药大学）

全国中医药行业高等教育“十四五”规划教材
全国高等中医药院校规划教材（第十一版）

# 专家指导委员会

**名誉主任委员**
余艳红（国家卫生健康委员会党组成员，国家中医药管理局党组书记、副局长）

**主任委员**
王志勇（国家中医药管理局党组成员、副局长）
秦怀金（国家中医药管理局党组成员、副局长）

**副主任委员**
王永炎（中国中医科学院名誉院长、中国工程院院士）
张伯礼（天津中医药大学名誉校长、中国工程院院士）
黄璐琦（中国中医科学院院长、中国工程院院士）
卢国慧（国家中医药管理局人事教育司司长）

**委　员**（以姓氏笔画为序）
王　伟（广州中医药大学校长）
石　岩（辽宁中医药大学党委书记）
石学敏（天津中医药大学教授、中国工程院院士）
匡海学（教育部高等学校中药学类专业教学指导委员会主任委员、黑龙江中医药大学教授）
吕文亮（湖北中医药大学校长）
朱卫丰（江西中医药大学校长）
刘　力（陕西中医药大学党委书记）
刘　星（山西中医药大学校长）
安冬青（新疆医科大学副校长）
许二平（河南中医药大学校长）
李灿东（福建中医药大学校长）
李金田（甘肃中医药大学校长）
杨　柱（贵州中医药大学党委书记）
余曙光（成都中医药大学校长）

# 编审专家组

**组　长**

余艳红（国家卫生健康委员会党组成员，国家中医药管理局党组书记、副局长）

**副组长**

张伯礼（中国工程院院士、天津中医药大学教授）
王志勇（国家中医药管理局党组成员、副局长）
秦怀金（国家中医药管理局党组成员、副局长）

**组　员**

卢国慧（国家中医药管理局人事教育司司长）
严世芸（上海中医药大学教授）
吴勉华（南京中医药大学教授）
王之虹（长春中医药大学教授）
匡海学（黑龙江中医药大学教授）
刘红宁（江西中医药大学教授）
翟双庆（北京中医药大学教授）
胡鸿毅（上海中医药大学教授）
余曙光（成都中医药大学教授）
周桂桐（天津中医药大学教授）
石　岩（辽宁中医药大学教授）
黄必胜（湖北中医药大学教授）

# 前 言

为全面贯彻《中共中央 国务院关于促进中医药传承创新发展的意见》和全国中医药大会精神，落实《国务院办公厅关于加快医学教育创新发展的指导意见》《教育部 国家卫生健康委 国家中医药管理局关于深化医教协同进一步推动中医药教育改革与高质量发展的实施意见》，紧密对接新医科建设对中医药教育改革的新要求和中医药传承创新发展对人才培养的新需求，国家中医药管理局教材办公室（以下简称“教材办”）、中国中医药出版社在国家中医药管理局领导下，在教育部高等学校中医学类、中药学类、中西医结合类专业教学指导委员会及全国中医药行业高等教育规划教材专家指导委员会指导下，对全国中医药行业高等教育“十三五”规划教材进行综合评价，研究制定《全国中医药行业高等教育“十四五”规划教材建设方案》，并全面组织实施。鉴于全国中医药行业主管部门主持编写的全国高等中医药院校规划教材目前已出版十版，为体现其系统性和传承性，本套教材称为第十一版。

本套教材建设，坚持问题导向、目标导向、需求导向，结合“十三五”规划教材综合评价中发现的问题和收集的意见建议，对教材建设知识体系、结构安排等进行系统整体优化，进一步加强顶层设计和组织管理，坚持立德树人根本任务，力求构建适应中医药教育教学改革需求的教材体系，更好地服务院校人才培养和学科专业建设，促进中医药教育创新发展。

本套教材建设过程中，教材办聘请中医学、中药学、针灸推拿学三个专业的权威专家组成编审专家组，参与主编确定，提出指导意见，审查编写质量。特别是对核心示范教材建设加强了组织管理，成立了专门评价专家组，全程指导教材建设，确保教材质量。

本套教材具有以下特点：

**1. 坚持立德树人，融入课程思政内容**

把立德树人贯穿教材建设全过程、各方面，体现课程思政建设新要求，发挥中医药文化育人优势，促进中医药人文教育与专业教育有机融合，指导学生树立正确世界观、人生观、价值观，帮助学生立大志、明大德、成大才、担大任，坚定信念信心，努力成为堪当民族复兴重任的时代新人。

**2. 优化知识结构，强化中医思维培养**

在“十三五”规划教材知识架构基础上，进一步整合优化学科知识结构体系，减少不同学科教材间相同知识内容交叉重复，增强教材知识结构的系统性、完整性。强化中医思维培养，突出中医思维在教材编写中的主导作用，注重中医经典内容编写，在《内经》《伤寒论》等经典课程中更加突出重点，同时更加强化经典与临床的融合，增强中医经典的临床运用，帮助学生筑牢中医经典基础，逐步形成中医思维。

**3. 突出“三基五性”，注重内容严谨准确**

坚持“以本为本”，更加突出教材的“三基五性”，即基本知识、基本理论、基本技能，思想性、科学性、先进性、启发性、适用性。注重名词术语统一，概念准确，表述科学严谨，知识点结合完备，内容精炼完整。教材编写综合考虑学科的分化、交叉，既充分体现不同学科自身特点，又注意各学科之间的有机衔接；注重理论与临床实践结合，与医师规范化培训、医师资格考试接轨。

4. 强化精品意识，建设行业示范教材

遴选行业权威专家，吸纳一线优秀教师，组建经验丰富、专业精湛、治学严谨、作风扎实的高水平编写团队，将精品意识和质量意识贯穿教材建设始终，严格编审把关，确保教材编写质量。特别是对32门核心示范教材建设，更加强调知识体系架构建设，紧密结合国家精品课程、一流学科、一流专业建设，提高编写标准和要求，着力推出一批高质量的核心示范教材。

5. 加强数字化建设，丰富拓展教材内容

为适应新型出版业态，充分借助现代信息技术，在纸质教材基础上，强化数字化教材开发建设，对全国中医药行业教育云平台“医开讲”进行了升级改造，融入了更多更实用的数字化教学素材，如精品视频、复习思考题、AR/VR等，对纸质教材内容进行拓展和延伸，更好地服务教师线上教学和学生线下自主学习，满足中医药教育教学需要。

本套教材的建设，凝聚了全国中医药行业高等教育工作者的集体智慧，体现了中医药行业齐心协力、求真务实、精益求精的工作作风，谨此向有关单位和个人致以衷心的感谢！

尽管所有组织者与编写者竭尽心智，精益求精，本套教材仍有进一步提升空间，敬请广大师生提出宝贵意见和建议，以便不断修订完善。

国家中医药管理局教材办公室
中国中医药出版社有限公司
2021年5月25日

# 编写说明

随着我国老年人口的快速增长，老龄化社会已经成为我国的基本国情。我国的老龄事业蓬勃发展，在护理高等教育中，老年护理教育也日臻完善，其中老年护理教材建设起到了重要的作用。

在国家中医药管理局（宏观）指导下，我们遵循教材编写的指导思想和基本原则，对全国中医药行业高等教育“十三五”规划教材《老年护理学》进行了修订和完善。通过补充和完善近 5 年最新的老年护理知识、护理技术，借鉴最新的指南、标准，更新数据，丰富了老年护理专业知识的含量和知识的深度，使之更适合我国老年护理临床实践的发展。教材的定位和内容力求符合本科护理学教育培养目标和要求，即“以老年人健康为中心，整体护理为主线，强化人文关怀，突出中医特色”，力求体现本教材的科学性、系统性、专业性和实用性。在继承原教材的基础上，本教材有如下特点。

1. 适应时代需求，凸显老年护理学课程特色。合理借鉴国外发达国家的发展历程和老年护理经验，将其先进理念与我国老年护理实践相结合，修编的内容不仅重视对老年疾病的护理以及日常生活为中心的疾病预防，更增加了人文关怀的内容，突出中医养生理念，由此扩展护士的专业职能。

2. 根据老年护理学的发展，修改和增补知识内容。本次修订将原第四章“老年人健康与生活质量的评估”改为“老年综合评估”，在第七章“老年人常见的健康问题及护理干预”中增加了“衰弱”和“谵妄”两节内容，将“舒缓疗护”改为“安宁疗护”。

3. 注重把握“三个贴近”，即贴近《国家护士资格考试》的内容，贴近教师的教学要求，贴近学生的学习习惯。

4. 具有与本教材配套的数字化教材。数字化教材中，适当丰富教材的知识含量以及提高知识信息的详细程度，增加教材结构要素设计的灵活性，一切为促进学生对老年护理知识的理解、素质的养成服务。

全书共十一章，内容包括绪论；衰老理论及老年护理相关理论；老年保健与长期照护；老年综合评估；老年人日常生活护理；老年人的安全用药与护理；老年人常见健康问题及护理干预；老年人的心理卫生及护理；老年常见疾病的护理；老年人临终关怀及安宁疗护；老年人常用护理技术。

本教材编写分工如下：第一章由王燕编写，第二章由宋洁编写，第三章由高静编写，第四章由孙建萍、晋溶辰编写，第五章由刘伟、胡燕编写，第六章由张敏、郭趣编写，第七章由郭红、魏琳、娄方丽编写，第八章由刘伟、李晓伟编写，第九章由何桂娟、董雪、郭红、张华、程康耀、杨芬编写，第十章由宋洁、杨静编写，第十一章由张敏、程康耀编写。

本教材融合出版数字化资源由高静负责，编委会全体成员参与完成。

本教材主要供本科护理学专业使用。

本教材编者均为具有多年临床和教学工作经验的资深教师，他们投入了大量心力和精力，参考了众多国内外文献，并结合了自己的实践和研究成果，编撰成文。本书在编写过程中得到了各位编者所在单位给予的大力支持和鼓励，在此一并表示诚挚的谢意！

《老年护理学》编委会

2021年5月

# 目 录

# 第一章
# 绪 论

随着社会的进步和经济的发展，人口老龄化正在席卷全球，这是社会和经济发展的必然结果。老龄化社会的到来必然带来社会结构、家庭结构、消费结构、产业结构等一系列的变化。研究老年人的健康问题，满足老年人的健康需求，维护和促进老年人的身心健康，实现健康老龄化、积极老龄化及成功老龄化的战略目标，是护理领域研究的重要课题。同时，老年护理也成为今后最有发展前景的朝阳产业之一。

## 第一节　人口老龄化与老龄化社会

人的生命周期要经历婴幼儿期、青年期、中年期和老年期。在不同的年龄阶段，人体会发生一系列的生理和心理变化，从而构成不同年龄段的生理、心理特征。“老年期”是生命过程中组织器官走向老化和生理、心理及社会功能逐渐衰退的阶段。

### 一、人的寿命与老年人年龄划分标准

#### （一）人的寿命

**1. 平均期望寿命**　平均期望寿命（average life expectancy）简称平均寿命或预期寿命，是指通过回顾性死因统计和其他统计学方法，计算出一定年龄组的人群能生存的平均年数。平均寿命表示生命的长度，以死亡作为终点。它代表一个国家或地区人口的平均存活年龄，可以概括地反映该国家或地区人群寿命的长短。一般常用出生时的平均期望寿命作为衡量人口老化程度的重要指标。

**2. 最高寿命**　最高寿命（maximum life-spam of human）是指在没有外因干扰的条件下，从遗传学角度而言人类可能生存的最高年龄。虽然人的正常寿命可以超过百岁，但也并非可以无限延长。由于受到疾病和生存环境的影响，目前人类寿命与最高寿命的差距仍然较大。随着科学的发展和医疗水平的提高，人类的平均寿命将逐渐接近或达到最高寿命。

**3. 健康期望寿命**　健康期望寿命（active life expectancy）是指去除残疾和残障后得到的人类生存曲线，即个人在良好状态下的平均生存年数，也就是指老年人能够维持良好的日常生活活动功能的年限。健康期望寿命体现了生命的质量。

平均期望寿命是以死亡作为终点来计算，健康期望寿命则是以日常生活能力的丧失作为终点来计算的。因此，平均期望寿命是健康期望寿命和寿终前依赖期的总和。2019 年国家卫生健康委员会公布，2018 年中国人均预期寿命为 77 岁，但人均健康期望寿命仅为 68.7 岁，说明我国目

前在平均期望寿命提高的同时，人口健康状况却不容乐观。

### （二）老年人年龄划分标准

老年人年龄划分有不同的标准。世界卫生组织（WHO）的标准是：发达国家将65岁及以上的人群定义为老年人，发展中国家则将60岁及以上人群定义为老年人。中国国家统计局在发表老年人口统计数字时，通常将两种标准同时公布。WHO根据现代人生理心理结构上的变化，将人的年龄界限又重新划分为：年龄≤44岁为青年人；45～59岁之间为中年人；60～74岁之间为年轻老年人（the young old）；75～89岁为老老年人（the old old），其中80岁以上又称为高龄老人；90岁及以上为长寿老年人（the longevous）。我国古代文献也有各种记载，如《说文解字》中记载“七十曰老”“八十曰耋”“九十曰耄”。

## 二、人口老龄化的概念

### （一）人口老龄化的相关概念

**1. 老年人口系数** 又称老年人口比例，是指在社会人口年龄结构中，老年（60岁或65岁以上）人口数占总人口数的比例，老年人口系数（proportion of aged population）是用来衡量人口老龄化程度最直接、最常用、最具有代表性的重要指标之一。

**2. 人口老龄化** 简称人口老化，是指老年人口占总人口的比例随时间推移而不断上升的一种动态过程。人口老龄化（aging of population）标志着老年人口的增多。出生率和死亡率的下降、平均寿命的延长是世界人口趋于老龄化的直接原因。

### （二）人口老龄化的新概念

**1. 健康老龄化** 1990年9月，WHO在哥本哈根会议上提出，并在全世界积极推行的老年人健康生活目标。健康老龄化（aging of the health）是指老年人在晚年能够保持较好的身心健康，并拥有较健全的智力、心理、躯体、社会和经济的功能状态，将疾病和生活不能自理推迟到生命的最后阶段。“健康老龄化”指导我们要以人的健康为本，从进入老年期前就要做好健康准备，强调老年人身心健康和良好的社会适应力，并倡导将实现“健康老龄化”作为全球解决老龄化问题，践行健康保健的奋斗目标。这一目标的提出得到了全世界各国的积极响应，将其纳入国家应对“老龄化”问题的重要发展战略。我国于1993年在北京召开“健康老龄化”学术研讨会，详细诠释了健康老龄化：①以延长老年群体平均期望寿命，提高生活质量为目标。②把医疗、保健、康复、养老服务结合起来，通过多学科、多渠道实现健康老龄化。③能克服“老龄化”产生的不利影响，保持社会持续、健康和稳定的发展。④明确健康老龄化是全民族、全社会共同的愿望，也是大家共同的责任。

**2. 积极老龄化** WHO在“健康老龄化”的基础上，于1999年发起了“积极老龄化的全球行动”。积极老龄化（active aging）不仅使老年个体认识到自己在体力、社会、精神等方面的潜能，按自己的需求、爱好、能力参与社会活动，并得到充分的保护、照料和保障，而且使老年人能够在保持身体健康、提高期望寿命的同时积极参与社会活动，继续为社会做出贡献，活得有尊严、有价值、有意义。积极老龄化是健康老龄化的提升和超越，包含了健康、参与和保障三大支柱。

积极老龄化有5个主要特征：①能与他人互动。②生活有目标。③能自我接纳。④能个人

成长。⑤有自主权。Rowe 和 Kahn 于 1997 年进一步阐明了“积极老龄化”的内涵：①避免疾病与疾病相关失能的发生：尽管老年人机体功能逐渐衰退，但应尽量避免或减少不利于健康的危险因素，增加健康的保护因素，如养成健康的生活方式、动员社会开展持续的健康教育、提高医疗服务水平等。②拥有高度的认知和身体功能：高度的认知和身体功能表示是否有从事活动的潜力，首先老年人从认知上明确身体健康是通过积极地改变生活方式、规律地运动等得到实现；其次，退休后老年人同样需要继续学习，有能力进一步自我实现、创造社会价值。③持续、积极的社会参与是维持人际关系与从事生产活动的重要因素：人际关系包括与人接触、处理事务、沟通交流及信息交换、获得情感支持和心理帮助；生产活动包括参与志愿活动、照顾子女或孙子女等力所能及的事情。退休后老年人应根据需要继续参与社会、经济、政治、文化等方面的活动和社会服务，积极地融入社会生活，不仅能为社会做贡献，还能成为国家稳定发展的积极分子。

**3. 成功老龄化** 成功老龄化（successful aging）概念的提出最早可追溯到 20 世纪 50 年代，在很长一段时间内成功老龄化的定义尚未统一，直至 1998 年，Rowe 和 Kahn 明确指出：成功老龄化指没有疾病和残疾、身体和心理功能正常、积极参与社会生活。要实现成功老龄化首要突破的难题是让老年人“摆脱无用感”，要充分肯定老年人的价值、激发老年人的热情、提升老年人的境界、挖掘老年人的力量，在健康的基础上使老年人获得精神上的愉悦，充分发挥老年人群的正能量，尽可能减少老龄化对老年人和社会的负面影响。成功老龄化的最高境界是产出性或者有贡献的老龄化。“成功老龄化”起源于“健康老龄化”的研究，兴起于“积极老龄化”的实践。成功老龄化战略包括健康老龄化、积极老龄化、和谐老龄化、适度老龄化、生产性老龄化、有准备的老龄化、有保障的老龄化、有照护的老龄化、有尊严的老龄化九个战略。

## 三、老龄化社会的划分标准

人口年龄结构是指一定时期内各年龄组人口在全体人口中的比重。人口年龄结构体现了过去和当前人口出生、死亡、迁移变动对人口发展的综合作用，是社会发展和经济增长的结果。WHO 根据发达国家和发展中国家的状况，把老龄化社会划分为相应两个标准：发达国家 65 岁以上的老年人口数占人口总数的 7% 以上，或发展中国家 60 岁以上的老年人口数占人口总数的 10% 以上，称为老龄化社会。对于一个国家或地区来说，就称为老龄化国家或地区（表 1–1）。

**表 1–1 老龄化社会的划分标准**

| | 发达国家 | 发展中国家 |
|---|---|---|
| 老年人年龄界定 | 65 岁 | 60 岁 |
| 老年型（老年人口系数） | >7% | >10% |
| 成年型（老年人口系数） | 4% ～ 7% | 8% ～ 10% |
| 青年型（老年人口系数） | <4% | <8% |

## 四、人口老龄化特征与趋势

人口老龄化是现代社会发展的必然趋势，是医疗卫生条件改善和医疗技术水平不断提高的结果，也是人口出生水平和死亡水平不断下降，平均期望寿命不断延长的结果。人口老龄化体现了

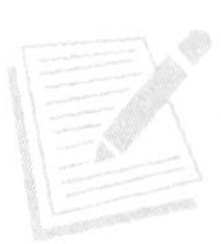

生命科学与社会经济的进步与发展。

### （一）世界人口老龄化特征与趋势

**1. 人口老龄化速度加快** 世界总人口以每年 1.2% 的速度增长，而老年人口增长率则为 2%，从 2010 ～ 2015 年间已增至 3.1%。1950 年全球大约有 2.0 亿老年人，1990 年为 4.8 亿，2002 年已达 6.26 亿，预计到 2040 年将达到 13 亿，占世界总人口的 14%，平均年增长 9000 万。

**2. 老龄人口重心转移** 在全球老龄化发展的进程中，发展中国家的老年人口增长加快。1950 ～ 2050 年，100 年间发达国家的老年人口将增加 3.8 倍，而发展中国家将增加 14.7 倍。2000 年发展中国家的老年人口数约占全球老年人口总数的 60%。

**3. 人口平均期望寿命不断延长** 近半个世纪以来，世界各国的人口平均寿命都有不同程度的增加。19 世纪大多数国家的平均寿命只有 40 岁左右，20 世纪末则达到 60 ～ 70 岁，一些国家尤其是发展中国家已经超过 80 岁。

**4. 人口高龄化速度过快** 高龄老人（80 岁以上）是老年人口中增长最快的群体。1950 ～ 2050 年间，80 岁以上人口将以平均每年 3.8% 的速度增长，大大超过 60 岁以上人口的平均增长速度（2.6%）。2000 年，全球高龄老人达 0.69 亿，大约占老年总人口的 1/3，预计至 2050 年，高龄老人约 3.8 亿，占老年人总数的 1/5。

**5. 女性人口占多数** 一般而言，老年男性死亡率高于女性，而平均期望寿命比女性低 3 ～ 9 岁，使得女性老年人占到了老年人中的绝大多数。如美国女性老人的平均期望寿命比男性老人高 6.9 岁，日本高 5.9 岁，法国高 8.4 岁，中国高 3.8 岁。且高出的女性老人 50% ～ 70% 为 80 岁及以上者。

### （二）我国人口老龄化特征与趋势

**1. 老年人口基数大** 根据《中国人口展望 2018 版》预测，至 2025 年末，60 岁以上的老年人口数将达到 3.08 亿，约占总人口的 21.5%，其中 65 岁以上老年人口数将达到 2.09 亿，约占总人口的 14.6%。2026 年将达到 3 亿，2037 年将超过 4 亿，2051 年将达到 5 亿老人的最大值，之后将一直维持在 3 亿～ 4 亿。这表明，21 世纪上半叶，我国一直是世界上老年人口最多的国家，占世界老年人口总量的 1/5。

**2. 老年人口发展速度快** 65 岁以上老年人占总人口的比例从 7% 提升到 14%，发达国家用了 45 年以上的时间，而中国仅用了 27 年，并且未来将长时间保持较高的增长速度，是老龄化速度最快的国家之一。

**3. 地区发展不均衡** 1979 年，上海最早进入人口老年型城市行列；2012 年，宁夏最晚进入人口老年型城市行列，时间跨度长达 33 年。由此可见，中国人口老龄化发展具有由东到西的区域梯次特征，东部经济发达地区明显快于西部经济欠发达地区。在农村则出现了大量的“留守老人”，独居或只与配偶生活的老年人的比例不断上升。农村经济基础薄弱，医疗养老保障匮乏，使得农村养老问题日趋严重。

**4. 城乡倒置显著** 我国是农业大国，农村人口数量大，而且农村越来越多的青壮年携子女进城务工，导致农村老龄化程度偏高，这种城乡人口数量倒置的状况将一直持续到 2040 年。到 21 世纪后半叶，城镇的老龄化程度才将超过农村，并逐渐拉开差距。农村的老龄化程度高于城市，这是中国人口老龄化不同于发达国家的重要特征之一。

**5. 老龄化超前于现代化** 与发达国家的历程相反，中国是在经济尚不发达的情况下提前进

入老龄化社会的，属于未富先老。目前，我国仍处于中等偏低收入的发展中国家，应对人口老龄化的经济实力还比较薄弱。

**6. 高龄化、空巢化进一步加速** 2015年，全国80岁以上老人已达到2400万人，约占老年人口的11.1%，年均净增高龄老人100万人，增速超过我国人口老龄化速度。同时，空巢化进一步加剧，2016年我国空巢老人数量为1.1亿人，到2020年已达到1.2亿人。老年人的照护问题将日益突出。

## 五、我国人口老龄化的影响因素及对策

### （一）人口老龄化带来的社会影响

**1. 社会经济负担加重** 从经济学的角度分析，老年人不具有或只具有较低的生产劳动能力，某些完全丧失能力的老年人是纯粹意义上的消费者，并成为劳动力人口提供的税收的享受者。要充分满足老年人的基本生活需求和医疗保健需求，社会、家庭就必须为老年人提供经济保障。1990年我国退休人员为2301万人，退休金为270.2亿元，2000年已达到44000亿元。预计到2030年，退休人员将猛增到1.5亿多人，届时退休人员相当于在职人员的40%以上，这将给国家造成严重的负担，影响经济的可持续发展。

**2. 家庭赡养功能下降** 随着人口老龄化、高龄化及我国推行计划生育政策所带来的家庭结构变化，即4：2：1的家庭结构，家庭子女数减少，使我国人口老龄化的发展明显表现出了“高龄化”和“家庭空巢化”的趋势。“高龄化”使健康及养老需求增多，同时，“家庭小型化”使养老及健康照顾能力下降。家庭很难担负起照顾老年人的全部任务，特别是失能老人，无法满足其日常照料及护理的需求，家庭养老功能不断弱化，传统的多子多福观念和养老保障失去了现实基础。

**3. 社会养老服务供需矛盾突出** 家庭养老负担的加重，使得社会养老服务的需求迅速增加。但我国社会养老服务的发展相对滞后，社会养老服务供需矛盾突出。目前，我国大体需要养老护理员1000万，而全国现有养老护理员仅30多万人，其中取得执业资格的不足10万人。同时，老年社会福利及保障体系与人口老龄化不适应，老年社会福利及保障体系还不够健全，服务产业发展缓慢、基层服务网络薄弱、管理不规范等问题突出，难以满足人口老龄化的需要。

**4. 对医疗保健、护理的需求增加** 预计到2020年，失能半失能老年人口将突破4600万。60岁以上老年人的余寿中有2/3的时间处于带病生存状态。因此，老年人对医疗保健、护理、生活照料及心理健康等方面的需求增加，而我国专门从事老年医疗保健、护理等专业人员相对不足，对老年人的服务项目少，服务水平低，服务对象覆盖面窄，医疗、护理、健康保健资源严重不足。

**5. 社会文化场所不能满足老年人的需求** 由于退休后闲暇时间不断增多，社会文化场所不能满足老年人的活动需要。尽管我国老年大学已发展到1.7万余所，在校学员约150万人，但也仅占老年人口的1%，远远不能满足老龄化社会中老年人日益增长的需求。为了提高老年人的生活质量，必须要改变我国老年人精神文化生活单调、层次低，文化活动娱乐场所缺少的现状。

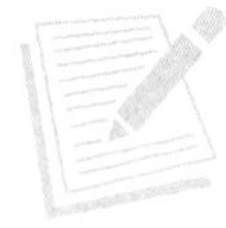

人口老龄化除带来上述主要问题之外，还存在其他社会问题，如老年人再婚问题、合法权益问题、赡养问题等，如果没有合理的解决途径，将会严重影响老年人群的生活质量。

### （二）我国人口老龄化的对策

人口老龄化是全球人口发展所面临的共同问题，尽管我国还处在老龄化的初期，但解决老龄化问题必须要有超前的国际视野和长远的战略准备。同时，必须从我国人口、社会、经济发展的实际情况出发，探索具有中国特色的解决老龄化问题的对策，以形成人口老龄化与经济发展的良性循环。

**1. 大力推动经济的快速发展** 根据我国人口年龄结构发展预测，从现在起到2020年之前，我国面临劳动年龄人口比重较大、总供养系数不高等问题，处于国家负担较轻的“人口红利”黄金时期。“十四五”时期尤为重要，我们必须抓住这个经济发展的有利时机，发挥我国劳动力资源极为丰富的优势，大力发展生产力，加快我国的经济发展，为迎接老龄化高峰的到来奠定雄厚的物质基础。

**2. 完善养老福利政策和社会保障制度** “老有所养”是老年型社会要解决的重要问题，建立和完善社会养老保障制度是实现这一目标的根本保障。国家要尽快完善有关老年政策，各级政府要出台优惠政策，不断健全社会养老机制，建立适合我国国情及经济发展水平的社会保障制度。从我国国情出发，遵循国家、集体、家庭和个人共同负担的原则，逐步建立“以居家养老为基础、社区养老服务为依托、机构养老服务为补充”的养老服务体系。

**3. 健全老年人医疗保健防护体系** 医疗保健是老年人众多需求中最为突出和重要的需求。因此，应加快医疗卫生改革的步伐，健全社区卫生服务体系和组织，加强老年人的医疗保健与护理服务，构建健全的医疗保健防护体系，为老年人提供方便、快捷的综合性社区卫生服务。同时建立和发展多种形式的医疗保障制度，妥善解决看病就医的费用问题，以缓解老年人患病后对家庭和个人造成的经济压力。

**4. 营造健康老龄化和积极老龄化的社会环境** 要实现健康老龄化和积极老龄化的生活目标，需要社会、家庭、个体等多方面的共同努力。国家应加强老年人的社会保障，积极发展老年医疗保险，重视老年人的精神文化生活，为老年人营造健康老龄化的社会氛围；家庭应主动承担养老责任，在生活、精神和经济上给予支持；老年人应加强身体锻炼，增强自我保健意识。同时要开发利用低龄老年人力资源，提倡健康的低龄老年人为体弱的高龄老年人提供服务，使老年人成为社会经济发展的建设性力量，实现积极老龄化的奋斗目标。

# 第二节　老年护理学概述

## 一、老年学及其相关概念

老年学（gerontology）是研究人寿命延长和人老龄化的一门综合性学科，由老年生物学、老年医学、老年心理学及老年社会学四大分支学科组成，是自然科学和社会科学的新兴综合性学科。

### （一）老年生物学

老年生物学（biology of aging）又称衰老生物学，主要研究人类和其他生物体成熟后期，在其年龄增长过程中生命现象的变化特征，并从组织胚胎学、解剖学、生理学、生物化学、细胞学、分子生物学及分子遗传学等方面，探讨老化的普遍性和特殊性规律，寻找老化的机制和原

因，并进行延缓老化实验研究等的一门学科。因此，老年生物学是老年医学的基础。

### （二）老年医学

老年医学（geriatrics）是临床医学中的分支学科，是研究人类衰老机理、人体老年性变化、老年人卫生保健、老年病防治及老年医学教育的科学。研究的主要目标是延缓衰老、提高老年人慢性病的诊疗水平和建立老年人健康管理及评估体系。它包括老年基础医学、老年临床医学、老年康复医学、老年流行病学、老年预防保健医学、中医老年医学及老年社会医学等内容。

### （三）老年心理学

老年心理学（gerontological psychology）是一门研究老年人的心理活动特点和规律的科学，包括老年人心理健康、心理卫生和心理疾病的研究。研究范畴具体涉及老年人的感知觉、学习、记忆、思维等心理过程，智力、性格、社会适应等心理特点，老年人情绪情感、人格、人际关系和婚姻家庭关系，老年人的心理健康、日常生活适应及临终心理等。

### （四）老年社会学

老年社会学（geriatric sociology）是运用社会学的理论和方法对人的老龄化和老年社会群体进行研究的一门学科。它既是老年学的组成部分，又是社会学的一个分支学科。研究内容和范围包括人口老龄化的过程、人口老龄化与社会发展规律的关系、人口老龄化与家庭、老年人的社会保障和社会保险、老年人就业与人才开发、老年人的教育问题、老年人的赡养与服务机构、老年人闲暇时间利用与文娱保健活动问题等。

## 二、老年护理学的研究范畴、原则与目标

老年护理学（gerontological nursing）源自老年学，是护理学的一个分支学科，建立于成熟的护理理论和社会学、生物学、心理学，以及不断完善的健康政策等学科基础上，是自然科学与社会科学相互渗透的综合应用学科。老年护理学是以老年人为研究对象，研究老年期的身心健康和疾病护理特点与预防保健的学科，也是研究、诊断和处理老年人对自身现存的或潜在的健康问题的反应的学科。其护理范畴包括评估老年人的健康和功能状态，制订护理计划，提供有效护理和其他卫生保健服务，进行疾病预防、治疗和康复及慢性病的管理等。

### （一）研究范畴

老年护理学重视研究老年人的生理、心理、社会等因素对老年人健康的影响，强调个体自我照顾能力，在尽可能保持个人独立及自尊的情况下为老年人提供护理服务，强调保持、恢复、促进健康，预防和控制由急、慢性疾病引起的残疾，发挥老年人的日常生活能力，实现老年机体的最佳功能，保持人生的尊严和高品质的生活。

**1. 老年人的健康护理** 老年护理学的研究范畴是从健康概念出发，围绕生理、心理、社会三方面进行研究，对老年人进行身体照顾、心理护理、社会适应能力的培养等。开展老年健康教育研究，普及老年保健知识，减少老年病的发生；建立老年人生活质量保障体系，改善老年人的生活环境，创造条件使老年人积极参加社会活动，提高老年人整体健康水平。

**2. 老年疾病护理与康复护理** 近年来随着社会生活水平的不断提高及自然、社会环境的不断变化，心脑血管疾病、糖尿病、肿瘤等慢性病的发病率显著上升。80% 的老年人患有慢性病，且

绝大多数患有两种以上疾病，具有病种多、病程长等特点。因此，应针对老年人的特点，在老年护理基础知识与技能、老年患者健康管理、老年病专科护理等方面，开展对老年病的临床护理与实验研究，提高对老年疾病患者的护理水平，减少老年病对老年人的危害程度。对于出院后的居家老人、患有某些疾病后遗症的老人，科学的康复是提高其生活质量的重要保证。老年病的康复护理旨在延缓老年人的功能衰退，使残存功能达到最佳水平，帮助老年患者回归社会，提高生活质量。

**3. 老年护理专业人才的培养和教育** 基于老龄化社会的人口学特征和社会责任，需要培养大批的高素质老年护理服务人才。现阶段我国养老服务业人才培养存在规模小、层次单一、质量良莠不齐等问题，一定程度上制约了养老服务业的快速发展。近十年来，教育部多次颁布关于养老服务人才培养的意见方案，到目前已基本建立以职业教育为主体，应用型本科生和研究生教育层次相互衔接，学历教育和职业培训并重的养老服务人才培养培训体系。因此，如何培养一支数量充足、结构合理、质量较好的养老服务人才队伍以适应和满足我国养老服务业的发展需求是老年护理学研究的重要课题。

### （二）原则

老年护理学的研究对象是老年人，包括健康老年人和患病老年人。对老年人的护理原则强调个体自我照护能力，尽可能保持个人独立及自尊的情况下为老人提供护理服务，保持老年人的尊严和高品质的生活。

**1. 满足需求** 人的需求满足程度与健康呈正比。护理人员应当增强对老化过程的认识，将正常老化过程、病理状态及老年人独特的心理社会特性与一般的护理知识相结合，及时发现老年人现存的和潜在的健康问题及各种需求。

**2. 社会护理** 老年护理的对象不仅是老年患者，还应包括健康的老人、老人家庭的成员。老年护理必须兼顾到医院、社区、家庭和人群。

**3. 整体护理** 由于老年人在生理、心理、社会适应能力等方面的特点，尤其是老年患者往往有多种疾病共存，疾病之间彼此交错和影响，所以要求护理业务、护理管理、护理制度、护理科研和护理教育各个环节整体配合，为老年人提供多层次、多方位的护理，共同保证护理水平的整体提高。

**4. 个体护理** 老化程度因人而异。影响衰老和健康的因素错综复杂，特别是出现病理性改变后，老年人个体的状况差别很大，加上患者性别、病情、家庭、经济等各方面情况不同，因此，应针对老年人执行个体化护理的原则，做到针对性和实效性护理。

**5. 早期防护** 老年疾病一般潜伏期长，如高脂血症、动脉粥样硬化、高血压、糖尿病、骨质疏松症等，通常起病于中青年时期，因此，一级预防应该及早进行。老年护理的实施应从中青年时期开始入手，进入老年期更要了解老年人常见病的病因、危险因素和保护因素，采取有效的预防措施，防止老年疾病的发生和发展。对于慢性病患者、残疾老人，实施康复医疗和护理的开始时间越早越好。

**6. 连续照护** 随着衰老的进展，老年疾病具有病程长、多病共存及并发症、后遗症多的特点。老年患者的生活自理能力下降，有的甚至出现严重的生理功能障碍，对护理工作有较大的依赖性，这使老年人需要连续性照顾，如医院外的预防性照顾、精神护理、家庭护理等。因此，开展长期护理是非常必要的。对各年龄段健康老人、患病老人均应做好细致、耐心、持之以恒的护理，减轻老年人因疾病和残疾所遭受的痛苦，缩短临终依赖期，对生命的最后阶段提供系统的护

理和社会支持。

### （三）目标

**1. 提高生活质量**　机体在老化过程中，会出现身体的衰弱和精神活动功能的减弱，因此，应促进老年人在身－心－社－灵各方面的和谐状态。老年人要在健康的基础上长寿，做到健而不老，寿而不衰，提高健康期望寿命和生活质量。

**2. 增强自我照护能力**　由于衰老，老年人经常生活在依赖、无价值、丧失权利的感受中，自我照顾的意识淡化，长久之后会丧失生活自理能力。因此，老年护理应以健康教育为干预手段，强化和尽量维持老年人的自我照护能力，避免过分依赖他人护理。

**3. 延缓生理功能的衰退和疾病的恶化**　利用初级卫生保健政策，广泛开展健康教育，提高老年人自我保护意识，改变不良的生活习惯和行为。通过三级预防策略，对老年人的健康进行管理，防止疾病恶化，预防并发症的发生，避免伤残。

**4. 做好安宁疗护**　对临终老人，要做好临终关怀，对老年人及家属进行死亡教育和安宁疗护。通过综合评估、分析、识别、预测，从生理、心理和社会支持方面满足临终老人及家属的需求，让临终老人有尊严、无痛苦、安宁地度过生命的最后时光，让家属得到慰藉。

## 三、老年护理学的发展

### （一）国外老年护理学的发展

**1. 老年护理学的专业化发展**　世界各国老年护理学的发展状况不尽相同，这与国家人口老龄化程度、经济水平、社会制度、护理教育发展等有关。

老年护理学作为一门独立学科最早出现于美国。1900 年，老年护理学被确定为一门独立的专业，至 20 世纪 60 年代，美国已经形成了较为成熟的老年护理学专业。1961 年，美国护理协会设立老年护理专科小组。1966 年，美国护理协会成立“老年病护理分会”，确立了老年护理专科委员会，老年护理学真正成为护理学中一个独立的分支。1970 年，首次正式公布老年病护理执业标准。1975 年，开始颁发老年护理专科证书，同年《老年护理杂志》创刊，“老年病护理分会”更名为“老年护理分会”，服务范围也由老年患者扩展至老年群体。1976 年，美国护理学会提出发展老年护理学，关注老年人对现存的和潜在的健康问题的反应，从护理的角度和范畴开展业务活动，老年护理学日渐显示出其完整的专业化的发展历程。

1950 年，美国 Newon 和 Anderson 编写出版了世界上第一本老年护理教科书，美国开始老年护理学教育，20 世纪 70 年代开展了老年护理实践的高等教育和训练，培养的高级执业护士（advanced practice nurses，APNs）具备熟练的专业知识技能和研究生学历，经过专业认证，能够系统整体地处理老年人复杂的照顾问题。高级执业护士包括老年病开业护士（geriatric nurse practitioners，GNPs）和老年病学临床护理专家（clinical nurse specialists，CNSs）。老年病开业护士在社区卫生服务中心等多种场所为老年人提供初级保健和管理服务。老年病学临床护理专家既具有丰富的护理患者及其家庭方面的临床经验，又具有制定卫生和社会政策的专业知识，多数专家在医院内工作，作为多科医疗协作组的咨询顾问。同时协助在职护士在医院、养老院或社区卫生代理机构之间建立联系。

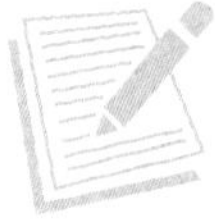

有关美国老年护理学的研究，早期注重研究老年人及其健康需求，以及老年护理人员的特征、教育与态度等问题。后来多注重开展临床方面的科研课题，如：约束与跌倒、压疮、失禁、

谵妄、痴呆、疼痛等。现在开始重视老年护理场所的创新实践模式、长期护理照顾、家庭护理等问题。近年来，由政府资助成立老年教育中心或老年护理研究院，以促进老年护理实践质量。某些护理院校设置了老年护理学课程，并有老年护理学硕士和博士项目，拥有附属的老人院，便于开展老年护理学教学、研究和学生实习。

**2. 老年护理模式的发展** 在联合国《老年人原则》和《老龄问题宣言》中倡导以社区、居家式服务为主体、机构护理为辅助的服务方式，这也是多数国家应对老龄化的主导模式。

（1）美国的老年护理模式 美国老年护理模式有社区诊所、附属于某机构（医院、健康维持机构和教育机构）的社区护理中心。老年人医疗保健工作以社区医疗服务为主，为老年人提供健康保健和生活服务。美国政府还提倡老年公寓型模式，为患有慢性病的老年人及出院需要康复的老年人提供医疗、护理及生活照顾。

（2）荷兰的居家照料体系 1870年，荷兰成立了第一支居家护理（home care）组织，家务料理（home help）也同步发展起来。前者是指在客户家中，由专业居家照料人员提供护理、生活照料、治疗及必要的帮助；后者是指为因疾病、残疾或增龄导致生活不能完全自理者，提供基本的日常家务料理、护理、咨询等。1990年，国家居家照料联合会（National Association for Home Care）成立，随后出现大批的互助组织，多数既提供居家护理，又提供家务料理。

（3）日本的家庭护理 通过近30年对老龄化社会的探索，日本采取了医疗、保健、福利、介护、教育等一系列福利措施，建立了“疾病护理－预防保健－生活照顾”为一体的网络系统，提供“医院－社区护理机构－家庭护理机构”的一条龙服务。日本的《老年访问看护制度》明确规定了家庭护理的对象、流程、内容、方式、次数、从业者要求、收费等具体内容，展示了其较为完善的家庭护理制度。

（4）澳大利亚的老年医疗服务体系 自1980年起，澳大利亚逐步形成区域医院、老年护理机构、老年护理服务网络为一体的老年医疗服务体系。老年卫生保健的服务方式包括医院服务、社区服务、护理之家和老年公寓。医院与社区紧密结合，医院医生与社区医生、护士紧密联系，共同为老年人提供医疗护理服务。同时，澳大利亚还建立了“老年保健评估制度”，以评估老年人的护理需求及护理等级，确定老人是否需要进入养老院，促使国家卫生资源得到有效利用。

**3. 老年护理保险制度** 在美国、日本、欧洲等发达国家，已经建立了较为完善的老年护理保险制度。美国采取的是商业保险制度，德国、日本实行的是社会保险制度，而英国、加拿大等国家实行全民免费医疗保健体制，老年人可以免费获得健康保险所覆盖的就医、诊疗、化验、透视、手术、住院等服务。

（1）美国商业性老年护理保险 20世纪80年代，美国实行长期护理保险，投保人自愿参加购买护理保险。被保险人年龄越大，最高给付额越高，给付期越长，等待期越短，所需交纳的保险费用也越高。保险公司承担被保险人在接受个人护理服务时而发生的护理费用，包括专业护理、中级护理及日常护理。家庭护理既方便老年人，又可以降低护理费用，因而家庭护理在美国长期护理保险中所占比重越来越大。

（2）德国护理保险制度 1994年，德国立法通过《护理保险法》，参保人可以请专业护理人员上门为老年人、患者进行护理，护理保险按照每日护理的时间长短分为3个不同的护理等级，并给予相应标准的现金补贴。

（3）日本老年护理保险制度 日本政府2004年开始强制实行老年护理保险，目的是保障65岁以上的老年人能更多地享受到福利设施、福利用具、家庭护理服务和家庭介护服务，提高老年人的生活质量。日本老年护理保险制度由市町村具体运营，筹资一半来自于被保险人交纳的保险

费，另一半来自国家、都道府县、市町村三级政府，按照 2∶1∶1 的比例提供补贴。护理保险一般以护理服务方式给付，由“照护认定审查委员会”确定是否给予护理服务，护理保险管理机关提供相应护理服务的内容和等级。

**4. 老年护理产品的开发和老年服务设施的改善**　老年护理产品的开发和老年服务设施的改善，不仅给老年人带来了方便，提高了老年人生活自理能力，而且减轻了护理人员的劳动强度，是老年护理发展的重要标志。世界各国的老年护理相关专业人员，从老年人生理、心理和社会需要出发，开发了许多体现人性化的老年护理产品，如各种助步器、触摸遥控器、可调节升降高度的洗脸盆、扶手坐便器、多功能轮椅、手表式定向行踪遥控显示器、遥控搬运机等。在老年人经常出入的场所安装扶手，设置无障碍通道；在社区设置老人康乐部、自动洗衣房、理疗室等配套设施。随着科学技术的进步，越来越多的老年护理产品将被开发和利用，也必将推动老年护理事业的进步和发展。

### （二）我国老年护理学的发展历程

中医学注重养生、强身健体已有 3000 多年历史，但作为现代科学，中国老年学与老年医学研究始于 20 世纪 50 年代。作为老年学的一个分支，老年护理学长期以来被归入成人护理学范围，整个社会和学术界没有给予足够的重视。

随着中华老年医学会的成立和老年医学的发展，建立了老年学和老年医学研究机构。到 1977 年，正式确立老年护理学这门新兴学科。中国老年护理体系的雏形源于医院的老年患者护理，如综合性医院成立老年病科，开设老年门诊与病房，按专科收治和管理患者。20 世纪 80 年代中期，北京、上海等大城市均建立了老年病专科医院，专门为老年患者提供不同的医疗护理服务。1988 年，上海第一所老年护理院成立，护理院的工作主要包括医疗护理、生活照料、心理护理和临终关怀。近年来，老年人专业护理机构迅速发展起来，部分城市还成立了老年护理中心，为社区内的老龄、病残、孤寡老人提供上门医疗护理服务，设立家庭病床，建立健康档案，定期进行医疗咨询，老人可优先接受入院治疗、护理服务和临终关怀服务，使越来越多的老年居民享受到专业的老年护理服务。

我国老年护理教育起步较晚，1995 年在出版发行的“21 世纪护理发展丛书”中，首次出版了由曾熙媛主编的《老年护理学》，随后老年护理学课程逐步纳入我国护理学本科教育课程设置中，至今已陆续被全国多所护理高等院校列为必修课程。有关老年护理的专著、教材、科普读物相继出版，老年护理的研究也开始起步。2009 年，天津中医药大学在全国率先开设了护理学老年护理专业方向。目前，已有更多的护理院校开设老年护理专业，护理研究生教育中也开设了老年护理研究方向。国内外老年护理方面的学术交流逐步开展，部分院校与国外护理同行建立了科研合作关系。老年护理教育和护理科研的兴起进一步推动了老年护理学的发展。

## 第三节　老年护理人员的素质要求及执业标准

### 一、老年护理人员的素质要求

由于老年人生理、心理、社会的特殊性，使他们处于弱势群体。因而，老年护理是一种更具社会意义和人道主义的工作，对护理人员的道德修养提出了更严格的要求。奉献、关怀、敬重、真诚、平等是老年护理道德的基本原则。

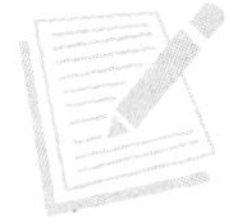

**1. 奉献精神** 老年人生理功能减退，动作迟缓，更因疾病而增加了对护理工作的依赖性。老年人已形成的人格类型难以改变，且衰老与病残引起复杂的心理反应，如沮丧、怨恨等都可能与护士自身的情感、观念相左。这一切使护理老年人更为艰辛，崇高的奉献精神是从事老年护理工作首先应具备的素质。

**2. 尊老爱老** 每个人都有被尊重的需要，老年人更是如此。在任何情况下，护士都必须关心、理解、尊重老年人，不使老年人处于尴尬、难堪的境地。如礼貌的称谓、关切的目光、耐心地倾听，努力为老年人提供最佳护理服务。老年人一生操劳，对社会做出了很大贡献，应当受到社会的尊重和敬爱，医护人员也应为他们争取各种权利。

**3. 热忱服务，一视同仁** 热忱服务是护理人员满足患者需要的具体体现。在护理工作中要注意老年人病情和情感的变化，始终贯穿诚心、爱心、细心、耐心、责任心的原则，尽量满足要求，保证老年人的安全和舒适；对老年人应一视同仁，无论职位高低、贫富如何、远近亲疏、病情轻重、自我护理能力强弱，都要以诚相待，尊重人格，体现公平、公正的原则，并提供个性化护理，给老年人留下亲切温和的印象，给予热情可信的感觉。

**4. 高度负责，技术求精** 老年人反应不敏感，容易掩盖很多疾病的体征，加之老年人病情发展迅速，无法表达自己的感受，很容易延误病情。这不仅要求护理人员具有较高的专科护理知识水平和娴熟的护理操作技能，而且更重要的是要有强烈的责任心，在工作中做到仔细、审慎、周密，减轻和避免后遗症、并发症。尤其是对于感觉反应迟钝和昏迷的老年患者，在独自进行护理时，要认真恪守“慎独精神”，在任何情况下都应忠实于老人的健康利益。

**5. 具有良好的沟通技巧和合作精神** 老年人面临的问题通常是比较复杂的，有时甚至是十分危急的，必须及时发现与解决，因而需要各学科、各专业以及医护之间的密切合作，还需要亲属的理解与配合。由于护士所处的独特地位，因此护士必须具有良好的沟通技巧和合作精神，才能促进各专业人员、老人、家属之间的沟通与交流，让他们相互理解、相互协作，才能及时发现并解决问题，更好地实现维持老年人健康、促进老年人康复的最终目标。

**6. 具有良好的法律意识** 护理人员要认真学习国家的法律、法规与卫生政策，如《中华人民共和国护士管理办法》《医疗事故处理条例》《传染病防治法》，以及《老年人权益保障法》《老年护理职业标准》等。2019 年 8 月，国家卫生健康委员会与财政部、人力资源和社会保障部等相关部门共同印发了《关于开展老年护理需求评估和规范服务工作的通知》（国卫医发 [2019]48 号）和《关于加强医疗护理员培训和规范管理有关工作的通知》（国卫医发 [2019]49 号）。护理人员要培养自身较强的法律意识和政策意识，遵纪守法，依法执业，维护患者及自身权益，树立良好的职业形象。

## 二、老年护理执业标准

护理人员必须通过学校教育、在职教育、继续教育和岗前培训等以增加老年护理的知识和技能。老年护理人员除了必须具备合格的护理专业理论知识和操作技能外，还应具有四个方面的知识和能力：一是预防医学、临床医学有关知识和基本的相关技术；二是健康教育学知识和开展健康教育的能力；三是公共关系学有关知识和人际沟通能力；四是管理学有关知识和组织管理、计划管理能力。我国目前尚无老年护理执业标准，主要参照美国的老年护理执业标准，该标准是 1976 年由美国护理协会提出，1987 年修改而成。

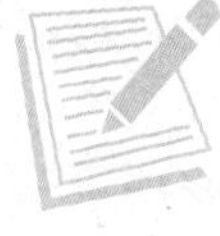

近十年，我国围绕着老年护士核心能力进行研究，逐步开始实施对老年专业（科）护士的培训。老年专业（科）护士是经过老年护理专业培训，从事老年人照护的注册护士，工作地点主要

为老年医院、综合医院老年科等。老年专科护士必须经过专业护士的训练，具有一定的临床工作基础，是专科护理实践和学科带头人，工作方向主要为护理研究、护理会诊及个案护理。基于老年人专业化、长期化的护理需求，老年专业（科）护士的发展会日臻成熟。

# 第二章
# 衰老理论及老年护理相关理论

机体衰老的过程极其复杂，受到生理、心理、社会及环境方面等诸多因素的影响。生理方面的衰老现象是指在衰老过程中生物体生理改变的特性和原因，生理的衰老受到生物、环境中的物理及化学刺激等因素的影响。心理方面的衰老是解释衰老过程对老年人认知思考、智力行为与学习动机的影响，社会方面的衰老是解释社会与老年人的互动影响，心理与社会方面的衰老均受到个体认知、社会化过程、躯体功能衰退与社会期待等因素的影响。19 世纪开始从生物学角度研究衰老的原因，相继提出一系列衰老的生物学理论。20 世纪初，开始从心理学、社会学角度探讨衰老的相关理论。老年护理学实践领域中也相继出现了一些护理学理论和模式。我国中医学在探讨衰老的原因和机制方面，也提出了独特的中医学衰老学说。

现有的衰老相关理论从不同层面上解释了衰老的现象，学习这些理论和模式，有助于护士全面评估老年人现存的或潜在的健康问题，制订适合老年个体的护理计划，提供完善的护理措施，满足其生理、心理及社会需求，以达到延缓衰老、提高生活质量的目的。老年护理学相关理论和模式也对老年护理学实践具有重要的指导意义。

## 第一节　衰老理论

### 一、衰老的生物学理论

衰老的生物学理论（biologic theories of aging）重点研究在衰老过程中人体器官生理改变的特性和原因，相关的理论主要解释“细胞如何衰老”“哪些因素启动衰老的过程”“机体发生衰老的主要原因是什么”等问题。已有的衰老理论包括基因理论（genetic theory）、损耗理论（wear-and-tear theory）、免疫理论（immunological theory）、自由基理论（free radical theory）、交联理论（cross-link theory）等。这些理论用于解释衰老的生理变化，对老年护理学实践有重要的指导意义。

#### （一）基因理论

20 世纪 60 年代，Hayflick 提出基因理论，又称生物遗传钟学说，是非随机衰老理论的主要代表理论。该理论强调基因在机体老化过程中的重要作用。该理论认为，基因程序预先设定了生物的生命周期，每种生物体内细胞的生命期限是固定的，并由细胞分化次数决定其个体的寿命。如：人类最长生命期限被设定为 110 年，正常细胞分裂约 50 次，达到极限分裂次数，细胞停止分化，并开始退化、衰老，最终死亡。不同种类的生物，其细胞最高分化次数是不同的，寿命越

长的生物，其细胞分化次数则越高。该理论解释了细胞基因的遗传可决定各种生物的寿命长短，不同种类的生物有不同的生命周期。实验已证明这种遗传程序就是细胞核内的脱氧核糖核酸，它控制着生物个体的衰老程序。

### （二）损耗理论

19世纪末，Weismann提出损耗理论。他认为，死亡是由于组织细胞耗损后不能再生。该理论假设细胞衰老现象的产生是起自受损的细胞，或细胞长期损耗来不及完全修复，或细胞分子结构的生成速度不及被破坏的速度。当大量细胞耗损，而不能及时得到修复时，机体功能就会受到影响，生命也随之终结。

依据细胞损耗理论，机体就好比机器一样，机器在一定时间内能够正常工作，当超过了一定的时限后，部分零部件损耗累积过多，机体功能就不能正常运转。某些不良生活习惯（如吸烟、酗酒等）、睡眠不足、营养不良、损伤等各种内外应激源可以增加人体损耗程度，反之，通过自身良好的自我保健、获得适宜的照顾和护理，可以延缓人体损耗程度。

### （三）免疫理论

1962年，Walford提出免疫理论。该理论主要研究衰老与免疫功能之间的关系，认为人体的衰老是由免疫系统介导的主动的自我破坏。其主要依据有以下两方面。

**1. 衰老过程中免疫功能逐渐减退**　胸腺是T淋巴细胞生成并成熟的器官，胸腺随着年龄增长而逐渐萎缩，T细胞生成数量减少且功能下降，免疫力随之降低，导致机体免疫监测功能下降，不能识别外来病原，对微生物、病原体等感染的抵抗力降低，因此，老年人容易发生感染性疾病和癌症。

**2. 老年人自体免疫反应增强**　正常情况下，机体的免疫系统不会与自身的组织成分发生免疫反应。老年人体内细胞发生突变概率增加，突变细胞被体内免疫系统辨认为外来异物，激发体内免疫系统产生抗体，使机体自我识别功能障碍，造成一系列的细胞损害，诱发一些严重疾病，如风湿性关节炎、老年型糖尿病等。有研究表明，长寿老年人往往具有较好的免疫功能。

### （四）自由基理论

1956年，Harman提出自由基理论。作为随机衰老理论的主要代表理论，该理论认为，衰老是由于细胞代谢过程中自由基产物损伤机体所致。自由基是生物代谢过程中的正常中间产物，氧自由基是氧代谢的副产品，具有高度不稳定性和反应性，氧自由基带有额外的电能或游离电子，极易伤害其他分子或DNA，导致细胞功能受损。剧烈运动、过度疲劳、焦虑、环境污染（如臭氧、农药、空气污染）等均可导致体内自由基增多。正常情况下，机体具有抗氧化功能，能够清除自由基。但是随着年龄的增长，机体抗氧化功能逐渐下降，导致自由基在机体内大量堆积，破坏机体生物大分子，导致机体各种生理功能障碍，最终造成机体的衰老与死亡。某些抗氧化物（如β-胡萝卜素、维生素C、维生素E）可以减少体内自由基的产生与堆积。

### （五）交联理论

1942年，Bjorksten提出交联理论。该理论认为，正常生命体中各分子结构是分隔的，当它们通过化学反应结合在一起时，形成的交联物可能破坏DNA分子链。但是，机体存在正常防御机制，通常可以修复这种损坏。随着年龄的增长，人体的这种修复功能逐渐减弱，而交联活动却

仍在继续，交联分子结构在机体内日益累积，导致细胞突变、代谢废物无法排除、胶原蛋白丧失弹性，最终导致组织和器官功能发生衰竭，机体发生不能修复的损坏。该理论解释了生命体的衰老是由于生物体内胶原纤维、弹性纤维、酶、DNA 发生了交联，这也是老年人易发生动脉粥样硬化及皮肤松弛的原因。

### （六）其他理论

**1. 体细胞突变理论** 最早由 Failla 和 Sziland 于 1958 年提出。该理论认为，人体衰老的重要原因在于诱发因素（物理、化学及生物学因素等）和自发因素引起的体细胞发生突变，导致细胞形态变化及功能失调或丧失。用射线照射大鼠，大鼠体细胞发生突变，寿命缩短，这一实验有力地支持了该理论。

**2. 神经内分泌理论** 该理论认为衰老现象是由于大脑和内分泌腺体的改变所致。机体在中枢神经系统的控制下，通过神经内分泌系统的调节，完成其生长、发育、成熟、衰老乃至死亡的一系列过程。下丘脑是调节全身自主神经功能的中枢，发挥着重要的神经内分泌换能器作用。随着增龄，下丘脑发生显著的老年性改变，如细胞受体的数量减少，反应减退，与神经内分泌调控有关的酶合成功能下降，神经递质含量及代谢发生变化等，这一系列改变导致内分泌腺的功能减退及代谢减慢，机体发生衰老和死亡。因此，老年人常表现出中枢神经系统功能衰退的表现，如忧郁、多疑、孤独、失去自我控制能力等。

**3. 端粒假说** 1973 年，Olovnikov 提出端粒假说。端粒是位于真核生物染色体末端的由许多简单重复序列和相关蛋白组成的复合蛋白结构，具有维持染色体结构完整性和解决其末端复制难题的作用。端粒酶是一种由 RNA 和蛋白质组成的逆转录酶，能以自身 RNA 为模板，合成端粒重复序列，连接到新合成 DNA 链末端。该假说认为，由于 DNA 聚合酶功能障碍，细胞在每次有丝分裂过程中不能完全复制它们的染色体，可能造成最后复制的 DNA 序列发生丢失。因此，细胞每有丝分裂一次，就丢失一段端粒序列，当端粒长度缩短到一定程度时，细胞停止分裂，发生衰老与死亡。大量实验表明，端粒、端粒酶活性与细胞衰老及永生有着一定的联系，但仍有许多问题用该假说还不能完全阐释清楚。

### （七）衰老的生物学理论在护理中的应用

衰老的生物学理论从不同角度研究和解释了衰老过程与生理功能二者之间的关系，以及衰老的生命现象。尽管单一的衰老生物学理论不能全面解释衰老的所有现象和发生机制，但以下观点已达成共识：生物衰老影响所有有生命的生物体；伴随增龄，生物衰老是自然的、不可避免的、不可逆的、渐进的变化；衰老过程存在个体差异性；同一个体内不同器官和组织的衰老速度各不相同；生物衰老受非生物因素的影响；生物衰老过程不同于病理过程；生物衰老可增加个体对疾病的易感性。

尽管各种衰老的生物学理论有一定的局限性，但这些理论依然对老年护理实践有着重要的指导意义。根据基因理论，衰老是由基因决定的一种必然过程，护士可以指导老年人正确面对衰老甚至死亡；根据损耗理论，组织细胞耗损后不能再生，提示护士制订护理目标和护理计划时，要尽可能减少给老年人带来的生理和心理压力；根据免疫理论，老年人免疫功能减退，护士应注意观察老年人早期出现的感染症状，有意识地预防感染；根据神经内分泌理论，老年人易出现多疑、忧郁、孤独、失去自我控制能力等，护士应做好老年人的心理护理，促进老年人的心理健康。总之，在护理实践活动中，护士要灵活运用衰老的生物学理论，更好地服务老年人。

## 二、衰老的心理学理论

衰老的心理学理论（psychological theories of aging）研究老年人的心理行为改变、角色发展、行为控制和自我调节适应能力，解释“衰老怎样影响行为”“老年人行为改变是否存在特殊的方式”“与老年相关的心理学改变有哪些”“老年人如何应对衰老”等问题。护士应关注老年人心理层面发生的衰老改变，以及心理衰老变化给老年人带来的影响，以帮助老年人更好地应对衰老。目前衰老的心理学理论主要有人类需求理论（human needs theory）、自我概念理论（self-concepts theory）、人格发展理论（life course and personality development theory）、自我效能理论（self-efficacy theory）等。

### （一）人类需求理论

马斯洛的人类需求理论将人类基本需求从低到高依次分为生理需求、安全需求、爱与归属需求、自尊需求及自我实现需求五个层次，老年人属于成熟的个体，对高层次的需求更为迫切。老年人的需求满足越多，尤其是高层次的需求满足越多，其心理状态越佳。卡里什（Richard Kalish）在马斯洛理论的基础上加以修改，在生理需求与安全需求之间加入另一需求层次，包括性、活动、探险、操纵、好奇的需求。老年人如果没有机会改善自己的环境及操纵外界的事物，当外界环境的改变不够或刺激不足时，老年人在身体、心理及社会发展上便无法达到成功老化，甚至出现离退休综合征等健康问题。

### （二）自我概念理论

自我概念是个人对自身角色功能的认知与评价，它是随着个体心理成长、人格发展而逐步形成的，也是通过与社会互动沟通而形成的。自我概念有三层含义：现在的自我、理想的自我、他人眼中的自我。正常的衰老过程、与时间相关的事件（离职、丧偶等）、健康改变、个人满足感、日常生活自理能力及社交能力等因素均可影响老年人自我概念的形成。

每个人在社会上同时扮演不同的社会角色，在不同阶段也扮演不同的社会角色，形成的自我概念也随之不同。人到老年，扮演的社会角色逐渐减少或丧失，生理功能衰退，致使自我概念减弱，衰老心态也随之出现。

### （三）人格发展理论

20 世纪 30 年代，精神科医生 Erikson 开始重视自我在人格结构中的作用，强调社会文化因素对人格形成发展的作用。他认为，人格是终身发展的，人格的发展包含机体成熟、自我成长和社会关系三个不可分割的过程。从出生到死亡人格发展分为八个主要的阶段：婴儿期、幼儿期、学龄前期、学龄期、少年期、青年期、成年期和晚年期。每一阶段有其特定的发展任务，如果个体能够胜任或顺利完成该阶段任务，个体将呈现正向的自我概念及对生命的正向态度，人生则趋向成熟和完美；反之，个体将呈现负向的自我概念及对生命的负向态度，人生则出现停滞或扭曲。晚年期的任务是发展自我整合，否则会出现绝望。自我整合即接纳生命，意味着自身能以成熟的心灵和尊严，以不惧死亡的心态来接纳自己，也意味着对过去发生的事件不心存懊悔，对现在的老年生活持有适应且满足的态度，对未来抱有乐观和进取的心态，学会面对死亡。绝望是指一个人在老年期对以往懊悔，并充满了失望和无力感。绝望的发生是由于其心智不成熟，而成熟的心智是建立在生命的各个发展阶段。因此，老年人能否成功自我整合与其人生早期各阶段发展

任务完成的成功与否有着很大关系。

1963 年，Bulter 提出了怀旧治疗的设想。怀旧治疗（reminiscence therapy）又称回忆疗法，是指运用对过去事件的感受和想法进行回忆的方法，促进人们改善情绪、提高生活质量或适应目前环境的治疗方法。怀旧治疗分为基本层次和深入层次两个层次的怀旧治疗。前者强调要鼓励老年人重温过去的事件和经验，重新感受该事件给他们带来的喜怒哀乐；同时鼓励老年人与他人分享这些经验体会，以增进彼此了解，强化彼此关系。后者主要通过帮助老年人回忆过去的人生困难或挫折，让他们接纳过去的自我，确认自己一生的价值，从而坦然面对死亡。怀旧是老年人人生回顾的正常方式，通过重温过去的人生体验，重新回想过去尚未成功解决的矛盾冲突。如果老年人能够成功整合过去的人生体验、矛盾冲突，并调整自己的心态，坦然接受自己的过去，就能够达到人生的成熟和完美，获得人生的满足感和自我肯定。

目前怀旧疗法作为一种心理社会治疗手段已普遍应用于老年期抑郁症、焦虑症及老年痴呆患者的干预中。护士可采取以下护理活动或方法帮助老年人进行怀旧治疗：找出针对老年人最为有效的回忆方法，如讲故事、开放式讨论、剪贴簿等；利用老人喜欢的音乐、老照片等刺激感官以激起回忆；鼓励老年人说出对既往事件的正面和负面的感受；诱导老年人表达出痛苦、愤怒和其他负面回忆；告知家庭成员回忆对老年人的好处等。

### （四）自我效能理论

1977 年，美国心理学家 Bandura 提出自我效能的概念，即个体对自己执行某一特定行为并达到预期结果的能力的自信心。1986 年，形成自我效能理论的初步框架。Bandura 认为，个体行为受到行为结果及人对自我行为能力与行为结果期望的双重影响，个体推测和评估自我行为的能力和信心的过程，实际上就是自我效能的表现。自我效能是人类行为的决定性因素。Bandura 通过研究自我效能对健康行为的影响，提出自我效能感直接或间接影响健康行为习惯的结构路径，即自我效能感可以直接通过影响健康目标、行为结果预期（生理、社会、自我评估）、社会结构因素（健康行为促进因素和妨碍因素）而直接或间接影响人的健康行为。

由于生理性老化，老年人自我效能感下降，主要表现在学习能力和记忆力的下降，这会直接或间接影响老年人的健康行为习惯或疾病康复的信心。如有些老年人理解能力下降，不能正确理解护士对药物用法及不良反应的介绍，导致用药依从性差；而另一些老年人由于记忆力差，出现漏服药物或错服药物，导致用药安全问题。提高自我效能感，即增强个人对执行健康行为能力的自信心。护理人员应以自我效能理论为指导，分析影响老年人健康行为的原因，并有针对性地设计促进老年人健康行为的护理干预措施。

### （五）衰老的心理学理论在护理中的应用

衰老的心理学理论为老年护理实践提供了理论框架，有助于护士理解老年人的各种心理行为，观察老年人对生理功能衰退、离退休、丧亲等事件的反应，满足老年人的心理健康需求。

自我概念理论可以指导护士协助老年人适应老年阶段角色的转变，正确认知和评价自己的角色功能，增强正向的自我概念；Erikson 的人格发展理论和 Bulter 的怀旧治疗可以指导护士理解并协助老年人回顾和总结自己的一生，通过列出一些老年人较为敏感且愿意回答的问题，来帮助老年人重温并整合过去的人生经验，并在老年人出现发展危机时及时提供适当的护理援助，使老年人坦然面对衰老甚至死亡。自我效能理论则提示在对老年人进行护理评估、制订护理计划和实施护理措施时，必须考虑如何增强老年人执行健康行为的能力及接受治疗或护理干预的信心，通

过评估老年人的自我效能水平，分析影响其自我效能的主要因素，有针对性地采取增强其自我效能水平的干预措施，以促进老年人的健康行为。

## 三、衰老的社会学理论

衰老的社会学理论（social theories of aging）是在社会背景下解释老年人的行为，主要研究老年人的角色发展、群体行为及社会制度、政策、环境变化对老年人的影响，以及老年群体对整个社会的影响。20 世纪 60 年代提出早期的衰老社会学理论，代表理论有隐退理论（disengagement theory）、活跃理论（activity theory）、持续理论（continuity theory）、次文化理论（subculture theory）等。从 20 世纪 70 年代起，研究范畴逐渐拓展至社会和社会结构大环境对衰老过程的影响，代表理论是年龄阶段理论（age stratification theory）。近年来，衰老的社会学理论主要研究和解释社会互动、社会期待、社会制度与社会价值对衰老过程适应的影响。

### （一）隐退理论

1961 年，E.Cumming 和 W.Henry 提出隐退理论，又称空闲理论。该理论认为老年的特征就是从社会中退出并把精力集中于个人，这种隐退行为也是老年人和整个社会所期望的，对老年人和社会均有益。社会平衡是通过社会与老年人的互动而实现的，这一过程并不由个人意愿决定，而由社会需要决定。老年人生理、心理及社会方面的功能逐渐衰退，离社会的要求差距越来越大。因此，老年人群应主动退出某些社会角色（如退休），以促进社会平衡，这是成功老化所必须经历的过程，也是促进社会进步、安定、祥和的途径。此理论可以用来协助老年人适应退休后的生活改变。反对者认为，这一理论忽视人类本性，事实上有些老年人退休后仍愿意参与一些力所能及的社会活动。

### （二）活跃理论

1963 年，Havighurst 及其同事提出该理论。该理论主张成功的老化应保持活力。社会活动是生活的基础，人们对生活的满意度是与社会活动紧密联系在一起的。通过社会活动，人们可以认识自我，获得社会角色，发现生活的意义。老年人仍然期望能够参与社会活动，保持中年生活状态，维持原有角色功能。如果失去原有角色功能，老年人就会失去生活的信心与意义；相反，如果老年人仍有机会参与社会活动，就会增加他们对晚年生活的满意度，从而协助他们更好地适应老年生活。有关研究表明，让老年人参加有兴趣的非正式的活动，比参加工作更能提升老年人的满意度，强化老年人的自我概念。此理论为老年活动中心的建立奠定了理论基础，但这一理论忽略了老年人之间的个体差异，不同老年人对社会活动的参与要求是不同的，低龄老人和高龄老人在活动能力和活动愿望上也是不同的。

### （三）持续理论

1968 年，Neugarten 等人提出该理论。他们认为，单一的隐退理论或活跃理论均无法完整地解释老年现象。持续理论的重要前提是人无论遇到怎样的人生变化，都应该维持与过去一致的人格、价值、道德、喜好、角色活动、行为和关系。老年是一生个性发展的连续，晚年生活是早年生活的持续，老年人可延续中年时期的爱好、习惯，或者寻找一些替代性的活动以代替失去的或改变的角色，从而维持生活方式的连续性，获得成功的老化。

1989 年，Atchley 进一步发展了持续理论，提出个体应保持生理、心理、社会等内外环境的

平衡，运用适当的应对方式来适应各种变化，从而维持现在与过去生活的连续性。总之，持续理论将衰老过程与个体过去的人格与行为联系在一起，调和了隐退理论和活跃理论的对立局面。

### （四）次文化理论

1962 年，美国学者 Rose 提出该理论。该理论认为，老年人是社会团体中的非主流人群，具有特定的道德规范、价值观、期望、信念和习俗，具有特定的次文化。老年次文化的形成首先是对社会地位下降、健康功能衰退、丧失亲友等的反应。其次是形成了老年人的群体意识，有助于提高老年人的个体形象，改变社会对老年的消极定义。随着老年人口的增加，次文化团体也不断壮大，许多相关的组织也随之成立，如美国退休协会，我国老年大学、老年活动中心等，这些组织成立的目的就是给老年人提供彼此互动的机会，另外，也进一步验证了老年次文化团体在社会中的重要性。研究表明，同龄群体相互支持和认同可促进老年人尽早适应衰老过程。过分强调老年次文化，在某种程度上可唤醒社会对老年这个特殊群体的关注，但也可能会将老年人从主流社会分开，加剧老年人与主流社会的疏离感。

### （五）年龄阶段理论

1972 年，Riley 及其同事提出该理论。其主要观点是：同一年代出生的人具有相似的生理特点、心理特点和社会经历；不同的年龄层群体置身的社会环境不同，对历史的感受也不同；社会结构依据年龄和社会角色分层；个体行为必然会随着所属的年龄群体的改变而发生相应的变化；人的衰老与社会变化之间的相互作用是呈动态的，因此，老年人与社会总是不断地相互影响。该理论认为，老年人群属于社会团体中的一个年龄阶层，他们在生理、心理及社会方面不断发生着老化，其角色也不断发生着变化，他们影响着彼此的老年社会化过程。因此，老年人的人格与行为特点是一种群体相互影响的社会化结果，老年群体间拥有某些特定的普遍行为模式。年龄阶段理论注重个体动态的发展过程及社会的历史演变，可以解释不同年龄阶层之间的差异，但不能很好地解释同一年龄层不同个体所表现出的个体间的差异。

### （六）角色理论

角色是指个人在社会上扮演社会期待的行为模式。角色理论（role theory）阐释社会关系对人的行为的影响，是一种试图从人的社会角色属性解释社会心理和行为的产生、变化的社会心理学理论。研究表明，随着年龄的增长，人的人格与行为模式会发生改变，这些改变与角色功能的改变有密切关系。人在不同阶段扮演不同的角色，在退休前，一个人主要承担着功能性角色，如职员、教师、领导等，社会对个人的期待比较重视工作能力与责任，个人行为表现倾向于积极进取的行为模式。退休后，功能性角色逐渐被情感性角色取代，老年人的行为特点逐渐变得保守谦和。老年人如果能够正确认知并接受角色改变的自然过程，将有助于其适应老年生活。

### （七）衰老的社会学理论在护理中的应用

衰老的社会学理论帮助护士从“生活在社会环境中的人”这个视角看待老年人，了解社会对老年人生活的影响。在衰老的社会学理论中，影响衰老的因素包括人格特征、家庭、教育程度、社区规范、角色适应、家庭设施、文化与政治经济状况等。在护理实践中，护士要能充分收集并了解老年人的基本资料与成长文化背景，制订完善且个别化的护理计划并付诸实施，才能帮助老年人很好地适应晚年生活。

根据隐退理论，护士应关注并评估那些参与社会活动正在减少的老年人，提供适当的支持和指导，协助他们适应退休后的种种生活改变；活跃理论，则要求护士及时识别那些想要维持社会活动角色功能的老年人，评估其身心健康状况是否足以从事某项活动，帮助老年人选择力所能及且感兴趣的活动；应用持续理论，护理人员应了解老年人的人格行为，接纳老年人的言行、举止，持续评估老年人的发展及其人格变化；应用次文化理论，护士应认识并尊重老年人特定的生活信念、习俗、价值观及道德规范等文化特征，利用次文化团体和组织等群体的支持和认同，促进老年人成功地适应老年生活。

在护理老年人时，护士不仅要了解衰老的相关理论，而且要了解各种衰老理论研究的角度和对象，还要了解老年行为表现模式的影响因素与形成原因。同时，也要注意时代和文化的不同及学术的发展和进步。在老年护理实践中，护士应充分考虑到各种衰老理论在其适用性上的局限性，慎重选用不同的衰老理论，同时要在实践中不断地验证理论的实用性，并使理论不断充实、完善和发展。

## 四、中医衰老学说

中医学认为，人体的衰老与内因、外因都有关系，但以内因为主。如《素问·上古天真论》曰："虚邪贼风，避之有时，恬惔虚无，真气从之，精神内守，病安从来。"中医学对衰老原因的探讨多注重人体自身因素，对人体衰老病机的探讨，《黄帝内经》以"脏腑虚衰"和"阴阳失调"立论。后世医家又提出"气血失调""虚实相因"等学说。

### （一）脏腑虚衰学说

中医关于衰老的脏腑学说，包括肾脏虚衰学说、脾胃虚衰学说及心脏虚衰学说。

**1. 肾脏虚衰学说**　肾为先天之本，肾主藏精，为元气之本，一身阴阳生化之根。人体的生长、发育、衰老与肾脏的关系极为密切。《素问·上古天真论》中"女子七七""丈夫八八"的论述，就是以肾气的自然盛衰规律来解释人体生长、发育、衰老的过程与先天禀赋的关系，提示衰老的关键在于肾气的衰退。肾气的盛衰影响着元气的盛衰和生化功能的强弱，肾虚则元气衰，元气衰则生化功能弱，衰老就会提前，寿命也就短促。

**2. 脾胃虚衰学说**　脾胃为后天之本。《素问·灵兰秘典论》曰："脾胃者，仓廪之官，五味出焉。"水谷皆入于胃，五脏六腑皆禀气于胃，脾胃为水谷之海，胃主受纳，脾主运化，为气血生化之源，具有运化水谷、输布精微、灌溉经络、长养百骸、营养五脏六腑及皮毛的作用。若脾胃虚衰，饮食水谷不能被消化吸收，人体所需要的营养不能得到及时补充，便会影响机体健康，从而加速衰老，甚至导致死亡。脾胃属土，为一身气机升降之中枢，脾胃健运，能使心肺之阳降，肝肾之阴升，而成天地交泰。若脾胃虚损，五脏之间升降失常，就会影响健康长寿。

虽然肾脏虚衰与脾胃虚衰皆可致人体衰老，但是二者是密不可分的。肾为先天之本，脾之功能赖之以生，赖之以长；脾为后天之本，肾所藏之精需要脾运化水谷精微以不断补充。通常认为，人之衰老，肾精先枯，全仗脾胃运化受纳，吸收精微，以滋荣全身，抵抗外邪。肾衰则脾失所本，肾阳不温则脾之功能降低，肾精亏损则脾失濡润；反之，脾胃虚衰则肾精不能补养，久之肾必衰。所以，肾衰与脾虚先后发生，共同导致人体的衰老。

**3. 心脏虚衰学说**　《管子·内业》曰："平正擅胸，论治在心，此以长寿。"意思是说，具有平静端正的胸怀，可使心境保持安宁，有益于延年益寿。《素问·灵兰秘典论》曰："心者，君主之官，神明出焉。"心主宰人体的生命活动，协调脏腑、运行血脉。心气虚弱，血脉运行及神

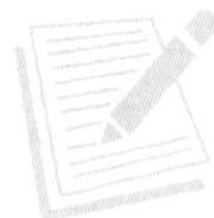

志功能就会受到影响，从而加速衰老。故中医养生学尤其重视保护心脏，认为“主明则下安，以此养生则寿……主不明则十二官危”。

### （二）阴阳失调学说

阴阳的盛衰决定着寿命长短，保持阴阳动态平衡是延年益寿的根本。《黄帝内经》曰：“年四十，而阴气自半也，起居衰矣。”《备急千金要方·养老大例》亦指出：“人五十以上，阳气日衰，损与日至，心力渐退，忘前失后，兴居怠惰。”可见，随着年龄的增长，人体内阴阳逐渐失去平衡，人亦出现衰老征象。《素问·阴阳应象大论》告诫人们“能知七损八益，则二者（阴阳）可调，不知用此，则早衰之节也”。故阴阳失调可致衰老，而调节阴阳具有抗衰老的作用。

### （三）气虚血瘀学说

中医学认为，气血是构成人体的最基本的物质，是脏腑经络运行的物质基础和原动力。生命的本质在于气血，离开气血就无所谓生命。在正常情况下，气血相生相依，气化血生，气行血行；血以载气，血失气耗。血液循行于脉管之中，流布全身，环周不休，而气则升降出入，无器不有，二者并行以供应人体各脏腑组织的营养需要。人体生长、发育、壮盛以至衰老的过程，也是气血由弱转强、由盛转衰的过程。人体进入老年，首先是气血失调，血液循环不畅，瘀血内停，导致气血失衡，脏腑器官得不到濡养，精气神出现虚弱，气机升降失常，从而产生气虚血瘀、虚实夹杂的恶性循环，进而导致机体的衰老。

### （四）中医衰老学说在护理中的应用

根据中医学的衰老学说，历代医家积累了许多行之有效的抗老防衰、延年益寿的方法，对老年人的养生及老年护理实践具有重要的指导意义。

**1. 饮食有节，起居有常** 关于饮食，《素问·上古天真论》提倡“食饮有节”。《素问·痹论》也提到：“饮食自倍，肠胃乃伤。”可见饮食不加以节制，可损伤脾气。老年人由于脾胃虚弱，若饮食不节，更易损伤胃纳脾运的功能，加速衰老。故老年人饮食贵在有节，勿过饥过饱，不偏嗜，以清淡易消化为宜。关于起居，《素问·上古天真论》明确提出“起居有常”，勿“以妄为常”。“百病起于过用”，劳累太过或多逸少劳，皆有损于健康，影响寿命。《素问·宣明五气》曰：“久视伤血，久卧伤气，久坐伤肉，久立伤骨，久行伤筋，是谓五劳所伤。”《难经·四十九难》也提到：“久坐湿地，强力入水则伤肾。”关于睡眠，古人认为“少寐乃老年人之大患”，因此，老年人应保证睡眠充足，保持“卧如弓”的睡眠姿态。关于房事，古代养生家强调“欲不可纵”“欲不可强”，老年人尤应节制，切勿放纵，以养生保健，延年益寿。

**2. 形神共养，动静兼修** 《黄帝内经》提倡“精神内守”“恬惔虚无”，并强调“七情”切忌过激。意思是说，注意精神修养，少思寡欲，精神才能守持于内，进而避免疾病的发生。反之，若情志失调，易引起人体气机紊乱，损害脏腑的生理常态而致病。老年人更需调节思想情绪，保持乐观开朗，使心胸开阔，气机调畅，方能保持心身健康、延年益寿。《素问·上古天真论》曰：“法于阴阳，和于术数。”所谓“和于术数”，即包含体育锻炼等强身健体之法。因此，老年人应积极参加练太极拳、舞剑、跳舞、慢跑、散步等文体活动，以达到增强体质、延缓衰老的目的。

**3. 顺应自然，调整阴阳** 中医学认为“天人相应”，即自然环境和四时气候的变化与人体息息相关。《素问·四气调神大论》根据春生、夏长、秋收、冬藏的自然规律，提出了“春夏养阳，秋冬养阴”的养生原则，提醒老年人春天“晚睡早起”，夏天“夜卧早起”，秋天“早卧早起”，

冬天"早卧晚起"，以顺应四时阴阳的变化，与外界环境保持协调平衡。中医还提倡"虚邪贼风，避之有时"，即风、寒、暑、湿、燥、火六种邪气太过为外邪，须及时躲避这些不正常的气候环境。因此，调节阴阳具有防衰抗老的作用，而平调阴阳则是延缓衰老的重要法则。老年人应从居所、作息、情绪和衣着等方面，顺应自然环境和四时气候的变化，以求延年益寿。

**4. 未病先治，未老先养**　未病先治的思想是中医学的重要理论之一，《素问·四气调神大论》曰："圣人不治已病治未病，夫病已成而后药之，乱已成而后治之，不亦晚乎？"从广义上讲，中医学所有的养生防老的方法都是以预防疾病、健康长寿为目的的。人的生命过程分为生、壮、老、已四个阶段，养老防衰应当从青中年期就开始，这样才可以"尽终其天年，度百岁乃去"。

## 第二节　老年护理理论和模式

护理理论是多种学科理论和知识的综合，是在护理实践中孕育产生和发展起来的。20 世纪 60 ～ 70 年代，已经出现了一些重要的护理理论与模式，如 Orem 的自护理论（self-care theory）、Newman 的健康理论（health theory）等。这些护理理论与模式对于老年护理实践有着非常重要的指导价值，也广泛应用于老年护理实践中。借鉴并应用这些护理理论和模式，可以帮助了解老年人所面临的生理、心理及社会层面的变化，指导护士观察、评估和处理老年人现存的和潜在的健康问题。本节将主要介绍目前老年护理实践中应用较多的护理理论或模式，如疾病不确定理论（theory of uncertainty in illness）、慢性病轨迹框架理论（chronic illness trajectory framework theory）、功能结果理论（functional consequences theory）及需求驱动的痴呆相关行为模式（need-drived dementia-compromised behavior model）。

### 一、疾病不确定理论

1988 年，美国护理学者 Mishel 提出疾病不确定理论。该理论从认知方面解释人们如何应对有生命威胁的慢性疾病，理论的产生背景主要源于 Mishel 从事癌症患者护理的工作经历。

#### （一）疾病不确定理论框架

疾病不确定感是指患者对所患疾病的相关症状、诊断、治疗和预后等有不确定的感觉。疾病不确定理论认为，当疾病引起相关刺激时，个人会对刺激的构成及其含义进行归纳及认知，当个人无法对相关事件建立认知框架时，就会产生不确定感，而认知框架是个人对疾病、治疗、住院及预后的主观理解和诠释。疾病不确定感本身是中性的，但是个体对信息的评价和对其赋予的意义却可以是正面的或者负面的。

#### （二）疾病不确定理论与老年护理实践

依据该理论，当患者处于疾病过程中，其疾病经验无法与自身经验相吻合，或自身因缺乏相关信息而无法对所经历的事件进行定义及分类时，就会在认知上出现模糊不清、模棱两可、无法预测、不一致的情形，即会产生疾病不确定感。比如，当患者不能理解源于癌症治疗的相关症状时，就会产生疾病不确定感，而这种不理解往往源于这些症状是未被预料的或患者缺乏相关信息。通常患者的疾病不确定感主要来源于以下 4 个方面：①疾病治疗的相关症状。②治疗和护理的复杂性。③与疾病诊断和严重程度相关信息的缺乏。④疾病过程和预后的不可预测性。源于癌

症生存期间的疾病不确定感是一种忍耐的经历，患者常伴随着情感的沮丧和对癌症复发的恐惧。

由于大多数癌症患者是老年人，且癌症患者分布于医院多科室及不同社区，因此，在老年护理实践中，护士应及时向患者提供系统性、针对性的信息支持，如有关治疗可能出现的症状、程度及持续时间等，这会帮助患者更好地理解症状，从而降低疾病不确定感。随着年龄的增长，老年人认知功能减退，较之其他群体，患病时更易产生疾病不确定感，因此该理论对老年护理实践有着更为重要的理论价值和指导意义。

## 二、慢性病轨迹框架理论

### （一）慢性病轨迹框架

1992 年，Corbin 和 Strauss 提出慢性病轨迹框架。疾病过程或轨迹（illness course or trajectory）是该框架的中心概念，是指慢性病患者在疾病过程中所经历的上升阶段和下降阶段，以及各阶段中患者的常见表现。对患者个体而言，慢性疾病过程意味着一种失能性疾病的累积效应，其中包括生理症状及疾病对患者心理、社会层面的影响。

该框架将慢性病患者经历的疾病全过程分为前轨迹阶段（pre–trajectory）、始发阶段（trajectory onset）、稳定阶段（stable phase）、急性阶段（acute phase）、逆转阶段（comeback phase）、危机阶段（crisis phase）、不稳定阶段（unstable phase）、下降阶段（downward phase）和临终阶段（dying phase）9 个阶段（表 2–1）。

表 2–1 慢性病轨迹不同阶段患者的表现描述

| 阶段 | 描述 |
|---|---|
| 前轨迹阶段 | 疾病发生前；无症状和体征 |
| 始发阶段 | 症状和体征逐渐出现；疾病被诊断 |
| 稳定阶段 | 经过治疗，疾病或症状得到控制；患者维持每日活动 |
| 急性阶段 | 疾病活动期出现严重而不能解除的症状或并发症；需要住院治疗 |
| 逆转阶段 | 逐步回归至可接受的生活方式 |
| 危机阶段 | 出现威胁生命的情况；需要急救服务 |
| 不稳定阶段 | 疾病或症状得不到控制；不断寻求稳定的治疗方案，正常生活受到干扰；不需要住院治疗 |
| 下降阶段 | 生理 / 精神状态逐步恶化；伴随渐增的各种失能及症状出现；每日生活活动不断变化 |
| 临终阶段 | 不得不放弃日常生活兴趣和活动，让其平静离开人世 |

### （二）慢性病轨迹框架理论与老年护理实践

该框架为护理人员如何帮助患者适应及应对疾病带来的挑战，对疾病不同阶段患者进行护理评估及护理干预提供了重要指导。①前轨迹阶段，可协助患者改变态度和生活方式，以预防疾病和促进健康。②始发阶段，可协助观察识别早期症状，促进早期诊断及治疗。③稳定和逆转阶段，可增进患者对治疗方案的依从性，使患者在失能状况下维持机体最高功能水平。④急性和危机阶段，应按照护理问题的轻重缓急排列优先顺序，促进危机尽早解除及恢复稳定状态，以确保患者生命安全。⑤不稳定阶段，应协助患者更好地控制那些干扰其日常生活活动的症状。⑥下降和临终阶段，应协助患者维持自我感知觉，接受姑息治疗；协助患者制订健康照护计划，以满足患者的临终意愿。有研究表明，约 80% 的老年人患有慢性病，无论是医院还是社区的护理人员

均会面临越来越多的老年慢性病患者的护理问题。应用慢性病轨迹框架理论，护理人员可以很好地理解慢性病患者疾病不同阶段的表现，评估患者的需求及制订合理的护理计划。

## 三、功能结果理论

### （一）功能结果理论框架

1995年，Miller提出功能结果理论。该理论涉及的主要概念有消极功能结果（negative functional consequences）、积极功能结果（positive functional consequences）、老年期改变、危险因素（risk factors）、健康、环境、老年人和老年护理。功能结果是指可观察的效果，包括老年期改变、活动和危险因素等给老年人日常活动和生活质量造成的影响。

**1. 消极功能结果**　是指老年期改变和疾病等给老年人日常活动能力和生活质量造成的负面影响。例如，老年人适应强光的能力降低，在强光下驾驶会产生困难；某些疾病（如白内障）可导致视力模糊，从而构成对老年人的潜在危险。如果这些因素未及时消除，就可能造成老年人的消极功能结果。

**2. 积极功能结果**　是指采取的护理活动对减少老年人的依赖性及提高其生活质量产生的积极的影响。例如，考虑到老年人对强光适应能力下降，护理人员可建议老年人在室内时使用柔和灯光，在室外时使用遮阳眼镜，以产生积极功能结果。

**3. 危险因素与老年期改变**　常见的危险因素包括疾病、药物、环境、生活方式、支持系统、心理社会事件和知识缺乏等，这些危险因素增加老年人消极功能结果的发生概率。采取恰当的护理干预可以减少或消除这些危险因素，从而产生积极功能结果。老年期改变是无法避免的，而且有些老年期变化能使老年人对危险因素的抵抗力下降，从而使老年人更易受到伤害。

**4. 健康与环境**　老年人的健康概念是指尽管存在着老年期变化和危险因素，但老年人仍然具有保持最佳功能水平的能力。老年人的健康包括健康的生理、心理、社会功能和良好的生活质量。环境是指外部条件，包括照顾老年人的人员。环境既可以是产生消极功能结果的危险因素，也可以是产生积极功能结果的干预措施。

**5. 老年人与老年护理**　老年人受老年期改变和危险因素的影响，可能需要依靠护理人员的帮助，以满足其日常生活活动的需要。老年护理是指通过采取长期和（或）短期的护理干预，减少老年期改变和危险因素给老年人带来的消极功能结果，最大限度维持和促进老年人的最佳功能状态。

### （二）功能结果理论与老年护理实践

功能结果理论为指导老年护理领域实践提供了结构性概念框架。该理论认为，老年期改变和危险因素增加会对老年人产生功能结果。如果不采取适当的护理措施，就可产生或转变为消极的功能结果；如果采取了恰当有效的护理措施，就可能产生积极的功能结果。因此，护士应明确导致老年人消极功能结果的危险因素，及时采取有效护理干预措施，以产生积极功能结果。尽管老年人存在老年期变化和健康危险因素，但老年护理的终极目标是使老年人达到最佳功能状态。

功能结果理论解释了对老年人采取的护理活动，具体回答了老年护理领域的两个问题，即老年护理有什么特殊性？护士应为老年人提供怎样的有效服务？老年人存在个体易损性，所谓易损性，一是指体质因素，与老年期生理老化密切相关；二是指获得性因素，与老年人的生活经历（如服药）和生活事件（如慢性疾病）有关。应用功能结果理论，护士应采取减少危险因素或改

变个体易损性程度等护理措施，尽量避免和减少老年人的消极功能结果，实现老年人的最佳功能状态。

## 四、需求驱动的痴呆相关行为模式

### （一）需求驱动的痴呆相关行为模式的主要观念

1999 年，Kolanowski 提出需求驱动的痴呆相关行为模式。该模式的主要观念是应将痴呆患者表现出的与社会标准不相符合的语言性激越行为、攻击行为及躯体性非攻击行为（如徘徊、坐立不安、重复动作，常人无法理解的怪异动作等）视为其潜在需求未能得到满足的表现。影响痴呆患者的行为因素分为隐蔽诱因（background factors）和临近诱因（proximal factors）两种因素。前者是指患者的人格特征、过去经历、人口统计学特征、心理社会变量，以及与痴呆相关的机体功能状况。后者是指患者所处的物理和社会环境，以及患者的心理状况和心理需求状况。如果在护理中能够发现影响痴呆患者行为的因素，识别其未被满足的需求，并给予正确回应，就能提高患者的生活质量。

### （二）需求驱动的痴呆相关行为模式与老年护理实践

由于认知受到损伤，痴呆患者表现出的反应可能不是一种常规有效的反应，比如激越或极端被动行为，实际上反映了患者潜在的某种需求。根据需求驱动的痴呆相关行为模式，照顾人员要努力理解患者行为背后表达的需求，才能很好地管理痴呆患者的行为，提高其生活质量。该理论为护理人员正确理解和管理老年痴呆患者行为提供了重要的思路，对指导老年痴呆患者的护理具有重要意义。

# 第三章
# 老年保健与长期照护

## 第一节 老年保健

我国已进入人口老龄化快速发展阶段，老年人口基数大、高龄化趋势明显，加之随着年龄的增长、机体的老化、不良生活方式及环境等因素的影响，老年人患病率逐年增高，不仅降低其生活质量，而且加重社会养老负担，给社会经济发展带来严峻挑战。因而，做好老年人健康保健，实现健康老龄化、积极老龄化是当务之急。

### 一、老年保健的概念与目标

WHO 老年卫生规划项目将老年保健（health care in elderly）定义为在平等享用卫生资源的基础上，充分利用现有的人力、物力以维持和促进老年人健康为目的，发展老年保健事业，使老年人得到基本的医疗、护理、康复、保健等服务。

因衰老致机体功能退化，老年人躯体和心理疾病发病率逐年增高，医疗保健、康复、护理等费用剧增，给个人、家庭和社会带来严峻挑战。针对“老龄化”这一全球面临的共同问题，我们将实现“健康老龄化”作为全球解决老龄问题、践行健康保健的奋斗目标。随着积极老龄化的践行及近年来成功老龄化的推行，老年保健的目标由追求健康、提高平均期望寿命和生活质量转变为在健康老龄化的基础上，促使老龄人口的社会参与扩展到社会各个层面，达到“安养、乐活、善终”的健康保健目标。

### 二、老年保健的重点人群

#### （一）高龄老年人

不同国家对高龄老年人的界定不同，在我国，高龄老年人是指年龄≥ 80 岁的老年人。据流行病学调查显示：预计到 2050 年，平均每 5 个老年人中就有 1 个是 80 岁以上的老年人。目前，高龄老年人口已成为老年人口增长最快的群体。面对高龄人群众多、增长迅速的现状，以及高龄老年人具有生理功能减退、生活自理能力低、慢性病患病率高、丧偶率高等特点，加强对这一人群的医疗、护理、健康保健服务既是当今社会发展的巨大挑战，也是促进老年健康相关产业发展的重要机遇。

#### （二）独居老年人

独居老年人是指老年人单独居住或与老伴一起生活，身边无子女和其他人照顾的老年人，包括无子女和（或）无配偶的老年人、与子女分开居住的老年人。随着老龄化进程加快、高龄老年人增多及我国计划生育政策的影响，家庭趋于小型化。只有老年人组成的家庭比例逐渐增高。独居老年人常面临独居生活带来的诸多困难，如得不到所需经济支持和日常生活照料，社会生活单一，容易出现孤独感、抑郁、焦虑等精神症状。因而独居老年人对日常生活照料、精神慰藉、医疗服务、信息传递和沟通的需求十分迫切。

### （三）丧偶老年人

丧偶是老年人生活中不可避免的生活应激事件，给老年人的生活带来严重影响。研究指出，丧偶使得老年人躯体、心理患病率增加，尤其是丧偶后 2 ～ 3 年内死亡风险是同龄未丧偶者的 2.76 倍。究其原因主要是成年后的子女大多离家独立生活，“空巢”老年人逐渐增多，老年夫妻双方相互扶持、相依为命，彼此成为精神寄托，一旦一方先离世，双方相互支持和关爱的平衡状态被打破，常使丧偶老年人感到生活无望、乏味，积郁成疾。因此，加强对丧偶老年人身心照护具有重要的现实意义。

### （四）患病老年人

老年人患病后，身体状况较差，生活自理能力降低，易出现焦虑、抑郁等心理症状，需要全面系统的治疗和照护。由于老年人经济收入有限，疾病治疗的医疗负担重，部分老年人为缓解经济压力，常自行购药、服药而延误疾病的诊断和治疗。因此，应做好老年人健康教育、健康检查、保健咨询，使老年人积极配合治疗，促进老年人疾病的康复。

### （五）精神障碍老年人

随着年龄的增长，老年人常有合并身体、心理、社会等复杂性、多元化的健康问题，多数老年人常不易独自面对，当无法自我调适或得不到个人、家庭、社会的支持时，常产生精神方面的问题，如老年期失智、老年期抑郁症等，这些精神障碍常加重原有躯体疾病，给家庭和社会带来沉重的负担。因此，应正确识别老年人常见精神障碍，及早诊断和治疗，加强精神障碍老年人的照护，促进其康复。

### （六）新近出院的老年人

新近出院的老年人身体状况较差，常需继续治疗和护理，如中风、骨折和截肢的老年人，常因躯体活动障碍而失能，生活多不能自理。因此，新近出院的老年人对专业的康复、合理的照护需求非常迫切，希望通过各种康复训练、健康保健重获功能独立状态，以减少对他人的依赖。

## 三、老年保健的原则与策略

### （一）老年保健的基本原则

老年保健的基本原则为老年保健工作提供指导，是开展老年保健工作的行动准则。

**1. 全面性原则** 老年人健康不仅是没有疾病，更重要的是躯体功能的维持，社会、心理、生理等处于良好状态。因此，老年保健应根据老年人健康标准，遵循全面性原则明确采取维持和促进老年人健康的措施，主要包括：①维持老年人躯体功能，促进其生活自理，保证其能自我照

顾，日常起居饮食正常等；②帮助老年人适应社会角色转变，鼓励社交，提高其对生活的热忱；③加强对疾病的预防、治疗、康复。

**2. 区域化原则**　区域化原则是指为了使老年人能方便、快捷地获得保健服务，服务提供者能更有效地组织保健服务，应提供以一定区域为单位的保健服务，也就是以社区为基础提供老年保健。在社区为老年人提供健康保健服务，一方面可以充分利用社区现有的各种资源为老年人提供日间照顾、居家护理、康复服务等，另一方面老年人在自己熟悉的地方生活，根据需要接受保健，更符合老年人对晚年生活的需求。区域化原则已成为当前开展老年人健康保健工作的重要指导原则。

**3. 费用分担原则**　随着社会老龄化及老年保健需求的日益提高，老年保健费用与日俱增。由于老年人收入来源有限，保健费用若由个人承担无疑增加了老年人的经济负担。因此，多渠道筹集保障资金是当务之急。目前我国正不断完善社会保障制度，加快推进养老保险制度、基本医疗保障制度的建设，鼓励发展与基本医疗保险相衔接的商业健康保险，如积极开发长期护理商业险及与健康管理、养老等服务相关的商业健康保险产品等。实现健康保健费用由政府、社会（如企业）及个人共同承担，这不仅是我国社会保障制度建设的目标，也是应对老龄化社会的重要举措。

**4. 功能分化原则**　老年保健的功能分化是根据老年人的需求在实施健康保健时，在机构设置、人员配备等方面有明确的功能分化。例如，根据老年人身体状况、疾病的严重程度建成老年护理院、老年病医院等，老年人根据自我需求选择具有不同功能的机构接受健康相关的服务；再如，由于老年人健康存在生理、心理、社会等复杂性、多层次性的问题，因此老年保健需要有专业的从事老年医学研究的医生、护士、心理学家、营养师等，以及非专业人员，如社会志愿者的共同参与，体现了老年保健人员配备方面的功能分化。功能分化原则可实现健康保健实施的分工、合作，有利于推动老年相关产业合理、健康地发展。

**5. 联合国老年人政策原则**　联合国大会于 1991 年 12 月 16 日通过《联合国老年人政策原则》（第 46/91 号决议）。大会鼓励各国政府尽可能将这些原则纳入本国国家方案。

（1）独立性原则　①老年人应能通过收入、家庭和社会支助，享有足够的食物、水、住房、衣着和保健。②老年人应有工作机会或其他创造收入的机会。③老年人应能参与决定退出劳动力队伍的时间和节奏。④老年人应能参加适当的教育和培训。⑤老年人应能生活在安全且适合个人选择和能力变化的环境。⑥老年人应能尽可能长期在家居住。

（2）参与性原则　①老年人应始终融合于社会，积极参与制定和执行直接影响其福祉的政策，并将其知识和技能传授给子孙后辈。②老年人应能寻求为社会服务的机会，并以志愿工作者身份担任与其兴趣和能力相称的职务。③老年人应能组织老年人运动或协会。

（3）照顾原则　①老年人应按照每个社会的文化价值体系，享有家庭、社区的照顾和保护。②老年人应享有保健服务，以帮助他们保持或恢复到身体、智力和情绪的最佳水平并预防或延缓疾病的发生。③老年人应享有各种社会和法律服务，以提高其自主能力并使他们得到更好的保护和照顾。④老年人居住在任何住所时，均应能享有人权和基本自由，包括充分尊重他们的尊严、信仰、需求和隐私，并尊重他们对自己的照顾和生活品质做出选择的权利。

（4）自我实现或自我成就原则　①老年人应能追寻充分发挥自己潜力的机会。②老年人应能享用社会的教育、文化、精神和文娱资源。

（5）尊严性原则　①老年人的生活应有尊严、有保障，且不受剥削和身心虐待。②老年人不论其年龄、性别、种族或族裔背景、残疾或其他状况，均应受到公平对待，而且不论其经济贡献

大小均应受到尊重。

### （二）老年保健的策略

当前我国人口老龄化呈现老年人口基数大且增长迅速、高龄化趋势明显、未富先老等特点，造成养老保障、医疗保障、医疗服务等多方面压力，给社会经济可持续发展和人民生活等各领域带来广泛而深刻的影响。针对“老龄化”带来的一系列问题，我国将实现“健康老龄化”作为应对老龄化问题的重要战略目标。为实现这一目标，我国根据老年人的特点、需求及权益制定了老年保健策略，即“老有所养”“老有所医”“老有所教”“老有所学”“老有所为”“老有所乐”。

**1. 老有所养——老年人的生活保障** 老有所养是指老年人随着年龄的增长，躯体功能衰退，自理能力减弱，需要他人、社会提供经济、生活和心理情感等方面的支持。随着社会经济的发展，居家养老逐渐成为老年人安度晚年生活首选的养老方式。但传统意义上的居家养老已不能满足老年人的养老需求，形式多样的居家养老模式应运而生，如依托社区，以居家养老服务为切入点，使老年人居住在自己熟悉的环境中便可享受来自社区提供的居家照护、精神慰藉、法律援助等全面服务。此外，健全的社会养老保障制度是老年人享受各种养老保健服务的前提和基础。换言之，养老保障和养老服务是实现“老有所养”的重要环节。

**2. 老有所医——老年人的医疗保健** 老年人随着年龄的增长，机体逐渐老化，健康问题尤为突出，而当前我国的医疗保健事业的发展尚不能满足老年人日益增长的医疗卫生需求。因此，积极发展老年医疗保健事业，实现“老有所医”刻不容缓。一方面，必须解决的就是老年人的医疗保障问题。主要通过深化医疗保健制度改革，尤其是进一步完善新型农村合作医疗制度，运用费用分担原则最大程度减轻老年人的医疗费用负担。另一方面，推进老年医疗卫生服务网点建设，加强老年病医院、老年康复医院和综合医院老年病科建设。

**3. 老有所教——老年人的教育及精神生活** “老有所教”是老年人继续教育、终身教育的重要组成部分，是构建学习型社会，推进精神文明建设不可或缺的重要环节。所谓“教”有两层含义，一是对老年人的教育；二是丰富老年人精神文化生活。通过教育可帮助老年人更加顺利地适应退休生活和社会角色的转变；增长知识，进一步提高科学文化素养；身体健康的老年人还可掌握新的技能，获得再就业的能力和条件，创造自我价值。因此，社会有责任对老年人进行科学、良好的教育，帮助老年人建立健康、丰富、高品位的精神文化生活。

**4. 老有所学——老年人的发展** 老年人根据社会需要和自我爱好，学习和掌握新知识、新技能，既能丰富精神文化生活，又能给“老有所为”创造条件，充分发挥老年人潜能。因而积极建设和打造“老有所学”平台是实现老年人继续学习和发展的关键。自 1983 年第一所老年大学创立以来，全国陆陆续续成立了老年大学、社区老年学校、街道社区教育中心等，为老年人提供了一个再次学习、促进社交的条件。老年人可根据自己的爱好和需求选择学习内容，如理财、绘画、烹饪、唱歌、乐器、电脑培训、医疗保健等。不仅丰富了老年人业余生活，还可改善老年人的精神面貌，促进其身心健康。

**5. 老有所为——老年人的成就** “老有所为”是指老年人以自身需要为基础，在自愿和量力的前提下，以直接或间接的形式参与的有益于社会、家庭和个人发展的各项活动。老年人虽然体力和精力上不如青年人、中年人，但老年人积累了丰富的经验，知识广博，是社会的宝贵财富，若充分发挥老年人的主观能动性，将其毕生知识和经验通过人才培养、咨询服务、社会公益、编写书籍等形式直接或间接运用于社会发展，可在一定程度上提高老年人的社会地位和生活质量。

由此可见，“老有所为”充分肯定了老年人作为人力资源，通过合理开发利用可促进经济发展，这契合了当前“积极老龄化”的理念。目前“老有所为”是世界各国理论和政策研究的热点，美国麦克阿瑟基金会明确了“老有所为”的基本框架结构（图3-1）。

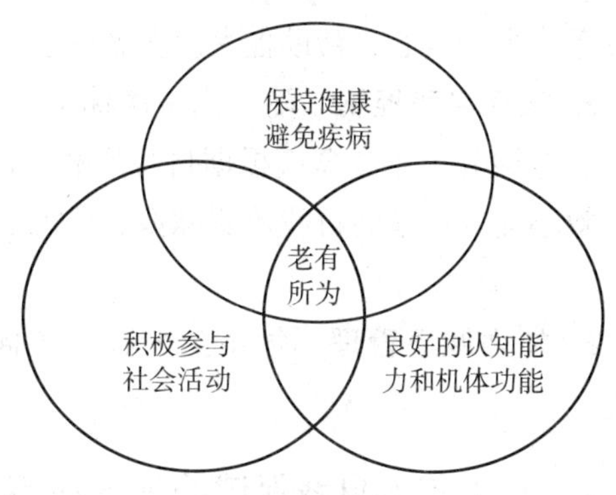


**图 3-1　老有所为的基本框架结构**

**6. 老有所乐——老年人的文化生活**　“老有所乐”是指开展适合老年人特点的文体活动，丰富老年人的晚年生活。老年人退休前，奉献了自己的一生，因此，有权继续享受生活的乐趣。国家、社会、集体有义务为老年人晚年娱乐生活提供相应的支持和保障。“老有所乐”的内容十分广泛，应根据老年人的兴趣爱好、特长和家族性文化开设文娱活动，如剪纸、演皮影戏、阅读欣赏、组织观光旅游、参与各项社会活动等。

# 第二节　老年人自我保健和健康行为促进

## 一、老年人自我保健

老年人自我保健（self-health care in elderly）是指健康或患病的老年人，利用自己掌握的医学知识、科学的养生保健方法和简单易行的治疗、护理和康复手段，依靠自己、家庭或周围的资源进行自我观察、预防、诊断、治疗和护理等活动。

### （一）老年人自我保健的标准

随着年龄的逐渐增大，老年人机体功能逐渐衰退，慢性疾病的发病率呈逐年上升趋势。自我保健作为预防疾病、增进健康、提高生活质量、延长寿命的主要手段，越来越受到广大老年人群的重视。WHO 指出：一个人是否能健康长寿 60%取决于自己；15%与遗传因素有关；10%属于社会因素；8%依靠医疗条件；7%受气候影响。可见自我保健在增进健康、延年益寿方面的重要作用。我国制定了《中国老年人健康指南》作为老年人实施自我保健的标准，主要包括以下内容。

**1. 健康生活习惯**　起居有规律，每天睡眠时间不少于 6 小时，应有适当的午休；多饮水，每天饮水 1200 ～ 1600mL；活动时穿戴合身、合脚，动作宜慢，预防跌倒发生；坚持每天晒太阳，时间控制在 15 ～ 20 分钟；多食富含膳食纤维的食物，养成定时排便习惯；多运动，避免久坐。

**2. 合理膳食**　膳食以谷类为主，粗细搭配；餐餐有蔬菜，天天有水果；适量摄入肉、禽、鱼、虾及蛋类；经常食用奶类、豆制品和少量坚果；控制油、盐摄入；在医生指导下合理补充微量元素，如钙、维生素 A、维生素 D、铁等。

**3. 适量运动**　选择安全有效的运动项目。推荐步行、慢跑、游泳、练太极拳、跳舞等；掌握合适的运动次数、时间和强度；重视脑力活动，建议每天坚持一定时间的听、说、读、写，有助于预防老年痴呆等认知障碍性疾病。

**4. 良好心理状态**　学会发泄情绪，主动向家人、朋友倾诉；积极融入社区，与邻里建立融

洽关系，主动关心、帮助他人；多做好事、善事。

**5. 疾病自我控制** 随身携带医保卡、自制急救卡和急救盒，急救卡应写明姓名、住址、联系人、电话等，急救盒应根据自身疾病情况准备药物，如心血管疾病可备阿司匹林、硝酸甘油、速效救心丸等；学会自我监测脉搏、体温、血压等；看病就医一定要到正规的医疗机构，遵医嘱治疗。

**6. 加强健康管理** 每年至少做一次体检，早发现、早诊断、早治疗，及时采取相关防护措施。

### （二）老年人自我保健的基本环节

**1. 自我观察** 通过“看”“听”“嗅”“摸”等方法观察身体的健康状况，及时发现身体异常或危险信号，做到疾病的早期发现、早期诊断和早期治疗。自我观察的内容主要包括：观察生命体征的变化；观察疼痛的部位和特征；观察身体结构和功能的变化等。

**2. 自我预防** 建立健康的生活方式，不吸烟、少饮酒；合理膳食，养成良好的生活、卫生习惯；坚持适度运动，保持最佳的心理状态，定期健康体检等是预防疾病的重要措施。

**3. 自我治疗** 指老年人运用掌握的医学知识对疾病进行药物或非药物治疗。如糖尿病患者应掌握胰岛素用量及皮下注射的方法，慢性阻塞性肺疾病的患者学会长期家庭氧疗的方法等。

**4. 自我护理** 主要是要增强老年人生活自理能力，运用相关的医学、护理及保健知识进行自我健康管理、自我照顾、自我保护等活动。如室内定期通风，保证居住环境清洁、明亮；根据有序、有度、有恒的原则制订个体化运动方案；养成良好的生活习惯，起居有常、合理膳食。

## 二、老年人健康行为促进

健康行为促进即健康促进（health promotion），是促使人们能够增进、掌控及改善健康的全过程，以达到躯体、心理和社会的完美状态，确保个人或群体能实现自己愿望、满足需求、改变或处理周围环境的行为。健康促进强调的是个人能够主动掌控，且通过能力提升、不断改善以增进健康的一种行为方式。

### （一）健康行为促进的发展

1978年《阿拉木图宣言》明确各国政府应完善和执行初级卫生保健以增进人民健康，自此拉开了健康促进工作的序幕。1986年，加拿大渥太华召开第一届全球健康促进大会，“健康促进”这一名词正式提出并写进《渥太华宪章》，宣言确定了健康促进概念并明确指出健康促进应包括的5项基本内容：①制定健康的公共政策。②创造支持性环境。③强化社区行动。④发展个人技能（做出健康选择和执行健康促进的技能）。⑤调整卫生服务方向。第一届全球健康促进大会的召开标志着健康促进的发展进入新阶段，全球健康促进大会作为健康促进领域权威性国际会议，每隔2～4年召开1次，旨在应对和解决人口老龄化、健康的不公平等公共卫生问题，共同维护和促进健康。1997年，WHO进一步指出践行健康促进是实现健康管理的有效方式，主要包含：鼓励健康的生活方式、维护健康的环境、强化社区活动、提供健康促进与疾病预防的基层服务和建立健康公共政策。与此同时，WHO还制定了健康促进策略用于指导各国健康保健事业的发展，该策略为：①倡导创造有利于健康的条件；②促使群众达到最佳的健康潜能；③协调

个人、社会等利益关系，共同追求最佳的健康状态。2000 年，第五届全球健康促进大会提出了 21 世纪健康促进的 6 个优先领域，即强化健康促进证据；强调社会对健康促进的责任；加强社区和个人能力建设；增加用于健康促进的投入；发展健康促进工作的基础体系；重新调整卫生系统和卫生服务。2005 年，第六届全球健康促进大会总结了 20 年来健康促进的发展，指出健康促进策略的核心是形成政府立法倡导、社会支持、群众参与的全社会整体格局的健康促进系统。2013 年，第八届全球健康促进大会的主题是“将健康融入所有政策”，提出社会政策对健康的影响，应避免有损于健康的政策，促进健康及社会公平。

### （二）健康行为促进的相关理论

健康行为促进的实施和开展需要理论的指导，目前常用的有健康信念模式、健康促进模式、格林模式。

**1. 健康信念模式**　由美国心理学家 Rosenstock 和 Becker 于 1974 年提出。该模式认为人的生活受到正、负两种价值交互作用，个人目前的状况和态度决定健康行为（图 3–2）。

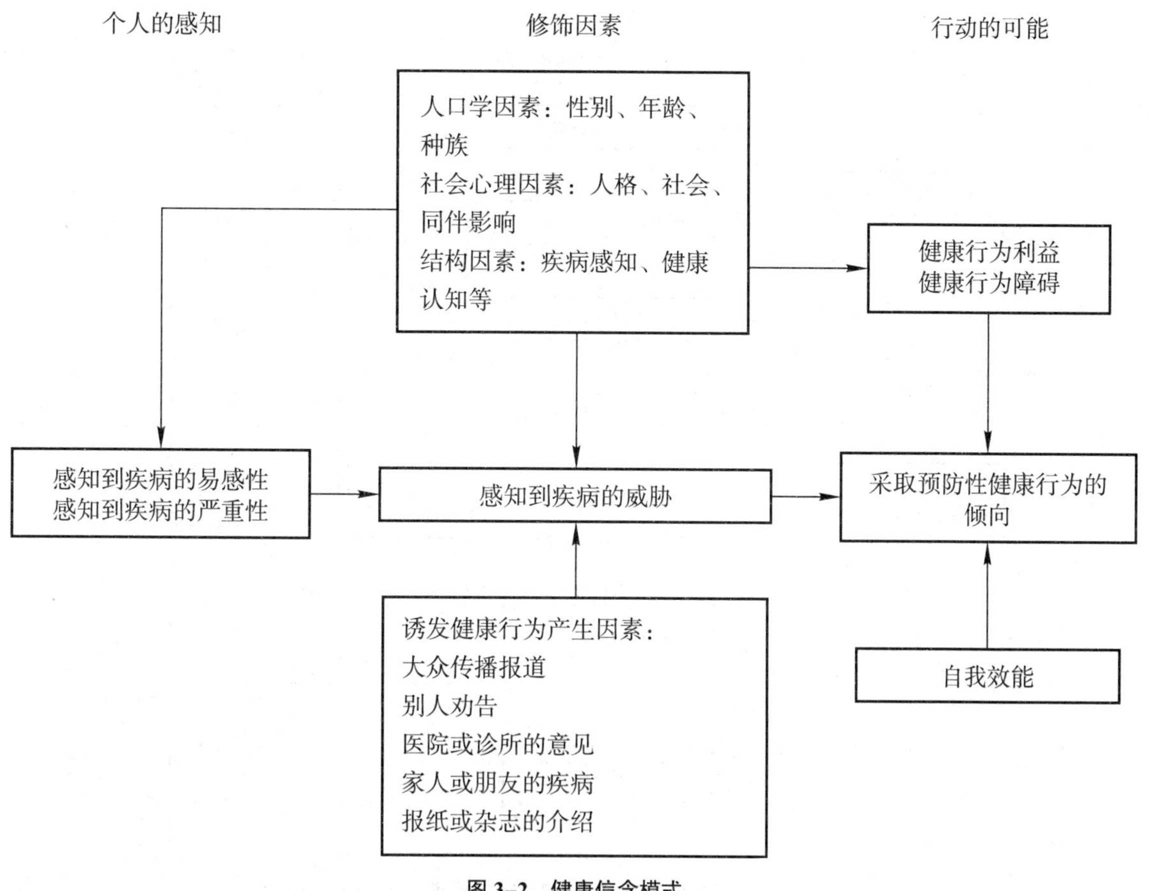


**图 3–2　健康信念模式**

**2. 健康促进模式**　1985 年，Tannahill 等以群体为对象构建了健康促进模式，该模式清晰规范，强调计划及执行计划的重要性，可用于探讨群体的健康行为（图 3–3）。

美国护理学家 Nolar J.Pender 则认为健康促进不同于疾病预防，关注的是如何达到或向更佳的健康 – 幸福靠近。Pender 于 1987 年从护理的角度提出健康促进模式，该模式整合了护理学和行为科学理论，其架构参考了期望 – 价值理论和社会认知理论，形成健康促进行为影响因素的理论框架（图 3–4）。

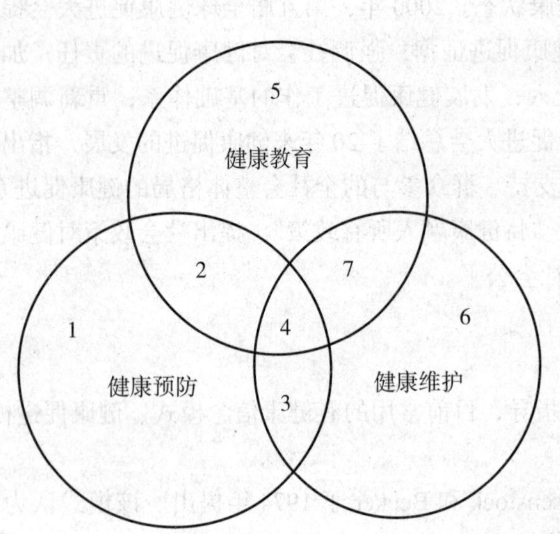


1——通过减少危险因素的方式预防疾病发生

2——通过健康教育，早期发现不知道的状况以预防疾病发生

3——预防及避免不可逆的并发症产生，进而预防疾病及疾病复发

4——通过健康教育，预防疾病复发或减少出现其他不期望的症状

5——强调健康教育，可协助个人或社区发展健康，达到生活福祉

6——强调健康维护需经由立法及控制财务的情况下，促进健康及预防疾病

7——通过健康教育或媒体，使民众意识到健康维护的重要性

**图 3–3　Tannahill 健康促进模式**

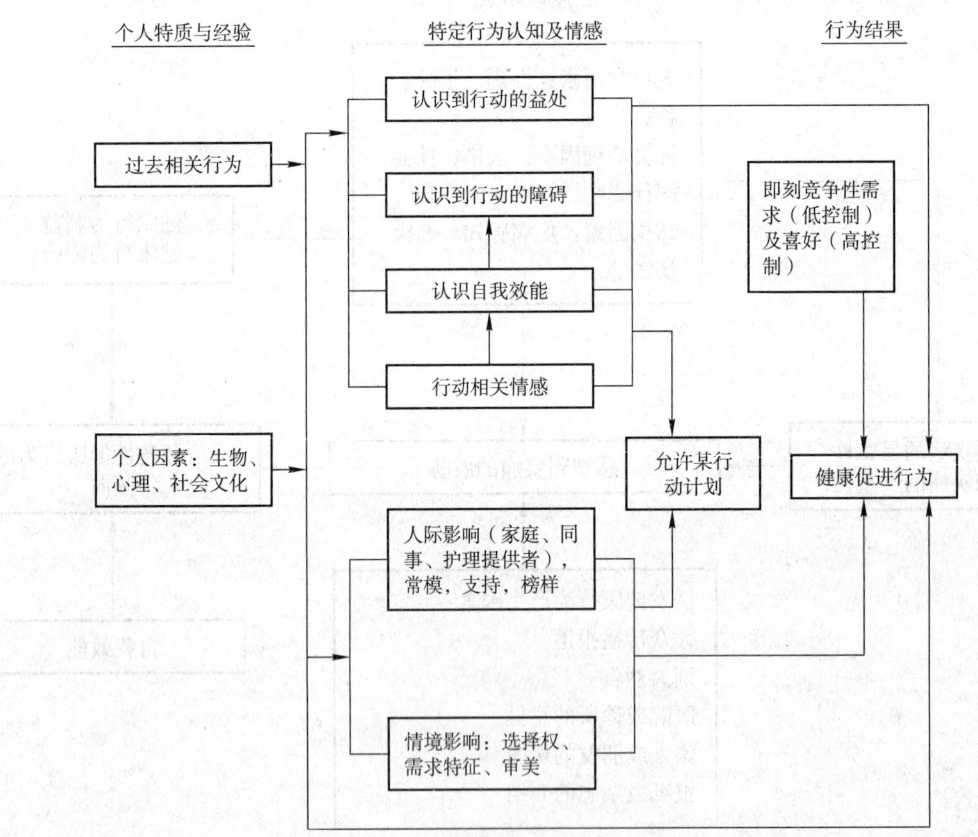


**图 3–4　Pender 健康促进模式**

**3. 格林模式（PRECEDE–PROCEED）** 1980 年 Green 提出 PRECEDE 模式，随着健康促进观念的提出和发展，Green 和 Kreuter 于 1999 年在 PRECEDE 的基础上增加了 PROCEED，形成 PRECEDE–PROCEED，即格林模式。该模式不仅解释了个体的行为改变，还将个人健康扩大到社区群体健康，强调教育对象的参与，充分利用现有资源，通过紧密地将社会环境与教育对象健康联系到一起，最终改变教育对象的行为，尤其适合于社区健康促进计划时使用（图 3–5）。

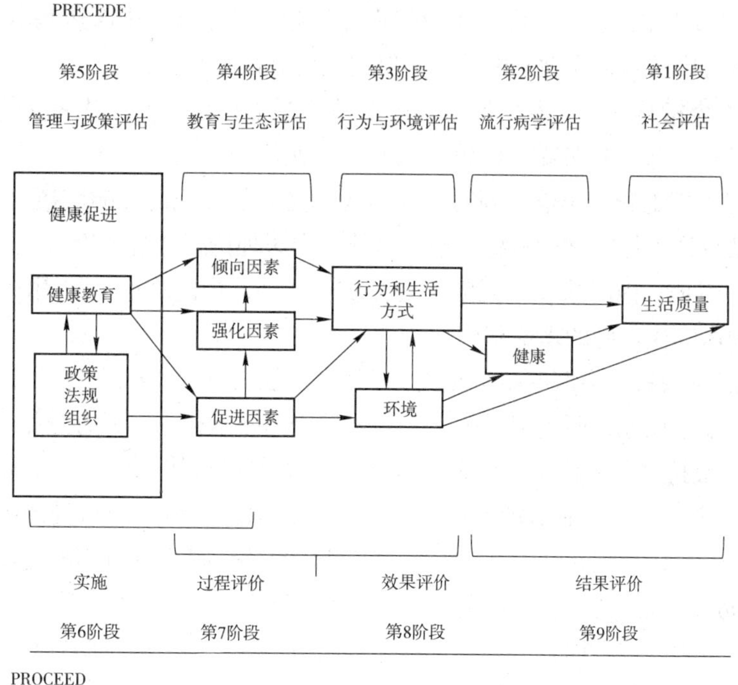


**图 3–5　格林模式**

### （三）老年人健康行为促进主要内容

老年人的健康行为促进更注重促进和维持老年人现有的体力和能力，通过提高老年人对健康的认知，增强自我健康照护能力。简言之，老年人健康行为促进是激发老年人最大的潜能和缩小老化对健康的影响。具体来说老年人健康行为促进应包括下列内容：建立良好的生活方式，规律运动、健康饮食、控制体重，若有慢性疾病需按时、按量遵医嘱服药并定期检查，积极参与社会活动，与人保持良好的关系，学会调节各种压力，提高自我照护的能力。具体可从以下几个方面进行健康行为促进。

**1. 身体层面**

（1）利用健康照护体系，如对医护人员充满信心，遵医嘱进行保健或治疗，可运用中医或其他辅助疗法。

（2）合理饮食，均衡营养，或采用食疗养生促进身体健康。

（3）规律运动；保证睡眠休息的质与量。

（4）避免已知的健康危险因子，如生活不规律、不良的生活习惯（抽烟、喝酒等）。

（5）承担自我健康管理的责任。

**2. 社会心理层面**　保持积极乐观的心态，建立良好的人际关系。

## 三、老年人中医养生保健

养生，古时亦称“摄生”“道生”等，是指在中医理论的指导下，运用各种手段和方法达到平衡阴阳，调理气血，扶正固本，保养真气，减少或避免疾病发生的传统保健方式。中医养生保健所秉承的顺应自然、阴阳平衡、三因制宜理念在防病治病方面具有得天独厚的优势，在我国老年人群中颇受欢迎。为了能给广大老年群众提供权威、实用的中医保健知识和方法，进一步规范中医养生保健，国家卫生和计划生育委员会（现国家卫生健康委员会）和国家中医药管理局于

2014 年 6 月 5 日发布《中国公民中医养生保健素养》和《健康教育中医药基本内容》，将其作为指南指导老年人进行中医养生保健。中医养生保健主要有以下特点：

**1. 以中医理论为指导** 中医养生保健以中医整体观为指导思想，认为人体是由多层次、多结构构成的有机整体，包括：脏腑、经络、筋脉、气血津液、四肢百骸等，在结构上不可分割，功能上相互协调，病理上相互影响。同时，人体还会受自然环境的影响。换言之，要获得健康，就必须顺应自然及重视人体完整性、统一性。另外，中医理论强调辨证论治，因而中医养生着重辨证施养，因人、因地、因时采取不同的保健措施。此外，中医理论中的阴阳五行、气血津液、脏腑经络等均是中医养生保健的理论基础。

**2. 以和谐适度为宗旨** 中医养生理论是在阴阳学说的直接指导下解释生命现象，认为阴阳是人体生命活动的根本属性，而阴阳平衡又是人体健康的基本标志。只有脏腑、经络、气血等保持相对稳定协调，维持“阴平阳秘”的生理状态，方能保证机体的健康。世界上一切事物的发生、发展都是适度的，人的生命活动及脏腑功能等，也都有其恒定的承受能力。所以，“适度”同样为养生的宗旨，具体表现在情志活动、饮食五味、体力、房事等方面的适度。

**3. 以未病先防为核心** 养生的重要意义之一就是预防疾病。因此，防止疾病的发生、演变及复发，是中医养生学的核心内容，创立了养生学说中“治未病”的预防思想。在这一核心思想指导下，古往今来的医学家探索出各种措施用以增强体质，延缓衰老。

**4. 以综合调摄为原则** 数千年来，在中医理论的指导下，中医养生学提出了形神共养、协调阴阳、谨慎起居、和调脏腑、动静适宜、养气保精、通调气血、养正祛邪、三因摄生等原则。中医养生所采取的手段与方法更是丰富多彩，诸如调摄精神、气功导引、针灸按摩推拿、食养食疗、药养药疗、日常养护与个人卫生等，而且具有简、便、廉、验的特色。健康长寿绝非一朝一夕、一法一式所能奏效，必须在上述众法中各取所需，实施综合调摄，并且持之以恒，方能内养外调、扶正祛邪、补偏救弊、导气归经，以取得养生保健的最佳效果。

**5. 以适应广泛为模式** 养生保健的目的是防病与保持机体健康，其适应的对象是所有人，具有广泛的适应群体。随着社会的发展、生活水平的提高和人们对长寿期盼值的攀升，养生正成为大众自觉与自发的行为。

# 第三节 长期照护

长期照护（long-term care，LTC）是指对慢性病患者和身心功能障碍者，在持续的一段时间内提供长期性的医疗、护理、个人照料和社会支持等服务。长期照护的对象是慢性病患者和失能患者，通过提供广泛的、持续的健康及支持性服务，如护理服务、生活照料服务、物资援助服务等以满足患者生理、心理、社会需求，以维持和促进患者最佳的机体功能和生活自理能力。其服务内容包括：①日常生活照料服务，即为慢性病患者和失能患者提供吃饭、穿衣、洗衣、洗漱等日常起居服务；②健康保健服务，由专业的医护工作者提供健康教育、养生保健等服务；③精神慰藉服务，主要是通过心理护理、聊天等帮助老年人排解忧虑、消除孤独寂寞等。

## 一、国内外长期照护的发展

### （一）发达国家长期照护的发展

20 世纪中后期，绝大多数发达国家进入老龄化社会。老年人尤其是高龄老年人，常因机体发生退行性变，生理功能低下，加之多种慢性疾病并存，生活自理能力差甚至丧失自理能力，对长期照护的需求尤为迫切。目前，发达国家已形成完整的长期照护体系。

**1. 美国**　1965 年美国国会通过《老年人法》和《社会福利法案》，实施老年人长期照护计划，正式提出为失能老年人提供长期照护的保障。1987 年出台《综合预算调节法案》（OBRA），规定了长期照护机构的设置和管理要求，规范了机构式长期照护的管理和运行。2006 年进一步修正《老年人法》，明确规定了老年人养老服务工作的立法目标、工作程序等，较为完整地规定了老年人长期照护的基本制度，包含了长期照护行动计划、老龄计划财政补贴等内容。与此同时，美国推出了商业性质的长期照护保险来解决长期照护的费用，很大程度上减轻了个人经济负担。长期照护服务由联邦卫生部门主导，州卫生部门负责地方长期照护服务的具体事项，并由全美长期照护服务检查信息中心及相关的非营利组织如健康照料协会、老龄居家服务协会、临终关怀协会等进行监督管理和投诉服务。具体的照护模式有：①机构照护，包括技术性护理照护机构、中度照护机构和一般照护机构。②社区照护，如由社区为居住在家的失能老年人提供短期住房供给、日常生活照料、心理咨询、24 小时监护等。③家庭长期照护服务，由正式机构提供，家庭长期照护服务便于促进出院后的康复。其中，护理、个人照管、家务料理、家庭供养和送餐上门等服务内容最为常见。提供长期照护服务的机构包括护理院 (nursing homes)、住宿照护社区 (residential care communities)、成人日间服务中心 (adult day services centers)、居家照护机构 (home health agencies)。

**2. 日本**　日本是世界上人口老龄化增长速度最快、老龄化程度最高的国家之一。日本于 20 世纪 60 年代起出台相关福利政策，支持并鼓励长期照护服务的发展。1963 年，日本颁布《老年人福利法》，规定对失能老年人提供必要的照护服务。之后开始大量建立“养护老人之家”“特殊护理老人之家”等，机构照护服务蓬勃发展。1982 年，日本政府为进一步加强老年人健康保健和疾病的治疗，同时减轻高额医疗财政负担，颁布了《老年人保健法》，用以解决长期患病、卧床老年人的医疗、护理和照护问题。20 世纪 80 年代后期至 90 年代，出台了被称为“黄金计划”的老年人福利战略，其中包括将长期照护责任主体逐渐从中央政府下放到地方基层，在加强机构照护建设与发展的同时更加注重社区及居家护理。2004 年出台了《长期照护公共保险计划》，通过法律形式明确建立长期照护服务保险制度，并从服务对象、服务提供者、质量保证、资金筹集、服务内容等方面规范了长期照护服务制度，是世界上最早建立长期护理保险的国家。日本政府结合国民家庭观念，创造了独特、细致和丰富的家庭和社区护理。家庭照护中最有鲜明特色的是老年住房，它可以分为两类：机构设施和住宅设施。两者之间的最大区别是机构设施必须能够提供医疗服务，而住房设施没有强制性要求。此外，机构设施可进一步分为七类：敬老院、特别照护敬老院、护理疗养医疗设施、低收入老人院、老年生活保障院、老年痴呆症集体敬老院以及有偿养老院。“住宅”可分为四种类型：低龄老年人住宅、高龄老年人住宅、自有房屋的住所以及银发住所。近年来，日本一直在促进小规模和多功能的社区护理。同时，提供上门服务、日托、短期居住和长期居住等不同方式。根据功能定位，日本养老机构可划分为：养老护理福利机构、养老保健机构和老年医疗机构。从护理内容和医疗服务角度来看，养老护理福利机构主要提供膳食、洗浴、厕所以及为老年人提供床位等日常生活活动和健康管理服务。

**3. 瑞典**　瑞典自 20 世纪 60 年代起，在医院开设了长期照护病床，大量增加和建设机构式护理之家及老人院。20 世纪 60 年代末，由于财政负担重和人性化照护的需求，瑞典提出了“就地养老”的理念，从 20 世纪 70 年代起开始规划社区照护，并建造有照护功能的住宅。20 世纪 80

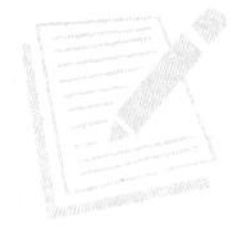

年代开始立法工作确保了长期照护的发展，如1982年通过了《社会服务法》，规定老年人在任何阶段有接受长期照护服务的权利。1983年颁布《健康医疗服务法》，提出为所有人提供一个平等的长期照护。发展至今，瑞典的长期照护服务体系较完整，服务几乎覆盖所有公民，长期照护的费用基本由政府财政负担。在瑞典，居家养老服务实施过程基本由地方自治团体所主导，地方自治团体负责制订服务计划，为老年人提供福利性的住宅，提供家庭入户服务，包括打扫卫生、菜肴烹制、送餐到户；建立日间老人活动中心，组织老人开展文娱、体育健身活动，为老人组织舞会、电影晚会、交友会等。政府提供的家政服务包括个人卫生、安全警报、看护、送饭、陪同散步等日常生活服务。在瑞典，失能老年人长期照护的一个重要原则就是让老年人持续地尽可能长时间地生活在自己的家中，因此居家照护是瑞典长期照护服务的最主要模式。机构照护主要有老年之家、养老院、老年病房和康复中心。

综上所述，发达国家提倡"持续照顾"的照护理念，主张发展以社区为依托的居家照护模式；鼓励多元化长期照护模式主体的参与，即由政府、社会组织、个人（家庭）共同合作，提高长期照护服务效率和质量。我们要借鉴发达国家通过立法规范和管理长期照护的发展和运行，制定和完善适于我国长期照护发展的法律保障机制。

### （二）我国长期照护的发展

长期照护在我国起步较晚，但发展迅速，正在逐步形成完整的体系，其发展大致可以分为以下三个阶段：

第一阶段：萌芽期。中华人民共和国成立至改革开放初期，我国经济基础薄弱，党和政府以解决人民群众的基本生活保障问题为主，对老年人的照护，提倡以家庭照护为主。养老保障方面实行"国家－单位"保障制。唯有孤寡老年人入住养老院，获得机构所提供的较为粗略的长期照护服务，绝大多数老年人由家庭子女、亲戚进行照护。长期照护处于孕育阶段。

第二阶段：探索发展期。此期由于我国经济由计划型向市场型转变。大力推进社会福利，加强对养老机构的改革建设。1983年是我国长期照护发展的转折点，我国开始逐步确立福利保障社会化的改革和发展方向。1987年，民政部提出了发展社区服务的思路，自此各地积极探索社区养老服务，创建了社区养老模式，同时依托社区服务的居家养老逐渐兴起。20世纪90年代后，国家相继出台了《社会福利机构管理暂行办法》《老年人社会福利机构基本规范》《农村敬老院管理暂行办法》等法规政策，强化了社区养老和机构养老建设和管理的规范性，服务内容由单一的生活保障发展为集居住、医疗康复、娱乐等为一体的综合性服务。此时，我国已基本具备发展长期照护的经济和社会基础，长期照护服务步入了探索发展时期。

第三阶段：体系建设期。2000年以来我国人口老龄化趋势日益严峻，随着家庭结构的变化和"空巢家庭"的增多，传统的家庭养老已不能满足老年人的照护需求。基于此，我国开始建立新型的养老服务体系。2001年上海市颁布了《关于全面开展居家养老服务的意见》，在全国率先开展新型居家养老试点工作。2006年，第二次全国老龄工作会议强调发展以"居家养老为基础，社区服务为依托，机构养老为补充"的中国特色养老服务体系。进一步明确了我国长期照护发展的方向，提出"9073"模式的发展目标，实现90%的老年人在社会化服务协助下进行养老，7%的老年人通过购买社区照护服务养老，3%的老年人入住养老机构集中养老。"十三五"时期（2016～2020年）国务院就养老服务体系的发展内容做了进一步调整，并在《"十三五"国家老龄事业发展和养老体系建设规划》中强调了不仅要深化公办养老机构的优化升级，同时要鼓励支持社会力量参与养老机构的建设。

## 二、我国长期照护模式及服务

目前，我国正在努力探索由政府、社区、社会组织、家庭等多方主体参与的，为老年人提供长期、持续照护的模式。主要包括居家式照护、机构式照护、社区式照护。

### （一）居家式照护

居家式照护是连续性综合健康照护的重要组成部分，是老年人居住在家中，由专业人员或家人、社区志愿者提供照护的一种新型社会化养老模式。理想的居家式长期照护模式应能使老年人得到持续的生活照料、健康管理、精神慰藉及心理护理等全方位的关心与照护，能使老年人最大限度地提高和保持日常生活活动能力。居家式照护主要依托社区，以社区服务为保障，把社区养老服务延伸至家庭，是老年人及家属最愿意接受的养老照护方式，也是我国未来长期照护发展的主要方向。

**1. 照护内容** 居家式照护提供的服务内容主要有：①对老年人健康与功能状态进行评估，确定所需服务项目。②提供护理和家政服务，如治疗性护理、健康宣教和日常生活照顾。③提供社会性服务，如家庭访谈等。④进行康复护理和治疗，如物理治疗、语言治疗、呼吸治疗等。⑤为生活不能自理的老年人提供日常起居服务。⑥检查和改进家居安全，预防跌倒，做好用电用火安全等。

**2. 服务对象** 只能维持有限的自我照顾，清醒时有 50% 以上的活动是在床上或椅子上进行的老年人；有明确的居家照护需求者。

**3. 优缺点** 居家式长期照护的优点主要体现在患者居住在熟悉的家中接受照护，可以享受家庭的温暖，身心愉悦，同时可避免住院造成的交叉感染；可减少住院开支，减轻经济负担。缺点在于服务对象仅限于有家属或可自我照顾者；社会支持体系尚不完善，易造成家属的过度负荷。

### （二）机构式照护

老年人居住在专业的养老机构中，由养老机构中的服务人员提供专业化、全方位的长期照护服务。机构式照护的目标是为老年人提供一个安全的照顾住宿环境，以专业的系统照护促进老年人身、心及社会等方面的健康，维持并发挥最大的功能。具体包括：①个人生活照护：满足老年人饮食、休息与活动，维护与促进老年人自我照顾能力，提高生活质量。②医疗照护：预防疾病，维持与恢复老年人最佳的功能性独立能力，稳定或延缓慢性疾病的进展。③社会支持：维护个人权益，保持自主性，促进老年人与家庭、社会关系的互动，维护自尊。

**1. 照护机构** 主要有护理之家、安养 / 养护机构、医养结合型护理院、高级老年护理机构、特别养护老人院等。这些长期照护机构具有专业化、社会化、市场化的特征，为老年人提供高水平的生活照护及健康保健服务。

（1）*护理之家* 护理之家（nursing home）是针对病情稳定的患者，向其提供技术性护理及生活照顾的机构。护理之家的服务对象是脑卒中患者、植物人、老年失智症患者、慢性病患者、行动不便及生活不能自理者。服务内容为医疗、护理、康复、营养及社会服务等。

（2）*安养 / 养护机构* 安养机构是安养需他人照顾且日常生活不能自理的老年人。养护机构是照护生活自理能力缺陷，或需导尿管、鼻胃管护理服务的老年人。服务内容为个人照护、营养照护、部分医疗照护和其他康复护理、健康咨询等。

**2. 优缺点** 机构式照护采用集中管理，其优点是能使老年人得到全面、专业的照护服务；拥有良好的生活环境和居住条件、健全的配套设施，能使老年人生活得更加便利和安全；机构中各种社会活动和丰富的文娱生活可解除老年人孤独感，提高生活品质；可减少老年人医院占床率，降低医疗成本。缺点在于患者失去自主性和独立性；增加经济负担；患者与家属缺乏情感联系。

## （三）社区式照护

社区式照护是将社区作为长期照护的主体，为老年人提供日常生活照料、医疗保健和精神慰藉等长期照护的服务。最常见的形式为日间照护中心，日间照护（day care）是以社区为基础的服务，在白天以群体方式提供生活照顾、医疗、护理、康复及休闲服务，晚上老年人则返回家中的照护方式。日间照护可安排在一天中的任何时段，一般少于 24 小时。其目的主要是增进患者的社会互动、娱乐、康复及维持健康，可减轻照护者的负担。老年人日间照护形式包括老年人医院、成人日托中心及老年人日托中心。老年人医院提供医疗服务，老年人治疗结束后晚上可回家。日托中心以社会服务为主，在白天为老年人提供生活照顾，并鼓励其与其他老年人接触。日间照护的对象是行动不便、需人扶持但不需住院的患病老年人。服务内容包括评估身心健康、治疗及护理；日常生活活动，功能训练；提供心理咨询、餐饮服务等。日间照护是多元性、专业性的服务，一方面提供老年人医疗服务与生活照顾，并且让老年人参与社交活动，防止隔离；另一方面可减轻照顾者负担。但日间照护仍有其缺点，如可增加消费负担。

目前，我国长期照护尚处于发展阶段，模式构建不健全，专业照护力量薄弱，社会保障制度有待进一步完善。因此通过借鉴国外经验，结合国情以居家式长期照护为前提，依托社区，不断探索多元化长期照护模式是加快推进我国长期照护发展的主要方式。

# 第四章
# 老年综合评估

老年综合评估（comprehensive geriatric assessment，CGA）又称为全面的老年医学评估，中国台湾学者译为“周全性的老年评估”，是一项多维度、多学科的评估，其目的是评估老年人的各项功能、躯体健康、认知和精神健康及生活社会环境等方面内容，以便辅助临床诊断、制订治疗与护理以及随访计划、协调安排医疗照护内容、评估长期照护需求和最佳场所等。CGA 体现了以老年人为中心的现代医学模式，是老年医学、老年护理学的核心，所有为老年人服务的医学工作者必须认真掌握和深刻领会，并在医疗、护理、保健和康复服务中正确应用。本章主要介绍老年人健康史的采集、体格检查、功能状态及心理、社会和生活质量等内容、评估方法及评估工具，以便全面准确地获取老年人健康资料，为护理计划的制订和实施提供依据。

## 第一节　概　述

老年综合评估从整体出发，全面评估老年人的躯体健康、心理健康和社会健康等多个层面。常用于老年综合评估的测量工具主要有多维功能评估问卷（older American resource and service，OARS）、综合评价量表（the comprehensive assessment and referral evaluation，CARE）、多水平评价问卷（philadelphia geriatric centre multilevel assessment instrument，PGC-MAI）等，以上量表均包括躯体功能状况、精神心理状况、社会环境状况等方面的评估内容。下面就老年综合评估原则、方法和评估的注意事项做一介绍。

### 一、评估原则

评估者应根据老年人的特点，遵循以下原则进行评估。

#### （一）熟悉老年人身心变化特点

评估者必须熟悉老年人生理和病理改变特点，全面客观地收集资料。随增龄而出现的各种退行性改变，属于正常生理性改变；而由于生物及理化因素所致老年性疾病引起的变化，属于异常性、病理性改变。这两种改变往往同时存在，且互相影响，不能严格区分。因此，评估者必须熟悉老年人身心变化特点，仔细评估，分辨清楚正常老化与现存的或潜在的健康问题，并采取适当的干预措施。

#### （二）正确解读实验室检查结果

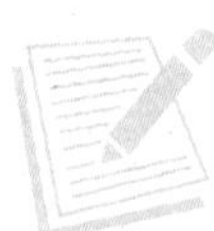

引起老年人实验室检查结果异常有 3 种可能，即正常的老年期变化、受某些服用药物的影

响、疾病所致的异常改变。老年人实验室参考值可通过年龄校正可信区间或参照范围的方法确定，但应结合临床。评估者需长期观察和反复检查，结合病情变化，正确解读老年人实验室检查结果，以免延误诊治。

### （三）重视老年性疾病的非典型性表现

非典型性表现是指由于老年人感受性降低，且常常并发多种疾病，故发病后往往无典型症状和体征。如老年人罹患阑尾炎致肠穿孔，其表现常仅有轻微疼痛而无明显发热及腹膜刺激征等典型表现；罹患肺炎时常无症状或仅有全身乏力、食欲减低、脱水，或突然发生意识障碍，而无呼吸系统的明显症状。这种非典型表现的特点给老年疾病的诊治带来了困难，容易出现漏诊、误诊。因此，一定要重视对老年人的客观检查，尤其是生命体征及意识的评估。

## 二、评估方法

除了可通过查阅病历、各种临床记录、辅助检查结果等相关资料，获取健康资料，并分析其临床意义进行评估外，还有以下常用评估方法。

### （一）访谈法

收集资料最重要的手段是交谈，也可称之为访谈。通过交谈可以了解老年人疾病的发生发展过程、诊治经过及现存的或潜在的主要健康问题，还可了解老年人的心理状况、行为方式、经济状况、家庭支持和社会功能，从而对老年人的健康状况做出判断。按照提问和回答结构方式的不同，访谈法可分为无结构式访谈和有结构式访谈两类。访谈时，访问者要注意运用有效的沟通技巧，与老年人及其主要照顾者建立良好的信任关系，有效地获取相关健康资料。

访谈法的优点：①较灵活，双方可以随时改变方式，变换话题，以便于了解一些量表无法反映的深层内容；②适用面广，可用于不同类型的人员。

访谈法的缺点：①主观性太强，访问者的价值观和倾向性会影响被访问者的反应及对其做出判断；②花费较大，完成一例访谈需大量的时间和精力的投入；③结果的分析处理较难。

### （二）观察法

观察法是在一定时间内，由评估者对特定个体的心理行为表现，或疾病症状及药物副作用等进行观察，从而判断其生活质量的方法。观察法比较适合一些特殊患者的生活质量评估，比如精神病患者、老年期痴呆患者、植物人、危重患者等。在与老年人进行交谈时，要善于观察。运用观察者自己的感觉器官对老年人的精神状态、心理反应，以及身体姿势、表情、言语、动作等进行有目的、有计划的观察和记录；必要时，可采用辅助仪器，以增强观察效果。

### （三）主观报告法

由被测者根据自己的健康状况和对生活质量的理解报告一个对其自己生活质量的评估（分数或等级数）。其优点是结果容易分析处理，但得到的生活质量很难具有可靠性和综合性。

### （四）症状定式检查法

症状定式检查法主要用于当生活质量的测定主要限于疾病症状和治疗的毒副作用时。该法把各种可能的症状或副作用列成表格，由评价者或患者逐一选择。其选项可以是“有”“无”两项，也可根据程度分为不同项。

### （五）标准化量表法

标准化量表法是目前广为采用的方法，即使用经考察且有较好信度、效度和反应度的正式标准化测定量表对被测者的生活质量进行多维的综合评价。根据评价主体的不同可分为自评法和他评法两种。该法具有客观性强、可比性好、程序标准化、易于操作等优点。故目前生活质量的测定以标准化量表为主。

### （六）体格检查

体格检查指检查者运用自己的感觉器官或借助检查器具来了解被检查者的健康状况。方法包括视、触、叩、听、嗅及中医的望、闻、问、切。

## 三、评估注意事项

### （一）环境安静，温度适宜

老年人因血流缓慢、皮下脂肪减少、代谢率及体温调节功能降低，更容易感冒。因此，体检时要注意保暖，调节室内温度，以 22 ～ 24℃为宜。评估过程中应保持环境安静、尽量减少干扰，避免阳光直射，注意保护老年人的隐私。

### （二）时间充足，避免劳累

由于老年人感官退化，行动迟缓，思维能力降低，评估所需时间较长；且老年人往往多病共存，很容易感到疲乏，评估者应根据具体情况合理分次进行健康评估，让其有充分时间回忆过去发生的事情，同时避免疲惫。

### （三）体位舒适，方法得当

根据评估要求，选择舒适、合适的体位。条件许可者，可准备特殊检查床，床高可以调节，并可按要求取坐位或半坐位。体检时应注意皮肤的完整性，重点检查易于发生皮损的部位；检查口腔及耳部时要取下义齿与助听器。在进行感知觉检查，尤其是痛觉、温度觉检查时，由于老年期触、感觉减退或消失，需要较强的刺激才能引出，故应注意刺激适当，不要造成损伤。

### （四）有效沟通，资料客观

由于老年人视觉、听觉、记忆等功能减退而出现反应迟钝、表达不清的现象，故评估者应运用有效的沟通技巧，如尊重关心老年人，放慢语速，采用体贴的语气，保持语音清晰，语言通俗易懂，注意适时停顿，必要时重复，采用倾听、触摸等技巧，并注意观察老年人的非语言行为，增进与老年人的情感交流，以便获取完整、客观和准确的资料。

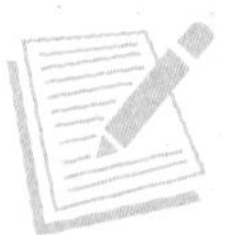

# 第二节 老年人各系统与器官的衰老性改变

## 一、感觉器官

### （一）皮肤和毛发

老年人因皮肤弹性组织丧失，易出现皱纹、老年斑（即表皮色素沉着），老年斑常见于面部、前臂、手背、小腿、足背等部位。老年人皮下脂肪及汗腺萎缩，小汗腺分布的范围、数量和功能均减少，汗液分泌减少；皮脂腺及汗腺分泌下降，皮肤干燥，抗机械摩擦损伤能力下降，皮肤酸度下降，皮肤对碱的中和能力降低，容易引起老年性皮肤瘙痒症；皮肤血管老化、脆性增加易发生出血、静脉曲张、温度调节能力下降等。另外，老年人皮肤的屏障功能降低，抵御感染及创伤修复能力下降，易致皮肤感染性疾病和创伤难以愈合。

老年人随年龄增长，毛发呈灰白色，尤以头发显著。头发稀疏，发丝变细，并有脱发。

### （二）眼

老年人眼部脂肪组织减少，眼球凹陷，眼睑萎缩下垂；泪腺分泌逐渐减少，容易出现眼干；视网膜中视紫质的再生能力减退，使其区分色彩、暗适应能力等均有不同程度的衰退，甚至障碍；角膜脂肪组织赘积，呈现白灰色云翳；晶状体随增龄柔韧性变差，睫状肌肌力减弱，眼的调节能力下降，迅速调节远、近视力的功能下降，出现老视眼；晶状体增厚，致前房中心变浅，房角关闭影响房水回流，使眼内压升高，容易导致青光眼；眼底动脉硬化，易发生眼底出血；玻璃体混浊、老年性白内障等，严重影响老年人的视功能。

### （三）耳

老年人外耳道皮肤萎缩、干燥，失去弹性；皮脂腺萎缩，分泌减少，耳垢干燥。听力随着年龄增长而逐渐下降，对高音量或噪声易产生焦虑，常伴有耳鸣，尤其在安静环境下明显。由于中耳听骨的退行性改变，内耳听觉感受细胞退变、数目减少、耳蜗动脉血液供应减少等原因而出现老年性耳聋，甚至听力丧失。

### （四）味觉和嗅觉

随着老年人增龄，味蕾萎缩，数量减少，功能退化，常使老年人食而无味，影响食欲；鼻腔黏膜萎缩变薄、干燥；鼻软骨失去弹性，鼻塌、下垂；嗅神经萎缩、变性、数量减少，故50岁后，嗅觉变迟钝，对气味的分辨力减退，尤以老年男性显著。

### （五）其他

**1. 触觉** 老年人触觉小体数量减少，且和表皮的连接松懈，触觉的敏感度下降，阈值升高。

**2. 温度觉及痛觉** 老年人神经细胞数目减少，神经传导速度减慢，对温度觉、痛觉的敏感性降低。

## 二、呼吸系统

### （一）鼻、咽和喉

老年人鼻道变宽，鼻黏膜的加温、加湿及防御功能下降，因而易患鼻窦炎及发生呼吸系统感染；鼻腔内血管脆性增加，易使血管破裂而发生鼻出血。老年人咽部黏膜及淋巴组织萎缩，尤以腭扁桃体显著，易发生呼吸道感染；咽部防御反射下降，导致呛咳、误吸或窒息；喉部肌肉和弹性组织萎缩，声带弹性下降，故发音的洪亮度减弱。

### （二）气管和支气管

老年人气管、支气管黏膜上皮萎缩，黏膜下腺体和平滑肌萎缩，弹性组织减少，纤毛运动减弱，防御及清除能力降低，易患老年性支气管炎。

### （三）肺、胸廓和呼吸肌

老年人肺组织萎缩，弹性回缩力下降，易致肺泡不能有效扩张，肺通气不足。随增龄肺动脉出现肥厚、纤维化，使肺动脉压力增高；肺部毛细血管黏膜表面积逐渐减少，肺灌注量减少，因而老年人肺活量减低，残气量升高，气体交换能力减弱，换气效率明显下降。

老年人因胸椎椎体的退行性变、压缩，致脊柱后凸，胸骨前凸，使胸廓的前后径增大，而出现桶状胸。肋软骨钙化及肋骨关节韧带的硬化等，使胸廓活动度受限，肺通气和呼吸容量降低，因而老年人易胸闷、气短；另外，肺扩张不全及有效咳嗽减少，使得排出呼吸道异物和沉淀物的能力降低，细菌易在呼吸道停留、繁殖，使老年人易发生呼吸道感染。

## 三、消化系统

### （一）口腔

步入老年后，唾液腺萎缩，唾液分泌减少，质较稠，易造成口腔干燥，使其自然的清洁与保护功能降低，容易发生口腔感染和损伤。唾液中的淀粉酶减少，直接影响淀粉食物的消化。牙列缺失，常有义齿，牙齿色黄、变黑；牙齿咬合面的釉质变薄，使釉质下牙本质神经末梢外露，对冷、热、酸、甜等刺激敏感性增加，易引起牙酸痛。牙髓血管内膜变厚，管腔变窄，牙髓供血减少，使牙齿易折裂。牙槽骨萎缩，齿根外露，牙齿易脱落。食物残渣易残留，发生龋齿和牙龈炎。口腔黏膜上皮细胞萎缩，表面过度角化而增厚，失去对有害物质的清除能力，易引起慢性炎症。

### （二）食管和胃

老年人食管黏膜萎缩，黏膜固有层弹力纤维增加，食管蠕动减弱，排空延迟，引起吞咽困难和食管内食物滞留。食管下端括约肌松弛、位置上移，容易发生胃十二指肠内容物反流，使发生反流性食管炎和食管癌的概率增高。由于食管平滑肌萎缩，食管裂孔增宽，引起老年人食管裂孔疝的发生。

老年人胃黏膜变薄，腺体萎缩，胃壁细胞数目减少，分泌胃酸和胃蛋白酶功能减弱，导致消化功能减弱，影响营养物质的吸收。胃蠕动减慢，食物与消化酶不能充分混合，排空时间延长，容易引起消化不良、便秘、慢性胃炎等。

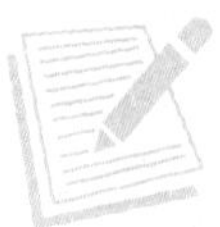

### （三）消化腺

**1. 肝和胆** 老年人肝脏明显缩小，重量减轻，其合成蛋白质的能力降低。肝脏内各种酶活性降低，对内外毒素的解毒功能降低，易引起药物不良反应，出现肝损害。胆囊不易排空，胆汁黏稠，胆固醇增多，易使胆汁淤积而发生胆结石。

**2. 胰腺** 老年人胰腺的外分泌腺功能下降，消化酶减少，胰淀粉酶及胰脂肪酶分泌量减少，活性降低，影响脂肪的消化吸收，产生脂肪泻；胰腺分泌胰岛素的生物活性下降，导致葡萄糖耐量下降，易患糖尿病。

### （四）小肠和大肠

随着增龄，老年人小肠黏膜和肌层萎缩、肠上皮细胞数减少，肠液分泌减少，吸收功能减退，易致吸收不良。结肠壁的肌肉或结缔组织变薄，肠蠕动减弱，肠内容物通过时间延长，水分重吸收增加，直肠对扩张的敏感性降低，易发生或加重便秘；结肠内压上升，易形成结肠憩室；盆底肌肉及肛提肌萎缩、无力，易发生直肠脱垂。

## 四、循环系统

### （一）心脏

老年人因肩部变窄、脊柱后凸、心脏下移，心尖搏动在锁骨中线旁。胸廓坚硬，使心尖搏动幅度减小，听诊第一心音及第二心音减弱，心室顺应性减低，可闻及第四心音。主动脉瓣与二尖瓣钙化、纤维化，脂质堆积，可致瓣膜僵硬、关闭不全，听诊闻及舒张期杂音，并可传播至颈动脉。

由于老化所致心室壁弹性减弱，心室再充盈所需时间延长，影响到整个心脏的功能。如65岁的老年人心排出量较年轻人减少30%～40%，心搏出量也减少；静息心率轻度减少，最大运动心率明显减慢。据统计，老年人冠状血管及脑血流量减少的程度比心排出量减少的程度大，故老年人心脑血管疾病发生率增高。此外，流入肾脏及肝脏的血流量较各器官血流量减少更为明显。

### （二）血管

由于老化动脉胶原纤维增多、弹性纤维减少，失去原有弹力，加上钙盐沉着及内膜粥样硬化斑块的形成等原因，均可致动脉管壁增厚、变硬，管腔狭窄，心脏后负荷增加。尤其是大动脉的弹性储备作用减弱后，心室收缩时产生的压力几乎不变地传至主动脉，导致收缩压升高；而舒张期时主动脉又无明显回缩，因而舒张压升高不明显，使脉压增大，故老年人高血压以收缩压升高为主；但因外周静脉滞留量增加，外周血管阻力加大，也会导致部分老年人出现舒张压升高。此外，长期高血压的代偿，使压力感受器的敏感性降低，易发生体位性低血压。

### （三）神经体液

心脏受交感神经和副交感神经支配。老年人神经调节能力差，故易发生心律失常。心肌内ATP酶活性降低，心肌复极化过程减慢，影响心肌收缩力，使老年人心脏对增加负荷的适应能力及药物的反应性均明显降低，故老年人易发生心功能不全。

## 五、泌尿生殖系统

### （一）泌尿系统

**1. 肾脏**　老年期肾动脉粥样硬化，肾血流量减少。肾实质逐渐萎缩，肾小球数量减少，皮质变薄，重量从成年期到 80 岁时约减少 1/4，并出现生理性肾小球硬化。因此，老年人肾脏功能迅速下降，肾小球滤过、重吸收与排泌功能，尿液的浓缩、稀释与酸化功能及肾脏的内分泌功能均减退，容易导致一系列的健康问题，如夜尿增多、水钠潴留、代谢性酸中毒及药物蓄积中毒甚至肾衰竭。

**2. 输尿管、膀胱及尿道**　输尿管肌层变薄，张力减弱，且支配肌肉活动的神经细胞减少，尿液进入膀胱内流速减慢，容易产生反流而引起逆行感染。

膀胱肌萎缩，收缩无力，使之不能充盈与排空，而出现尿频、夜尿增多、尿外溢、残余尿等；纤维组织增生，造成膀胱流出道梗阻，造影可见小梁与憩室形成。老年妇女可因盆底肌松弛，膀胱出口处漏斗样膨出，而容易发生压力性尿失禁。此外，由于老年人饮水较少，尿液中的代谢产物容易在膀胱内积聚而形成结石，且易造成泌尿道感染甚至诱发膀胱癌。

老化使尿道肌肉萎缩、括约肌松弛，尿液流速变慢、排尿无力或排尿困难。老年男性因前列腺增生、体积变大，压迫尿道，而引起尿路梗阻。老年女性因尿道腺体分泌黏液减少，自身抗菌能力减弱，泌尿系统发生感染的概率增高。

### （二）生殖系统

**1. 男性生殖系统**　老年男性阴毛变稀呈灰色，阴囊皮肤无皱褶，阴茎、睾丸缩小；前列腺逐渐发生增生，引起排尿阻力增大，导致下尿道梗阻，而发生排尿困难。

**2. 女性生殖系统**　老年女性阴毛稀疏呈灰白色，阴唇皱褶增多，阴蒂变小；阴道变短、窄，阴道皱襞萎缩变平；宫颈萎缩，子宫及卵巢缩小。因阴道上皮萎缩变薄，糖原含量减少，阴道杆菌的糖酵解功能降低，乳酸产生减少，使阴道内 pH 值由弱酸性变为中性或碱性，而致其自洁作用减弱甚至消失，防御功能下降，易受细菌侵袭而发生老年性阴道炎。

## 六、内分泌系统

### （一）下丘脑和垂体

随着年龄增长，下丘脑重量减轻，血液供应减少，细胞形态发生变化。由于单胺类物质含量变化和代谢紊乱，引起中枢性调控失常，容易引发老年人各方面功能的减退，故下丘脑又称为“老化钟”。老年期垂体体积缩小，重量减轻。垂体前叶的生长激素释放减少，易发生肌肉萎缩、骨质疏松、脂肪增多及蛋白质合成减少等。垂体分泌的抗利尿激素逐渐减少，导致肾小管重吸收减少及细胞内外水分重新分配，而出现多尿，尤其是夜尿增多等现象。

### （二）甲状腺和肾上腺

老年人甲状腺发生萎缩和纤维化、细胞浸润及结节化，甲状腺激素分泌减少，尤以 $T_3$ 减少最为显著，致使老年人基础代谢率降低，容易出现怕冷、脱发、整体性迟缓及抑郁等现象，且可影响脂代谢，使血中胆固醇水平提高。

肾上腺皮质细胞和髓质细胞减少，功能减退，肾上腺皮质激素分泌下降。加之下丘脑－垂体－肾上腺系统功能减退，使老年人对外界环境的适应力和应激能力均降低，表现为对缺氧、过冷、过热、创伤等耐受力下降。

### （三）胰岛和性腺

老年期胰岛萎缩，胰岛素释放延迟，糖代谢能力下降，而致糖尿病的发生率增高。随着年龄增长，男性睾丸和女性卵巢逐渐萎缩，性激素分泌减少，性欲及生殖功能减退，并易发生骨质疏松、高脂血症及围绝经期综合征。

## 七、运动系统

### （一）骨骼和肌肉

步入老年，骨骼中的有机物质如骨胶原、黏多糖蛋白含量明显减少，使骨的弹性和韧性减弱；骨的内部结构也出现了明显变化，如骨皮质变薄，骨小梁减少变细，骨密度降低，容易导致骨质疏松而发生骨骼变形，如脊柱弯曲、变短，身高降低，甚至骨折。由于骨的修复与再生能力减退，容易导致骨折后愈合时间延长或不愈合的现象。

随着增龄，老年人肌纤维萎缩、弹性下降、肌肉变硬。肌肉总量减少，老年期骨骼肌总量可减少到仅占体重的25%，肌力也减退，易出现肌疲劳、腰酸腿疼等。由于肌肉力量、敏捷度下降，加之老年期脑功能衰退，活动减少，导致骨骼肌动作反应迟钝，故老年人一般动作迟缓、笨拙、步态不稳等。

### （二）关节和椎间盘

受老化的影响，老年人的关节软骨、关节囊、椎间盘及韧带等都发生了退行性改变，使关节活动范围缩小，尤以肩关节的外旋、后伸，肘关节的伸展，前臂的后旋，髋关节的旋转，膝关节的伸展及脊柱的整体运动等受限明显。

## 八、神经系统

### （一）脑和神经元

老年人脑体积逐渐缩小，重量减轻。50岁以后，脑细胞每年约递减1%。神经元变性或减少，使感觉和运动神经纤维传导速度减慢，容易出现步态不稳，或“拖足”现象；同时手摆动幅度减小，转身时不稳，易发生跌倒。老年人脑内蛋白质、核酸、神经递质及脂类物质等逐渐减少，并在脑内可见脑老化的重要标志，如类淀粉样物质沉积、神经元纤维缠结、脂褐质沉积等，因而易导致脑萎缩、震颤麻痹、认知功能障碍等老年性神经系统疾病。

### （二）脑血管、神经反射及知觉功能

脑动脉血管粥样硬化及血脑屏障功能退化，容易导致脑血管破裂、脑梗死、神经系统感染性疾病的发生。由于老化，老年人的神经反射容易受到抑制，如腹壁松弛所致腹壁反射迟钝或消失，踝反射、膝反射、肱二头肌反射等深反射减弱或消失。随着脑血管的退行性改变、脑血流量的逐渐减少及耗氧量的降低，老年人常常出现记忆力衰退、思维能力和判断力降低、反应迟钝等

变化，但生理性老化通常不会严重影响老年人的日常生活。

## 第三节　老年人身体健康状况评估

### 一、健康史

健康史是指老年人目前与既往的健康状况，老年人对自身健康状况的认识及日常生活和社会活动能力等方面的资料。

#### （一）基本情况

主要包括老年人的姓名、性别、出生日期、民族、婚姻状况、职业、文化程度、籍贯、家庭住址及联系方式、宗教信仰、医疗费用支付方式及入院时间等方面的资料。

#### （二）健康状况

**1. 既往健康状况**　主要包括：既往疾病史，手术与外伤史，花粉、食物、药物等过敏史，用药史，参与日常生活和社会活动的能力等。

**2. 目前健康状况**　目前有无急慢性疾病、疾病的严重程度；疾病发生时间，主要症状有无加重，治疗情况与恢复程度；目前疾病对日常生活和社会活动的影响等。

### 二、体格检查

一般情况下，老年人应每 1 ～ 2 年进行一次全面的健康检查。检查时，应按照要求协助老年人选取适宜且舒适的体位，根据老年人生理变化和疾病特点，采用视、触、叩、听等方法，有目的、有重点地进行检查。

#### （一）一般状况

**1. 身高、体重**　老年人身高随增龄而逐渐缩短，体重逐渐增加，体重在 65 ～ 75 岁达高峰，随后下降。如短期身高下降太快，或总体下降太大，要警惕老年骨质疏松症，以防发生椎体骨折等并发症。

**2. 生命体征**　老年人基础体温和最高体温较成年人低，70 岁以上的老年人发生感染时常无发热表现。如果老年人午后体温比清晨高 1℃以上，应视为发热。老年人常有高血压和体位性低血压，故测血压时，应让老年人先平卧 10 分钟后再测，并在直立后 1 分钟、3 分钟、5 分钟后各测一次；如直立时任何一次收缩压比卧位时降低≥20mmHg 或舒张压降低≥10mmHg，即为体位性低血压。

**3. 意识状态、智力**　意识状态主要反映老年人对周围环境及对自身所处状况的识别能力，有助于判断是否有颅内病变与代谢性疾病。通过评估老年人的记忆力和定向力，有助于发现和诊断早期失智。

#### （二）皮肤黏膜、淋巴结

**1. 皮肤黏膜**　主要评估老年人的皮肤颜色、温湿度、皮肤完整性与特殊感觉，有无癌前病变等。卧床老年人应重点检查易于破损的部位，观察有无压疮的发生。

**2. 全身浅表淋巴结** 主要检查颈部、锁骨上窝、腋下淋巴结有无肿大及肿大淋巴结表面是否光滑、与周围组织有无粘连、触痛及质地等情况。

### （三）头面部与颈部

主要评估老年人头面部与颈部的外观和内在变化。如头发颜色，有无脱发；眼睛有无双侧角膜老年环、老视眼、青光眼、玻璃体混浊、老年性白内障、眼底出血等；听力的改变情况，有无耳鸣、老年性耳聋，甚至听力丧失的情况；鼻腔是否干燥，以及嗅觉情况；食欲情况，牙齿有无缺失，同时应注意鉴别老年人口唇黏膜的色素沉着；颈部应包括颈部的活动范围、颈静脉充盈度及颈部血管杂音、甲状腺等。

### （四）胸部与腹部

主要评估老年人胸壁有无压痛、胸廓外形、顺应性、呼吸运动形式等；乳房有无硬结及包块；心脏有无杂音、心肌肥厚及心脏扩大等改变。主要评估老年人腹部有无压痛、肿块，肠鸣音减退或亢进情况。

### （五）泌尿生殖系统

老年男性主要评估前列腺有无组织增生而引起排尿困难；老年女性重点检查有无外阴瘙痒、外阴炎及老年性阴道炎等情况。

### （六）脊柱与四肢

主要评估老年人的关节与活动范围，注意有无疼痛、运动障碍、畸形等情况；关节有无退行性变及水肿、脊柱活动是否受限等。检查时应注意有无下肢皮肤溃疡、足冷痛等。

### （七）神经反射

主要评估老年人的动作协调能力，有无步态蹒跚、老年性震颤，是否容易发生跌倒等。此外，可通过检查老年人手足的精细触觉、针刺觉、位置觉、闭眼时手指的精细动作和握拳动作、下肢肌力、腱反射和膝反射等情况，判断老年人感觉功能是否减退。

## 三、功能状态评估

功能状态，即老年人处理日常生活的能力，其完好程度直接影响老年人的生活质量。故应定期、客观地评估老年人的功能状态，判断功能缺失，了解其生活起居，并作为制订护理措施的依据，从而保持和提高老年人独立生活能力，达到提高生活质量的目的。

### （一）评估内容

功能状态的评估包括基本日常生活能力、工具性日常生活能力、高级日常生活能力 3 个层次。老年人的功能状态受年龄、视力、情绪、活动与运动情况及躯体疾病等因素的影响，因而评估时要结合其生理、心理及社会健康状况进行综合考虑与判断。

**1. 基本日常生活能力（basic activity of daily living，BADL）** 指老年人自我照顾、从事每天必需的日常生活活动所具备的最基本的自理能力。如衣（修饰打扮，穿脱帽、衣、鞋等）、食（进餐）、行（变换体位、行走、上下楼梯等）、个人卫生（洗漱、沐浴、控制大小便、如厕等）。

该层次的功能受限，将会影响老年人基本生活需要的满足。ADL 既是评估老年人功能状态的指标，也是评估是否需要补偿服务的指标。

**2. 工具性日常生活能力（instrumental activities of daily living，IADL）** 指老年人在居家或社区中独立生活所需的关键性的比较高级的技能。如在居住地进行自我护理活动的能力，包括做饭、洗衣、家庭清洁和整理、使用电话、付账单、购物、旅游等，该层次主要评估老年人是否能独立生活并具备良好的日常生活能力。

**3. 高级日常生活能力（advanced activities of daily living，AADL）** 可以反映老年人的智能能动性及社会角色功能，主要包括主动参加某种职业活动、娱乐及社交等。伴随着老化的逐步进展或受某种疾病的影响，老年人的高级日常生活活动功能可能会逐渐丧失。这种能力的缺失一般比日常生活活动及功能性日常生活活动的缺失出现得早。因而，一旦发现老年人出现了高级日常生活能力的下降，将预示着有更严重的功能缺失，需进一步进行其他方面功能状态的测评，包括日常生活能力和功能性日常生活能力的评估。

## （二）评估工具

目前有多种专业的标准化评估量表可以评定老年人的功能状态。下面介绍几种常用的评估工具。

**1. Barthel 指数** 20 世纪 50 年代中期由美国 Florence Mahoney 和 Dorothy Barthel 设计并应用于临床，当时称为 Mary-Land 残疾指数。于 20 世纪 60 年代中期文献报告正式称为 Barthel 指数（Barthel index，BI），一直沿用至今。Barthel 指数评定简单，可信度高，灵敏度也高，使用广泛，而且可用于预测治疗效果、住院时间和预后。

（1）量表结构与内容 量表包括进食、洗浴、个人卫生、穿脱衣服、控制大便、控制小便、如厕、平地行走、上下楼梯、床－椅转移 10 项（表 4-1）。

**表 4-1 Barthel 指数评定量表**

| 项目 | 评分标准 |
|---|---|
| 1. 进食 | 0 分：需极大帮助或完全依赖他人，或留置胃管；5 分：需部分帮助（某个步骤需要一定帮助）；10 分：可独立进食（在合理的时间内独立进食准备好的食物） |
| 2. 洗浴 | 0 分：依赖；5 分：自理 |
| 3. 个人卫生 | 0 分：需要帮助；5 分：独立洗脸、刷牙、梳头、刮脸等 |
| 4. 穿脱衣服 | 0 分：完全依赖他人；5 分：需一定帮助；10 分：自理（系开纽扣、开闭拉锁和穿鞋等） |
| 5. 控制大便 | 0 分：失禁或昏迷；5 分：偶尔失禁（每周小于 1 次）；10 分：能控制 |
| 6. 控制小便 | 0 分：失禁或昏迷或导尿；5 分：偶尔失禁（每 24 小时 <1 次，每周 >1 次）；10 分：能控制 |
| 7. 如厕 | 0 分：需极大帮助或完全依赖他人；5 分：需部分帮助（需他人搀扶、帮忙冲水、整理衣裤等）；10 分：可独立完成 |
| 8. 平地行走 | 0 分：完全依赖他人；5 分：需极大帮助（行走时较大程度上依赖他人搀扶，或坐在轮椅上自行 移动）；10 分：需部分帮助（需他人搀扶或使用拐杖、助行器等辅助用具）；15 分：可独立在平地上行走 45m |
| 9. 上下楼梯 | 0 分：需极大帮助或完全依赖他人；5 分：需部分帮助（需扶楼梯扶手、他人搀扶或使用拐杖等）；10 分：可独立上下楼梯 |
| 10. 床－椅转移 | 0 分：完全依赖他人；5 分：需要较多帮助；10 分：需要帮助；15 分：可独立完成 |

（2）评定方法 对被评估者的日常生活活动功能状态进行测评，个体得分取决于对一系列独

立行为的测量，总分范围在 0 ～ 100 分。评估所需时间：5 分钟左右。

（3）解释与说明　依据是否需要帮助及帮助程度分为 0、5、10、15 分 4 个等级，将各项得分相加即为总分。根据总分，确定自理能力的等级，分为重度依赖、中度依赖、轻度依赖和无需依赖 4 个等级。其中 60 分以上，表示虽有轻度功能缺陷，但生活基本可以自理；40 ～ 60 分表示中度残疾，有功能障碍，生活需要他人帮助；20 ～ 40 分表示重度残疾，生活需要很大帮助；0 ～ 20 分表示完全残疾，生活完全依赖他人。

**2. 日常生活功能指数评价量表**　由 Katz 等人设计的语义评定量表，可用于测定慢性疾病的严重程度及治疗效果，也可用于预测某些疾病的发生和发展。

（1）量表结构与内容　量表分为进食、沐浴、更衣、如厕、移动、控制大小便 6 项内容（表 4–2）。

**表 4–2　Katz 日常生活功能指数评价量表**

姓名________　　　　评估日期________

| 项目 | 日常生活完成情况（在相应的□内打“√”） | | |
|---|---|---|---|
| 1. 进食 | □进食自理无需帮助 | □需帮助备餐，但能自己进食 | □需帮助进食。部分或全部通过管饲进食，或需静脉补充营养 |
| 2. 沐浴：擦浴、盆浴或淋浴 | □独立完成：指盆浴时进出浴缸自如 | □仅需要部分帮助，如背部或一条腿 | □需要帮助：指不能自行洗浴 |
| 3. 更衣：取衣、穿衣（内衣、外套），以及系扣、系带 | □取衣、穿衣完全独立完成 | □只需帮助系扣、系带 | □取衣、穿衣需要协助 |
| 4. 如厕：大小便自如，且便后能自洁及整理衣裤 | □无需帮助，或能借助辅助器具如厕 | □需帮助如厕或夜间用尿壶、便桶，便后清洁或整理衣裤 | □不能自行如厕完成排泄过程 |
| 5. 移动：起床、卧床，从椅上站立或坐下 | □自如（含借助手杖等辅助器具） | □需要帮助 | □不能起床 |
| 6. 控制大小便 | □完全能控制 | □偶尔有失禁 | □排二便需要别人提醒来控制；或失禁，需使用尿管 |

注：每项功能项目中，帮助指监护、指导或亲自协助。

（2）评定方法　该量表可用作自评或他评，通过自填问卷，先自评后他评，或用交谈、观察等方式，视 6 项功能独立完成的程度来确定老年人日常生活功能的分值。

（3）解释与说明　Katz 等学者认为，功能活动的丧失是按照特定顺序进行的，复杂的功能先丧失，而简单的动作则丧失较迟。功能性独立与依赖分级为：Ⅰ级：能完全独立完成量表中的 6 项；Ⅱ级：能独立完成量表中的 5 项；Ⅲ级：除沐浴和另一项活动外，能独立完成其余 4 项；Ⅳ级：不能完成沐浴、更衣和另外一项活动；Ⅴ级：不能完成沐浴、更衣、如厕、移动和另一项活动；Ⅵ级：只能独立完成控制大小便或进食；Ⅶ级：6 项都不能独立完成；其他：至少两项不能完成，但不能用Ⅲ级、Ⅳ级、Ⅴ级、Ⅵ级的分类法来区分。

总分值和活动范围与认知功能相关。量表总分值的范围是 0 ～ 12 分，分值越高，提示被测者的日常生活能力越高。

**3. Pfeffer 功能活动调查问卷**　Pfeffer 功能活动调查问卷（functional activities questionnaire，FAQ）编制于 1982 年，能更好地筛选和评价功能障碍不太严重的老年人，即早期或轻度失智者。由于测评一次仅需 5 分钟，故常在社区调查或门诊工作中应用。

（1）问卷结构与内容　由10个条目组成（表4–3）。

**表4–3　Pfeffer功能活动调查问卷（FAQ）**

指导语：请仔细阅读，并按老年人的情况，选择一个最能恰当地反映其活动能力的评定数字。每个条目只能选择一个数字，既不能重复，也不能遗漏。

| 项目 | 请圈上最适合的数字 | | | |
|---|---|---|---|---|
| 1. 使用各种票证（正确使用，不过期） | 0 | 1 | 2 | 9 |
| 2. 按时支付各种费用（如房租、水电费、煤气费等） | 0 | 1 | 2 | 9 |
| 3. 自行购物（如采购食品及家庭用品、购买衣服等） | 0 | 1 | 2 | 9 |
| 4. 参加技巧性的活动或游戏（棋类、扑克、麻将、摄影、绘画等） | 0 | 1 | 2 | 9 |
| 5. 使用炉子（包括生炉子和熄灭炉子） | 0 | 1 | 2 | 9 |
| 6. 准备并能做一顿饭（包括饭、汤、菜） | 0 | 1 | 2 | 9 |
| 7. 关心及了解新鲜事物（国家大事或邻居中的重要事情） | 0 | 1 | 2 | 9 |
| 8. 持续1小时以上注意力集中地看小说或电视或听收音机，并能理解、评论或讨论其中内容 | 0 | 1 | 2 | 9 |
| 9. 记得重要事或约定（如和朋友约会、接送幼儿、领退休金等） | 0 | 1 | 2 | 9 |
| 10. 独自外出活动或走亲访友（指距离较远，相当于3站公交车站的距离） | 0 | 1 | 2 | 9 |

（2）评定方法　该问卷属于他评问卷，由测试者或被试者家属完成。评定时，每项只能选择一个评分，既不能重复，也不能遗漏。这样，结果才能恰当地反映出老年人的活动能力。如被试者无法完成或不能正确回答问题，应向其照顾者询问。评分标准采用3级评分法：即问卷中“0”表示没有任何困难，能够独立完成；“1”表示有些困难，需他人指导或帮助；“2”表示本人无法完成，完全或几乎完全由他人代替完成；“9”则表示该条目不适用，如老年人一向不使用炉子，这时不计入总分。

（3）解释与说明　FAQ有两项指标，即总分0～20分和单项分0～2分。FAQ总分<5分为正常。FAQ总分≥5分时，表示患者在家庭或社区中不可能独立，即说明社会功能有问题，尚需进一步确诊，但并不能表示有失智。

## 四、辅助检查

老化所导致的退行性改变会影响到辅助检查的结果。因此，护理人员要正确解读和分析，结合病情变化，注意区别异常改变是由生理性老化引起，还是由病理性改变所致，以免延误诊断、治疗和护理。

### （一）实验室检查

**1. 常规检查**

（1）血常规　老年人中血常规检查异常十分常见。一般认为随着年龄增加，人体外周血液中红细胞、血红蛋白和血细胞比容会降低，老年期比成年期约低10%，但仍在成年期正常范围之内。多数学者认为老年人的白细胞总数、血小板计数无增龄性改变。

（2）尿常规　老年人的尿蛋白、尿胆原与成年期相比无明显差异，但老年人肾脏排糖阈值升高，会出现即使血糖升高而尿糖也会为阴性的现象；少数老年人则因肾排糖阈值的下降，在同样血糖水平时反而更易出现尿糖，或即使是老年人糖尿病控制后仍有尿糖，故应结合病情严格注意尿糖改变。老年人对泌尿系统感染的防御功能随增龄而降低，其尿沉渣试验中的白细胞计数 >20 个 /HP 才有病理意义。老年人中段尿培养污染率高，可靠性低，老年男性中段尿培养菌落计数 ≥ $10^3$/mL、女性≥ $10^4$/mL 是判断真性菌尿的界限。

（3）血沉　随增龄而增快，且变化范围很大。一般血沉在 30 ～ 40mm/h 之间无病理意义，如血沉超过 65mm/h，应考虑肿瘤、感染、结缔组织病等。

**2. 生化与功能检查**　随着年龄增长，老年期的生化与功能检查结果与成年期相比较发生了生理性的变化（表 4–4）。

**表 4–4　老年期生化与功能检查特点**

| 检查项目 | 老年期生理性变化特点 |
|---|---|
| 电解质 | ①血清钾、钠、氯与成年期无差异；②随增龄男性血清钙逐年下降，女性血清钙则逐年升高，血清磷逐年降低；③血清铁及不饱和铁结合力比成年期降低 5%～ 10%或无变化 |
| 血脂 | ①血清总胆固醇 60 ～ 70 岁达高峰，随后逐渐降低；②甘油三酯轻度升高；③低密度脂蛋白逐年增高，60 ～ 70 岁达高峰，随后逐渐降低；④高密度脂蛋白 60 岁后稍升高，70 岁后开始降低 |
| 血糖 | ①空腹血糖轻度升高，葡萄糖耐量逐年下降；②多数老年糖尿病者以餐后血糖升高为主，而空腹血糖正常或正常高限 |
| 肝功能 | ①血清总蛋白无改变，但白蛋白有逐年下降趋势，一般每年下降 10%；② $\alpha_1$、$\alpha_2$、β 和 γ 球蛋白逐年升高，尤以 γ 球蛋白为甚；③ A/G 比值逐年降低，IgG/IgA 比值升高 |
| 肾功能 | ①血清肌酐清除率降低，血清尿酸轻度升高或无变化；②尿最大比重 80 岁以后降为 1.024 |
| 肺功能 | ①老年期血氧分压（$PaO_2$）正常低值为 70mmHg，低于此应视为异常；②二氧化碳分压（$PaCO_2$）、碳酸氢根离子（$HCO_3^-$）、pH 值无增龄性变化 |
| 内分泌功能 | ①甲状腺：$T_3$、$T_4$ 降低；促甲状腺素轻度升高或无变化。②肾上腺：肾素、醛固酮降低；尿儿茶酚胺、肾上腺素、去甲肾上腺素升高。③性激素：男性雄性激素至 60 岁时减低 50%，而女性则无年龄差异；女性雌二醇、黄体酮 50 岁后随增龄降低，至 80 岁降低 50% |

### （二）心电图检查

心电图检查对发现老年人无症状的心肌缺血、心肌梗死等心脏病变有着特殊的意义，因而应每半年至 1 年检查一次。步入老年期，心电图常有轻度非特异性的改变，如出现 P 波轻度平坦、T 波变平、P–R 间期延长、ST–T 段非特异性改变、电轴左偏倾向与低电压等。由于老年人动脉粥样硬化的发生率高，生理与病理改变的界限不明显。故当老年人心电图出现以上改变时，需结合临床进行判断。

## 第四节　老年人心理健康评估

人一生会经历各种各样的生活事件，步入老年期尤其如此。老年人在应对各种生活事件时常常会有一些特殊的心理活动，反映出老年人个性的一些心理特征。老年人的心理状况对其老化过程、躯体健康、老年病的治疗与预后均有较大的影响。因而掌握老年人的心理活动特点及其影响因素，正确评估其心理健康状况，对维护和促进老年人的身心健康、预防身心疾病有着重要的意义。老年人的心理健康状况主要从情绪与情感、认知能力和人格等方面进行评估。

## 一、情绪与情感评估

情绪与健康的关系十分密切。护理人员可通过评估老年人情绪和情感的变化来判断其需求是否得到满足，是否需要护理干预。老年人的情感纷繁复杂，但焦虑和抑郁是最常见、最需要护理干预的情绪状态。

### （一）焦虑

焦虑（anxiety），即个体感受到威胁时的一种紧张的、不愉快的情绪体验。表现为紧张不安、急躁，甚至失眠等，但又无法说出明确的焦虑对象。常用的评估量表有汉密顿焦虑量表和状态－特质焦虑问卷。

**1. 汉密顿焦虑量表**　汉密顿焦虑量表（Hamilton anxiety scale，HAMA）是广泛用于评定焦虑严重程度的他评量表，于20世纪50年代由Hamilton编制。

（1）量表结构与内容　包括14个条目，分为精神性和躯体性两大类。其中，第1～6项及14项为精神性条目，第7～13项为躯体性条目（表4–5）。

（2）评定方法　由经过训练的两名专业人员对被试者进行检查，然后各自独立评分。每次测评需要10～15分钟。除第14项需要结合观察外，其余各项均依据被试者的口头叙述进行评分，并强调被试者的主观体验。评分标准采用0～4分的5级评分法，各级评分标准为：0= 无症状；1= 轻度；2= 中度，有肯定的症状，但不影响生活和劳动；3= 重度，症状重，已经影响到生活和劳动，需要进行治疗和干预；4= 极重度，症状极重，严重影响被试者的生活。

**表4–5　汉密顿焦虑量表（HAMA）**

| 项目 | 主要表现与症状 | 评定等级 | | | | |
|---|---|---|---|---|---|---|
| 1. 焦虑心境 | 担心、担忧，感到有最坏的事将要发生，容易被激怒 | 0 | 1 | 2 | 3 | 4 |
| 2. 紧张 | 紧张感、容易疲劳、不能放松，易哭、颤抖、感到不安 | 0 | 1 | 2 | 3 | 4 |
| 3. 害怕 | 害怕黑暗、一人独处、陌生人，甚至动物、乘车或旅行、公共场合 | 0 | 1 | 2 | 3 | 4 |
| 4. 失眠 | 难以入睡、睡眠浅、易醒、多梦、夜惊、醒后晨起感疲乏 | 0 | 1 | 2 | 3 | 4 |
| 5. 认知功能 | 记忆力差、注意力不能集中、注意障碍 | 0 | 1 | 2 | 3 | 4 |
| 6. 抑郁心境 | 抑郁、对事物丧失兴趣、对以往爱好缺乏快感 | 0 | 1 | 2 | 3 | 4 |
| 7. 躯体性焦虑（肌肉系统） | 肌肉酸痛、活动不灵、肌肉和肢体抽动、声音发抖、牙齿打战 | 0 | 1 | 2 | 3 | 4 |
| 8. 躯体性焦虑（感觉系统） | 发冷发热、浑身刺痛、软弱无力、视物模糊 | 0 | 1 | 2 | 3 | 4 |
| 9. 心血管系统症状 | 胸痛、心动过速、心悸、心搏脱漏、血管跳动感、晕厥感 | 0 | 1 | 2 | 3 | 4 |
| 10. 呼吸系统症状 | 胸闷、叹息、呼吸困难、窒息感 | 0 | 1 | 2 | 3 | 4 |
| 11. 消化系统症状 | 嗳气、吞咽困难、消化不良（进食后腹痛、腹胀、恶心、胃部饱胀）、肠动感、肠鸣、腹泻或便秘、体重减轻 | 0 | 1 | 2 | 3 | 4 |
| 12. 泌尿生殖系统症状 | 尿频、尿急、性冷淡、停经、早泄、阳痿 | 0 | 1 | 2 | 3 | 4 |
| 13. 自主神经系统症状 | 口干、潮红、苍白、易出汗、紧张性头痛、毛发竖起 | 0 | 1 | 2 | 3 | 4 |
| 14. 会谈时行为表现 | ①一般表现：面色苍白、叹息样呼吸；紧张、忐忑不安、不能放松；咬手指、紧握拳、面肌抽动、手发抖、皱眉、表情僵硬、肌张力高<br>②生理表现：安静时心率快、呼吸快、易出汗；吞咽、打呃；腱反射亢进、震颤、瞳孔放大、眼睑跳动、眼球突出 | 0 | 1 | 2 | 3 | 4 |

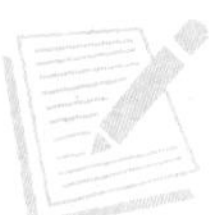

（3）解释与说明　测评结果可按总分和因子分进行分析。总分 >29 分，提示有严重焦虑；总分

>21 分，提示有明显焦虑；总分 >14 分，提示有肯定的焦虑；总分 >7 分，则提示可能有焦虑；总分 <7 分，则提示没有焦虑。因子分主要反映被试者焦虑症状的特点，包括两大类：即精神性焦虑因子分是第 1 ～ 6 项与第 14 项分数之和，除以 7；而躯体性焦虑因子分是 7 ～ 13 项分数之和，除以 7。

**2. 状态 – 特质焦虑问卷** 状态 – 特质焦虑问卷（state-trait anxiety inventory，STAI）是由 Spielberger 等人编制的自我评价问卷，能够直观地反映被试者的主观感受。Cattell 和 Spielberger 将焦虑分为状态焦虑（state anxiety）和特质焦虑（trait anxiety）两种。前者描述的是一种短暂性的、当前不愉快的情绪体验，表现为紧张、恐惧、忧虑和神经质，并伴有自主神经系统的功能亢进；而后者描述的是相对稳定的人格特质与焦虑倾向，且具有个体差异性。

（1）问卷结构与内容 该问卷包括 40 个条目，其中 1 ～ 20 个条目评定状态焦虑，21 ～ 40 个条目评定特质焦虑（表 4–6）。

（2）评定方法 该问卷属于自评量表，由被试者根据自己的体验选择合适的分值。采用 1 ～ 4 级评分法，1= 几乎没有；2= 有些；3= 中等程度；4= 非常明显。问卷中，标有“*”号者为正性情绪条目，需要反序计分，分别计算状态焦虑和特质焦虑的累加分。

（3）解释与说明 状态焦虑和特质焦虑的总分范围各为 20 ～ 80 分。前者为被试者 1 ～ 20 项的累加分，反映状态焦虑的程度；后者为 21 ～ 40 项的累加分，反映特质焦虑的程度。分数越高，说明焦虑程度越严重。该问卷国内尚无常模，美国常模为：状态焦虑：50 ～ 69 岁，男性 52 分，女性 47 分；特质焦虑：50 ～ 69 岁，男性 50 分，女性 43 分。

**表 4–6 状态 – 特质焦虑问卷**

指导语：下面的条目是人们常常用来描述自己的陈述。请阅读每一个条目，然后在右边的数字上画圈，以表示你目前最恰当的感觉。答案没有对或错，不需要对任何一个条目的陈述花太多时间考虑，但所给的答案应是你当前最恰当的感觉。

| 项目 | 几乎没有 | 有些 | 中等程度 | 非常明显 |
|---|---|---|---|---|
| *1. 我感到心情平静 | 1 | 2 | 3 | 4 |
| *2. 我感到安全 | 1 | 2 | 3 | 4 |
| 3. 我是紧张的 | 1 | 2 | 3 | 4 |
| 4. 我感到被束缚 | 1 | 2 | 3 | 4 |
| *5. 我感到安逸 | 1 | 2 | 3 | 4 |
| 6. 我感到烦乱 | 1 | 2 | 3 | 4 |
| 7. 我现在烦恼，感到烦恼超过了可能发生的不幸 | 1 | 2 | 3 | 4 |
| *8. 我感到满意 | 1 | 2 | 3 | 4 |
| 9. 我感到害怕 | 1 | 2 | 3 | 4 |
| *10. 我感到舒适 | 1 | 2 | 3 | 4 |
| *11. 我有自信心 | 1 | 2 | 3 | 4 |
| 12. 我觉得神经过敏 | 1 | 2 | 3 | 4 |
| 13. 我极度紧张不安 | 1 | 2 | 3 | 4 |
| 14. 我优柔寡断 | 1 | 2 | 3 | 4 |
| *15. 我是轻松的 | 1 | 2 | 3 | 4 |
| *16. 我感到心满意足 | 1 | 2 | 3 | 4 |
| 17. 我是烦恼的 | 1 | 2 | 3 | 4 |
| 18. 我感到慌乱 | 1 | 2 | 3 | 4 |

续表

| 项目 | 几乎没有 | 有些 | 中等程度 | 非常明显 |
|---|---|---|---|---|
| *19. 我感到镇定 | 1 | 2 | 3 | 4 |
| *20. 我感到愉快 | 1 | 2 | 3 | 4 |

指导语：下面的条目是人们常常用来描述自己的陈述。请阅读每一个条目，然后在右边的数字上画圈，以表示你经常的感觉。答案没有对或错，不需要对任何一个条目的陈述花太多时间考虑，但所给的回答应该是你平常所感觉到的。

| 项目 | 几乎没有 | 有些 | 经常 | 几乎总是如此 |
|---|---|---|---|---|
| *21. 我感到愉快 | 1 | 2 | 3 | 4 |
| 22. 我感到神经过敏和不安 | 1 | 2 | 3 | 4 |
| *23. 我感到自我满足 | 1 | 2 | 3 | 4 |
| *24. 我希望像别人那样高兴 | 1 | 2 | 3 | 4 |
| 25. 我感到像个失败者 | 1 | 2 | 3 | 4 |
| *26. 我感到宁静 | 1 | 2 | 3 | 4 |
| *27. 我是平静、冷静和镇定自若的 | 1 | 2 | 3 | 4 |
| 28. 我感到困难成堆，无法克服 | 1 | 2 | 3 | 4 |
| 29. 我过分忧虑那些无关紧要的事情 | 1 | 2 | 3 | 4 |
| *30. 我是高兴的 | 1 | 2 | 3 | 4 |
| 31. 我的思想处于混乱状态 | 1 | 2 | 3 | 4 |
| 32. 我缺乏自信 | 1 | 2 | 3 | 4 |
| *33. 我感到安全 | 1 | 2 | 3 | 4 |
| *34. 我容易做出决定 | 1 | 2 | 3 | 4 |
| 35. 我感到不太好 | 1 | 2 | 3 | 4 |
| *36. 我是满足的 | 1 | 2 | 3 | 4 |
| 37. 一些不重要的想法缠绕着我，并打扰我 | 1 | 2 | 3 | 4 |
| 38. 我产生的沮丧如此激烈，无法摆脱 | 1 | 2 | 3 | 4 |
| *39. 我是个镇定的人 | 1 | 2 | 3 | 4 |
| 40. 当我考虑目前的事情和利益时，就陷入了紧张状态 | 1 | 2 | 3 | 4 |

### （二）抑郁

抑郁（depression），即个体在失去某种其重视或追求的东西时所产生的情绪体验。其特征是情绪低落，典型症状为兴趣减退甚至消失，常伴有失眠、悲哀、自责、性欲减退等表现。常用的评估工具有：汉密顿抑郁量表、老年抑郁量表、自评抑郁量表。

**1. 汉密顿抑郁量表**　汉密顿抑郁量表（Hamilton depression scale，HAMD）1960 年由 Hamilton 研制，是临床上评定抑郁程度时应用最普遍的量表。

（1）量表结构与内容　该量表经多次修订，版本有 17 项、21 项和 24 项 3 种，本书选用 24 项版本（表 4–7）。

（2）评定方法　该量表属于他评量表，反映被试者近几天或近 1 周的情况。HAMD 大部分条目采用 0 ～ 4 分的 5 级评分法。各级评分标准为：0= 无；1= 轻度；2= 中度；3= 重度；4= 极重度。少数条目采用 0 ～ 2 分的 3 级评分法，其评分标准：0= 无；1= 轻度至中度；2= 重度。测评时由经过培训的两名专业人员采用交谈及观察的方法对被试者进行联合检查，然后各自独立评分。

（3）解释与说明　总分能较好地反映被试者抑郁的严重程度，即总分越高抑郁程度越重。按照 Davis JM 的划分标准，总分 >35 分，可能为严重抑郁；总分 >20 分，可能为轻度或中度抑郁；总分 <8 分，则无抑郁症状。

表 4-7 汉密顿抑郁量表（HAMD）

| 条目 | 描述语 | 评定等级 | | | | |
|---|---|---|---|---|---|---|
| 1. 抑郁情绪 | ①只有在问到时才叙述这种情感。②自动叙述这种情感。③察觉到有此情感。④在与被试者谈话时，其表情、姿势、声音中均可见此情感 | 0 | 1 | 2 | 3 | 4 |
| 2. 罪恶感 | ①自责，深感到对不起人。②罪恶观念，反复思考过去错误。③认为目前的病是一种惩罚，罪恶妄想。④听到责骂声 | 0 | 1 | 2 | 3 | 4 |
| 3. 自杀 | ①感到生活无意义。②想死。③有自杀念头和表示。④企图自杀 | 0 | 1 | 2 | 3 | 4 |
| 4. 睡眠障碍：入睡时 | ①叙述有时难以入睡（在半小时以上）。②晚上总难入睡 | 0 | 1 | 2 | | |
| 5. 睡眠障碍：睡眠中 | ①叙述睡不踏实或不深。②晚间醒来 | 0 | 1 | 2 | | |
| 6. 睡眠障碍：睡眠晚期 | ①有时早醒。②经常早醒 | 0 | 1 | 2 | | |
| 7. 工作和兴趣 | ①对工作和爱好感到无能为力、疲劳。②对爱好失去兴趣。③活动减少，工作效率下降。④因现病而停止工作 | 0 | 1 | 2 | 3 | 4 |
| 8. 迟钝（思维和言语缓慢，难以集中注意力） | ①交谈缓慢。②交谈明显迟钝。③难以交谈。④完全呆滞 | 0 | 1 | 2 | 3 | 4 |
| 9. 焦虑（激越） | ①搓手，捻头发。②抓紧手，咬指甲，咬紧嘴唇 | 0 | 1 | 2 | | |
| 10. 精神性焦虑 | ①紧张。②为一些小事而着急。③表情和言谈流露出忧虑。④无事惊恐 | 0 | 1 | 2 | 3 | 4 |
| 11. 躯体性焦虑之全身症状 | 胃肠道（口干、呃逆、消化不良、多屁、腹痛、腹泻）；心血管（头晕、心悸）；呼吸道（叹气、呼吸急迫）；尿频、出汗。评定分轻、中、重和因此不能工作，记 1 ～ 4 分 | 0 | 1 | 2 | 3 | 4 |
| 12. 胃肠道症状 | ①食欲降低（不鼓励可进食）。②无督促不进食 | 0 | 1 | 2 | | |
| 13. 躯体性焦虑之一般症状 | ①感到四肢、背或头很重。背痛、没有精力或易疲劳。②上述有一项明显记 2 分 | 0 | 1 | 2 | | |
| 14. 性症状 | 性欲减退，月经失调。评定为：①中等。②严重 | 0 | 1 | 2 | | |
| 15. 疑病 | ①关心身体。②全身心地关注健康。③经常叙述有病并求医。④疑病妄想 | 0 | 1 | 2 | 3 | 4 |
| 16. 体重减轻（A、B）任选 1 项 | A. 依据治疗前情况测评：①可能因现病使体重减轻。②肯定因现病使体重减轻。B. 根据 1 周的实际体重测评：①减 1 ～ 2 磅。②减 2 磅以上 | 0 | 1 | 2 | | |
| 17. 自知力 | ①自知有病，但归因于其他原因。②否认有病 | 0 | 1 | 2 | | |
| 18. 日夜变化 | 如在早上或晚上恶化评定为严重变化，记 2 分 | 0 | 1 | 2 | | |
| 19. 人格或现实解体 | ①轻。②中。③重。④因此不能工作 | 0 | 1 | 2 | 3 | 4 |
| 20. 妄想症状 | ①猜疑。②关系观念。③关系妄想或被害妄想。④伴有幻觉关系妄想或被害妄想 | 0 | 1 | 2 | 3 | 4 |
| 21. 强迫症状 | ①轻。②严重 | 0 | 1 | 2 | | |
| 22. 能力减退感 | ①问到时有之。②自述有之。③做个人卫生时需要督促。④不能自理 | 0 | 1 | 2 | 3 | 4 |
| 23. 绝望感 | ①有时怀疑“事情会好起来吗？”经保证可释疑。②经常感到无望，但还能接受保证。③不能驱散气馁、绝望、厌世之感。④不停地、自发地说“我不会好的”等 | 0 | 1 | 2 | 3 | 4 |
| 24. 无价值感 | ①只在询问时有。②自然流露。③自诉是“无用之人”“卑贱之人”等。④无价值的妄想，如“我是一废物”等 | 0 | 1 | 2 | 3 | 4 |

**2. 抑郁自评量表** 抑郁自评量表（self-rating depression scale，SDS）1965 年由 Zung 研制。

该量表操作简便、应用广泛，能有效地反映被试者的抑郁状态、严重程度及变化情况。

（1）量表结构与内容 SDS由20个陈述句或相应的问题条目组成，每句陈述都会引出一个相关症状（表4–8）。

**表4–8 抑郁自评量表（SDS）**

| 陈述条目 | 没有或很少时间 | 小部分时间 | 相当多时间 | 绝大部分或全部时间 |
|---|---|---|---|---|
| 1. 我觉得闷闷不乐、情绪低沉（抑郁） | 1 | 2 | 3 | 4 |
| *2. 我觉得一天中清晨最好（晨重晚轻） | 1 | 2 | 3 | 4 |
| 3. 我一阵阵哭出来或觉得想哭（易哭） | 1 | 2 | 3 | 4 |
| 4. 我晚上睡眠质量差（睡眠障碍） | 1 | 2 | 3 | 4 |
| *5. 我吃得跟平常一样多（食欲减退） | 1 | 2 | 3 | 4 |
| *6. 我与异性朋友密切接触时和以往一样感到愉快（性兴趣减退） | 1 | 2 | 3 | 4 |
| 7. 我发觉我的体重在下降（体重减轻） | 1 | 2 | 3 | 4 |
| 8. 我有便秘的苦恼（便秘） | 1 | 2 | 3 | 4 |
| 9. 我心跳比平时快（心悸） | 1 | 2 | 3 | 4 |
| 10. 我无缘无故地感到疲乏（易倦） | 1 | 2 | 3 | 4 |
| *11. 我的头脑跟平常一样清楚（思考困难） | 1 | 2 | 3 | 4 |
| *12. 我觉得经常做的事情并没有困难（能力减退） | 1 | 2 | 3 | 4 |
| 13. 我觉得不安而平静不下来（不安） | 1 | 2 | 3 | 4 |
| *14. 我对将来抱有希望（绝望） | 1 | 2 | 3 | 4 |
| 15. 我比平常容易生气激动（易激惹） | 1 | 2 | 3 | 4 |
| *16. 我觉得做出决定是容易的（决断困难） | 1 | 2 | 3 | 4 |
| *17. 我觉得自己是个有用的人，有人需要我（无用感） | 1 | 2 | 3 | 4 |
| *18. 我的生活过得很有意思（生活空虚感） | 1 | 2 | 3 | 4 |
| 19. 我认为如果我死了，别人会生活得好些（无价值感） | 1 | 2 | 3 | 4 |
| *20. 平常感兴趣的事我仍感兴趣（兴趣丧失） | 1 | 2 | 3 | 4 |

（2）评定方法 由被试者根据自身最近1周的实际情况来自行填写。要求被试者仔细阅读、明确每句陈述的含义后，做出独立的、不受别人影响的自我评定。如果被试者的文化程度过低，看不懂或不能理解量表中的陈述，可由测评者逐条读出来，由被试者独立做出评定。一次测评可在10分钟内完成。

SDS按症状出现频度评定，采用1～4分的4级评分法。其中标有“*”号者为反向评分条目，需要反向计分。

（3）解释与说明 SDS的主要统计指标是总分，但要经过一次转换。将20个条目的每项得分分数相加，得到总粗分$X$，再通过公式$Y$（标准分）$=1.25X$转换。按照中国常模：正常人SDS总粗分的分界值为41分，标准分为51分；分数越高，说明抑郁程度越严重。

**3. 老年抑郁量表** 老年抑郁量表（the geriatric depression scale，GDS）1982年由Brink等人研制，是老年人专用抑郁筛查量表。

（1）量表结构与内容 GDS共有30个条目（表4–9）。

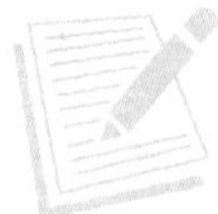

（2）评定方法 结合被试者最近1周以来的感受选择回答“是”或“否”。“是”计1分，

“否”计0分，其中标有“*”号者为反向计分条目。

（3）解释与说明 GDS的分析统计指标为总分。总分越高说明抑郁程度越严重，但其临界值存在疑问。用于一般筛查时，建议标准为：正常：0～10分；轻度抑郁：11～20分；中重度抑郁：21～30分。

表4-9 老年抑郁量表（GDS）

| 选择最切合您1周以来感受的答案 | 是 | 否 |
| --- | --- | --- |
| *1. 您对生活基本满意吗 | 1 | 2 |
| 2. 您是否已放弃了许多活动与兴趣 | 1 | 2 |
| 3. 您是否觉得生活空虚 | 1 | 2 |
| 4. 您是否常感到厌倦 | 1 | 2 |
| *5. 您觉得未来有希望吗 | 1 | 2 |
| 6. 您是否因为脑子里的一些想法摆脱不掉而烦恼 | 1 | 2 |
| *7. 您是否大部分时间精力充沛 | 1 | 2 |
| 8. 您是否害怕会有不幸的事情落到您头上 | 1 | 2 |
| *9. 您是否大部分时间感到幸福 | 1 | 2 |
| 10. 您是否常感到孤立无援 | 1 | 2 |
| 11. 您是否经常坐立不安，心烦意乱 | 1 | 2 |
| 12. 您是否希望待在家里而不愿去做些新鲜事 | 1 | 2 |
| 13. 您是否常常担心将来 | 1 | 2 |
| 14. 您是否感觉记忆力比以前差 | 1 | 2 |
| *15. 您觉得现在的生活很惬意吗 | 1 | 2 |
| 16. 您是否常感到心情沉重，郁闷 | 1 | 2 |
| 17. 您是否觉得像现在这样活着毫无意义 | 1 | 2 |
| 18. 您是否总为过去的事忧愁 | 1 | 2 |
| *19. 您觉得生活很令人兴奋吗 | 1 | 2 |
| 20. 您开始一件新的工作很困难吗 | 1 | 2 |
| *21. 您觉得生活充满活力吗 | 1 | 2 |
| 22. 您是否觉得您的处境已毫无希望 | 1 | 2 |
| 23. 您是否觉得大多数人比您强得多 | 1 | 2 |
| 24. 您是否常为一些小事伤心 | 1 | 2 |
| 25. 您是否觉得想哭 | 1 | 2 |
| 26. 您集中精力有困难吗 | 1 | 2 |
| *27. 您早晨起来很快活吗 | 1 | 2 |
| 28. 您希望避开聚会吗 | 1 | 2 |
| *29. 您做决定很容易吗 | 1 | 2 |
| *30. 您的头脑像往常一样清晰吗 | 1 | 2 |

## 二、认知能力评估

认知是人们认识、理解、判断和推理事物的过程，是个体进行各种活动所必需的基本能力，

反映了个体的思维能力。认知功能的高低对老年人能否独立生活及生活质量有着重要的影响。老年人认知功能的评估包括语言表达能力、思维能力和定向力 3 个方面，最常用和最普及的评估工具是简易智力状态检查（mini-mental state examination，MMSE）和简易操作智力状态问卷（short portable mental status questionnaire，SPMSQ）。

**1. 简易智力状态检查**　1975 年由 Folsten 研制，是认知缺损筛查工具中最具影响的工具之一。MMSE 方法简便，主要用于筛查有认知缺损的老年人，适合于社区和基层普查。

（1）量表结构与内容　MMSE 共包含 19 个大项，评估范围包括 11 个方面，其中，条目 1 ～ 5，评定时间定向感；条目 6 ～ 10，评定地点定向感；条目 11 评定语言即刻记忆能力；条目 12 评定注意力和计算能力；条目 13 评定短期记忆；条目 14 评定物品命名能力；条目 15 评定语言复述能力；条目 16 评定阅读理解能力；条目 17 评定语言理解能力；条目 18 评定语言表达能力；条目 19 评定描图能力（表 4-10）。

（2）评定方法　直接询问被试者，一次检查需要 5 ～ 10 分钟，应注意避免外界干扰，选择安静的地方进行。

（3）解释与说明　MMSE 总分范围为 0 ～ 30 分。回答或操作正确得“1”分，错误得“5”分，说不会得“7”分，拒绝得“9”分。MMSE 总分分界值与被测者受教育程度有关，即未受教育者（文盲）17 分，教育年限≤6 年者 20 分，教育年限 >6 年者 24 分；低于此分界值，则认为认知功能有缺损。

**表 4-10　中文版简易智力状态检查（MMSE）**

| 条目 | | | |
|---|---|---|---|
| | | 正确 | 错误 |
| 1. 今年的年份 | | 1 | 5 |
| 2. 现在是什么季节 | | 1 | 5 |
| 3. 今天是几号 | | 1 | 5 |
| 4. 今天是星期几 | | 1 | 5 |
| 5. 现在是几月份 | | 1 | 5 |
| 6. 您能告诉我我们现在在哪里 | | 1 | 5 |
| 7. 您住在什么区（县） | | 1 | 5 |
| 8. 您住在什么街道 | | 1 | 5 |
| 9. 我们现在在第几楼 | | 1 | 5 |
| 10. 这里是什么地方 | | 1 | 5 |
| 11. 现在我要说 3 种物品的名称，在我讲完之后，请您复述一遍（请仔细说清楚，每一种物品 1 秒钟）：“皮球”“国旗”“树木” | | | |
| 请您将这三种物品复述一遍（以第 1 次答案计分） | 正确 | 错误 | 拒绝回答 |
| 皮球 | 1 | 5 | 9 |
| 国旗 | 1 | 5 | 9 |
| 树木 | 1 | 5 | 9 |
| 12. 现在请您从 100 减去 7，然后将得到的数再减去 7，如此一直计算，把每个答案告诉我，直到我说“停”为止（若错了，但以下答案均是对的，只计一次错误） | | | |

续表

| 条目 | | | | |
|---|---|---|---|---|
| | 正确 | 错误 | 说不会做 | 其他原因不做 |
| 93 | 1 | 5 | 7 | 9 |
| 86 | 1 | 5 | 7 | 9 |
| 79 | 1 | 5 | 7 | 9 |
| 72 | 1 | 5 | 7 | 9 |
| 65 | 1 | 5 | 7 | 9 |
| 停止 | | | | |
| 13. 现在请您告诉我，刚才我要您记住的 3 种物品是什么 | | | | |
| | 正确 | 错误 | 说不会做 | 其他原因不做 |
| 皮球 | 1 | 5 | 7 | 9 |
| 国旗 | 1 | 5 | 7 | 9 |
| 树木 | 1 | 5 | 7 | 9 |
| 14. 请问这是什么（测评者手指手表） | | | | |
| | 正确 | 错误 | 拒绝回答 | |
| 手表 | 1 | 5 | 9 | |
| 请问这是什么（测评者手指铅笔） | 正确 | 错误 | 拒绝回答 | |
| 铅笔 | 1 | 5 | 9 | |
| 15. 现在我说句话，请您清楚地复述一遍，“四十四只石狮子”（只能说一遍，咬字清楚记 1 分） | | | | |
| | 清楚 | 不清楚 | 拒绝回答 | |
| 四十四只石狮子 | 1 | 5 | 9 | |
| 16. 请按照卡片上的要求做（测试者把写有“闭上您的眼睛”的卡片交给被试者） | | | | |
| | 有 | 没有 | 说不会做 | 拒绝 | 文盲 |
| 闭眼睛 | 1 | 5 | 7 | 9 | 8 |
| 17. 请您右手拿纸，再用双手把纸对折，然后将纸放在您的大腿上 | | | | |
| | 正确 | 错误 | 说不会做 | 拒绝回答 |
| 用右手拿纸 | 1 | 5 | 7 | 9 |
| 把纸对折 | 1 | 5 | 7 | 9 |
| 放在大腿上 | 1 | 5 | 7 | 9 |
| 18. 请您说一句完整、有意义的句子（句子必须有主语、动词） | | | | |
| 记录所述句子的全文 | | | | |
| 句子合乎标准 | 1 | | | |
| 句子不合乎标准 | 5 | | | |
| 不会做 | 7 | | | |
| 拒绝 | 9 | | | |
| 19. 照这张图把它画出来（正确：两个五边形的图案，交叉处形成个小四边形） | | | | |

续表

| 条目 | |
|---|---|
| 正确 | 1 |
| 错误 | 5 |
| 说不会做 | 7 |
| 拒绝回答 | 9 |

**2. 简易操作智力状态问卷**　1975年由Pfeiffer编制，适用于评定老年人认知状态的前后比较。其操作简便，测定花费时间少。

（1）量表结构与内容　该问卷主要评定被试者的定向力，而注意力和记忆力方面的项目较少。问卷包括定向、短期记忆、长期记忆和注意力等4个方面，共10项内容。如："今天星期几""今天几号""您在哪里出生""您家的电话号码是多少""您今年多大""您的家庭住址"，以及由被测者进行20减3、再减3、直至减完的计算。

（2）评定方法　直接询问被试者，被试者回答或操作正确记"1"分。

（3）解释与说明　SPMSQ满分为10分，评估时要结合被试者的教育背景做出判断。错0～2项者，表示认知功能完整；错3～4项者，为轻度认知功能损害；错5～7项者，为中度认知功能损害；错8～10项者，为重度认知功能损害。受过初等教育的老年人允许错1项以上，受过高中以上教育者只能错1项。

# 第五节　老年人社会健康的评估

## 一、角色功能评估

角色（role）是社会对个体或群体在特定场合下职能的划分，代表了个体或群体在社会中的地位及社会期望其表现出的符合其地位的行为，又称社会角色。角色功能指个体或群体从事正常角色活动的能力。老年人由于老化及某些功能的退化而存在角色功能的下降。同时，老年人一生中经历了多重角色转变，如职业角色从学生到工作、再到退休，家庭角色由子女到父母、再到祖父母。因此，角色是否适应对老年人起着重要的作用。对老年人的角色功能进行评估就是要了解其是否存在角色适应不良，及时发现存在的问题，并给予干预措施，避免因角色适应不良给生理和心理带来负面影响。

老年人角色功能的评估，可通过交谈及观察两种方法收集资料。评估包括以下内容。

**1. 角色的承担**

（1）一般角色　了解老年人过去的职业、文化背景、离退休年龄、现在的工作状况等，有助于防范退休带来的不良影响，确定是否适应目前的角色。可询问：您以前从事什么职业及担任什么职务？目前您在家里或社会上从事哪些工作？哪些事情占去了您大部分时间？您从事什么事情困难？

（2）家庭角色　了解老年人在家庭中的地位、承担的任务、老伴的状况等。评估时要求评估者持非评判、尊重事实的态度，询问老年人过去及现在家庭角色的情况。

（3）社会角色　收集老年人每日社会活动的资料，对其社会关系形态进行分析评价，如果被评估者对每日活动不能明确表述，提示社会角色缺失或不能融入社会活动中去。

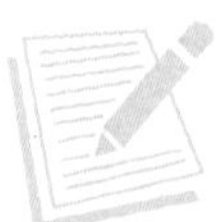

**2. 角色的认知**　了解老年人对其承担角色的感知情况和别人对其承担角色的期望等。可询

问：你是否清楚现在的权利和义务？您觉得自己所承担的角色数量和责任是否合适？

**3. 角色的适应** 了解老年人对其承担的角色是否满意及与其角色期望是否相符，观察有无角色适应不良的行为反应，如头痛、头晕、疲乏、睡眠障碍、焦虑、抑郁、烦躁、易激惹、忽略自己和疾病等。

## 二、环境评估

环境（environment）是人类赖以生存、发展的社会与物质条件的综合体。老年人的健康与其生存的环境存在着密切联系，如果环境因素的变化超过了老年人身体的调节范围和适应能力，可能会引起疾病。因此，进行环境评估对老年人而言极其重要。通过对环境进行评估，可以帮助老年人去除或改善影响健康的环境因素，促进老年人生活质量的提高。环境评估包括对物理环境和社会环境的评估。

**1. 物理环境** 物理环境是指一切存在于机体外环境的物理因素的总和。现在许多老年人面临独立居住生活的问题。因此对物理环境评估的重点是居住环境的安全，通过家访可获得这方面的资料，评估重点见表 4–11。

**表 4–11 老年人居住环境安全评估要素**

| 地点 | 评估要素 |
|---|---|
| 一般居室 | |
| 光线 | 光线是否充足 |
| 温度 | 是否适宜 |
| 地面 | 是否平整、干燥、无障碍物 |
| 地毯 | 是否平整、不滑动 |
| 家具 | 放置是否稳固、固定有序，有无阻碍通道 |
| 床 | 高度是否在老年人膝盖下、与其小腿长基本相等 |
| 电线 | 安置的位置，是否远离火源、热源 |
| 取暖设备 | 设置是否妥善 |
| 电话 | 紧急电话号码是否放在易见、易取的地方 |
| 厨房 | |
| 地板 | 有无防滑措施 |
| 燃气 | “开”“关”的按钮标志是否醒目 |
| 浴室 | |
| 浴室门 | 门锁是否内外均可打开 |
| 地板 | 有无防滑措施 |
| 便器 | 高低是否合适，有无设扶手 |
| 浴盆 | 高度是否合适，盆底是否垫防滑胶毡 |
| 楼梯 | |
| 光线 | 光线是否充足 |
| 台阶 | 是否平整无破损，高度是否合适，台阶之间色彩差异是否明显 |
| 扶手 | 有无扶手 |

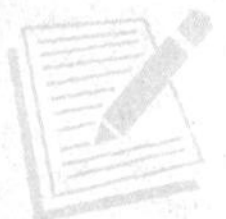

**2. 社会环境**　社会环境是人类生存及活动范围内的社会物质、精神条件的总和，主要包括经济、文化、教育、法律、生活方式、社会关系和社会支持等方面。老年人社会环境评估主要包括经济状况、生活方式、教育水平、社会关系和社会支持等。

（1）*经济状况*　经济是老年人顺利安度晚年的基本条件。护理人员可与老年人或家属交谈，采用提问的方式来获取相关资料。如您的经济来源有哪些？家庭有无经济困难？家中是否有失业、待业人员？是否参加医保？医疗费用怎样支付？

（2）*生活方式*　通过与老年人或家属交谈，了解其在饮食、睡眠、休息、排泄、娱乐等方面是否存在不良生活方式，对老年人健康有无影响。

（3）*教育水平*　良好的教育水平对主动寻求健康保健信息，改变不良生活习惯有一定的促进作用。可通过交谈，了解老年人对健康知识的了解程度及对健康的态度。

（4）*社会关系和社会支持*　通过交谈或观察，评估老年人是否有支持性的社会关系网络。如邻里关系是否和谐，家庭关系是否稳定，家庭成员对老年人提供帮助的能力及对老年人的态度，可联系的专业人员及能获得的支持性服务等。

## 三、文化评估

文化（culture）是指一个社会及其成员所特有的物质财富和精神财富的总和，具有民族性、传承性、累积性、获得性、共享性、复合性和双重性等特性。通过文化评估，可了解老年人的文化背景，理解其思想行为，避免文化偏见，使制订的护理计划更适合老年人。文化的核心内容有价值观、信念和信仰、习俗等，这些与健康密切相关，影响人们对健康、疾病、老化和死亡的看法及态度，是文化评估的主要内容。

**1. 价值观**　是基于人的一定的思维感官之上而做出的认知、理解、判断或抉择，也就是人认定事物、辨别是非的一种思维或取向。价值观与健康观密切相关，而健康观影响人们对求医行为、治疗方案的选择，以及对疾病态度的认知等。评估者可通过询问老年人，如“您认为生命中最重要的是什么”“您认为什么是幸福”“您生病时通常采取的求助和解脱方式是什么”等相关问题，来获取与老年人健康价值观有关的信息。

**2. 信念和信仰**　信念是自己认为可以确信的看法，是个体动机目标与其整体长远目标相互的统一。信仰是对某种主张、主义、宗教或对某人、某物极度信任和尊敬，并把它奉为自己的精神寄托和行为准则。宗教信仰在一定程度上影响健康，有些老年人参加宗教活动，可一定程度地释放心理压力，但有些老年人却陷入迷信活动，对疾病采取一些不利行为。评估宗教信仰可通过询问老年人，如您信奉什么宗教？平时您参加哪些宗教活动？生病对您参加宗教活动有哪些影响？心理感受如何？有无恰当人选替你完成？能帮您做什么？您的宗教信仰对您在疾病治疗方面有哪些限制？

**3. 习俗**　是有一定流行范围、流行时间或流行区域的意识行为。与健康相关的习俗主要有饮食、医药、居住、婚姻与家庭等。通过与老年人及家庭成员的交谈，了解他们的习俗，如对烹饪的方法、饮食的戒律、治病的风俗方法等进行评估。

## 四、家庭评估

家庭（family）是以一定的婚姻、血缘或收养关系组合起来的社会生活基本单位，是幸福生活的一种存在。老年人由于退休、疾病或其他情况，使其失去较广的社会生活环境，而以家庭为其主要的生活环境，故家庭成为影响老年人心理再适应和健康的重要因素。通过家庭评估，可以

了解老年人家庭的结构和功能状态，及时发现老年人有无家庭功能障碍及其程度，为制订合理的护理计划提供依据。其主要评估内容包括家庭成员基本资料、家庭结构、家庭功能及家庭压力等。

**1. 家庭成员基本资料** 主要包括家庭成员的姓名、年龄、性别、职业、受教育程度、宗教信仰及健康史，尤其是家族遗传史等。

**2. 家庭结构** 指家庭人口结构、权利结构、角色结构、沟通过程及家庭价值观等。

（1）家庭人口结构 即家庭类型，指家庭的人口组成及家庭成员的数量。主要包括核心家庭、主干家庭、联合家庭、单亲家庭、重组家庭、丁克家庭等。在我国，主干家庭曾为主要家庭类型，老年人在家中有较高的地位，但随着社会的发展，此家庭类型已不占主导地位，取而代之以核心家庭，该类型家庭成员相对较少，老年人孤独感增加，影响其身心健康。

（2）家庭权利结构 是指家庭中夫妻间、父母与子女间在影响力、控制力和支配权方面的相互关系。家庭权利结构是医护人员进行家庭评估后采取家庭干预措施的重要参考资料，必须确定谁是家庭中的主要决策者，与之协商，才能有效地提出建议，实施家庭干预。

（3）家庭角色结构 即家庭对每个占有特定位置的家庭成员所期待的行为和规定的家庭权利、责任与义务。影响因素有家庭人口结构和家庭价值观。良好家庭角色结构为每个家庭成员都提供能认同和适应的角色范围。

（4）家庭沟通过程 反映家庭成员间的相互作用与关系，家庭内部沟通良好是家庭和睦及家庭功能正常的保证。老年人因机体感官功能的下降及情绪的低落等原因会导致与家人沟通障碍，影响其身心健康。

（5）家庭价值观 家庭成员对家庭活动的行为准则及生活目标的共同态度和基本信念。其通常不被意识到，但却影响着每个家庭成员的思维和行为方式。

**3. 家庭功能** 家庭为老年人提供精神支持，家庭成员之间良好的情感联系是老年人心理健康不可缺少的良药；家庭为老年人提供日常照顾，当老年人因生理或病理性改变而使生活自理能力下降时，家庭照顾对老年人的日常生活显得尤为重要；家庭为老年人提供经济来源，经济来源决定老年人衣食住行等基本生活需求，同时也是老年人顺利安度晚年的基本条件。因此，对家庭功能的评估也非常重要。

**4. 家庭压力** 造成家庭功能失衡的所有应激性事件，形成家庭压力，均可引起家庭生活发生重大改变。如家庭状态的改变，家庭成员关系的改变与终结，家庭成员生病、残障、丧失生活能力等，这些都可扰乱家庭的正常生活。

家庭评估常用的量表有 APGAR 家庭功能评估表、Procidano 与 Heller 的家庭支持量表等。APGAR 家庭功能评估表涵盖了家庭功能的适应度（adaptation）、合作度（partnership）、成长度（growth）、情感度（affection）和亲密度（resolve），通过评分可以了解老年人有无家庭功能障碍及其障碍的程度。Procidano 与 Heller 的家庭支持量表由 9 个项目组成，可评测个体的家庭功能状况及其可从家庭中获得的支持情况（表 4–12）。

**表 4–12　Procidano 与 Heller 的家庭支持量表**

| 项目 | 是 | 否 |
| --- | --- | --- |
| 1. 我的家庭给予我所需的精神支持 | □ | □ |
| 2. 遇到棘手的问题时家人帮助我出主意 | □ | □ |
| 3. 我的家人愿意倾听我的想法 | □ | □ |

续表

| 项目 | 是 | 否 |
| --- | --- | --- |
| 4. 我的家人给予我情感支持 | □ | □ |
| 5. 我和我的家人能开诚布公地交谈 | □ | □ |
| 6. 我的家人分享我的爱好和乐趣 | □ | □ |
| 7. 我的家人能时时觉察到我的需求 | □ | □ |
| 8. 我的家人善于帮助我解决问题 | □ | □ |
| 9. 我和我的家人感情深厚 | □ | □ |

注：选项“是”计 1 分，“否”计 0 分；总分 7 ～ 9 分，表示家庭支持功能良好；4 ～ 6 分，表示家庭支持中度障碍；0 ～ 3 分，表示家庭支持严重障碍。

# 第六节　老年人生活质量的评估

## 一、生活质量概述

生活质量（quality of life，QOL）是指不同文化和价值体系中个体对他们的生存目标、期望、标准及所关心事情相关的生存状况的体验，包括个体生理、心理、社会功能及物质状态 4 个方面。老年人生活质量是老年人群身体、心理、家庭和社会生活满意的程度及老年人对生活的全面评价。生活质量是一个多维度的概念，包含身体功能状态、心理与社会满意度、健康感觉及与疾病相应的自觉症状等，既强调个体生活的客观状态发展，同时又注意其主观感受。生活质量作为生理、心理、社会功能的综合指标可用来评估老年人群的健康水平、临床疗效及疾病预后。

## 二、生活质量的评估

生活质量的评估目前常用标准化量表进行，包括普适性和疾病特异性量表。目前常用的评估生活质量的普适性量表有老年人生活质量评定表和世界卫生组织生存质量测定量表。疾病特异性量表如糖尿病生活质量评定表。

**1. 老年人生活质量评定表**　老年人生活质量评定表由 11 个项目组成（表 4–13），涵盖躯体状况、心理状况、社会适应、环境适应等 4 个方面的内容，每一项中有 3 个选项，分别评 1、2、3 分，评分结束后将各项分相加求得总分，评分越高，反映老年人的生活质量越好。

**表 4–13　老年人生活质量评定表**

| 评定内容 | 评分（分） |
| --- | --- |
| **躯体状况：** | |
| 1. 疾病症状 | |
| （1）无明显病痛 | 3 |
| （2）间或有病痛 | 2 |
| （3）经常有病痛 | 1 |
| 2. 慢性疾病 | |
| （1）无重要慢性病 | 3 |
| （2）有，但不影响生活 | 2 |
| （3）有，影响生活功能 | 1 |

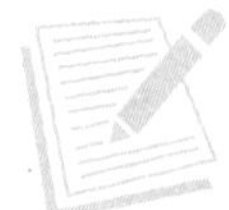

续表

| 评定内容 | 评分（分） |
|---|---|
| 3. 畸形残疾 | |
| （1）无 | 3 |
| （2）有（轻、中度驼背），不影响生活 | 2 |
| （3）畸形或因病致残，部分丧失生活能力 | 1 |
| 4. 日常生活功能 | |
| （1）能适当劳动、爬山、参加体育活动，生活完全自理 | 3 |
| （2）做饭、管理钱财、料理家务、上楼、外出坐车等有时需人帮助 | 2 |
| （3）丧失独立生活能力 | 1 |
| **心理状况：** | |
| 5. 情绪、性格 | |
| （1）情绪稳定，性格开朗，生活满足 | 3 |
| （2）有时易激动、紧张、忧郁 | 2 |
| （3）经常忧郁、焦虑、压抑、情绪消沉 | 1 |
| 6. 智力 | |
| （1）思维能力、注意力、记忆力都较好 | 3 |
| （2）智力有些下降，注意力不集中，遇事易忘，但不影响生活 | 2 |
| （3）智力明显下降，说话无重点，思路不清晰，健忘、呆板 | 1 |
| 7. 生活满意度 | |
| （1）夫妻、子女、生活条件、医疗保健、人际关系等都基本满意 | 3 |
| （2）某些方面不够满意 | 2 |
| （3）生活满意度差，到处看不惯，自感孤独苦闷 | 1 |
| **社会适应：** | |
| 8. 人际关系 | |
| （1）夫妻、子女、亲戚朋友之间关系融洽 | 3 |
| （2）某些方面虽有矛盾，仍互相往来，相处尚可 | 2 |
| （3）家庭矛盾多，亲朋往来少，孤独 | 1 |
| 9. 社会活动 | |
| （1）积极参加社会活动，在社团中任职，关心国家集体大事 | 3 |
| （2）经常参加社会活动，有社会交往 | 2 |
| （3）不参加社会活动，生活孤独 | 1 |
| **环境适应：** | |
| 10. 生活方式 | |
| （1）生活方式合理，无烟、酒嗜好 | 3 |
| （2）生活方式基本合理，已戒烟，酒不过量 | 2 |
| （3）生活无规律，嗜烟，酗酒 | 1 |
| 11. 环境条件 | |
| （1）居住环境、经济收入、医疗保障较好，社会服务日臻完善 | 3 |
| （2）居住环境不尽如人意，有基本生活保障 | 2 |
| （3）住房、经济收入、医疗费用等造成生活困难 | 1 |

**2. 世界卫生组织生存质量测定量表**　世界卫生组织生存质量测定量表（the world health organization Quality of Life，WHOQOL）是世界卫生组织（WHO）组织20余个国家和地区共同研制的跨国家、跨文化并适用于一般人群的普适性生活质量评价量表。1991年开始研制，经几年的研究，条目从236条减到1995年的100条，形成了世界卫生组织生存质量测定量表100（WHOQOL-100）。该量表测定的是最近两周的生活质量的情况，主要就生理、心理、独立性、社会关系、环境和精神、宗教信仰进行评价，此外还包括总的生活质量及健康状况。

# 第五章
# 老年人日常生活护理

人到老年，由于机体的衰老，人体各项生理功能逐渐退化，健康的平衡稳态被破坏，患多种慢性疾病的概率明显升高，使老年人完成日常生活活动越来越困难。因此，对老年人的长期照护，不仅要重视对疾病本身的治疗与护理，而且要帮助老年人在机体功能状态受损的情况下，尽可能地保持甚至恢复基本的生活能力，提高老年人自主性，保证生活质量，维护其生命尊严。

## 第一节　老年人的居住环境

### 一、老年人与环境的关系

在《中华人民共和国老年人权益保障法》（2018年修订版）中规定了“为老年人提供安全、便利和舒适的环境”。对老年人而言，环境的安全性、舒适性、便捷性、文化契合性等都直接影响老年人的生活质量。在老化的过程中，视觉、听觉、嗅觉、触觉的改变使得老年人必须对环境重新适应，以达成与环境之间的和谐状态。对老年人而言，在适应各种环境的情境中，迁入新居或入住医院（或养老机构）的老年人最需要充分的心理准备与协助，否则可能会引发一系列的心理问题。老年人最宜居的场所是家庭，但是因为各种原因而必须搬离家园时，老年人也期望新的居所有家的感觉和味道，与家越相似越好。无论是居家还是入住养老机构，老年人的宜居环境具有的特征应包括：能满足老年人的需要、有治疗性的功能、便利操作、能鼓励身体的活动及参加各种社交活动等。

居住或生活环境中还应具有丰富的文化内涵。现代建筑虽然克服了寒暑等大自然的限制，但同样需要面对现代社会的居住问题，如人口密度增加、老年人口比例上升、家庭小型化等，这些问题也构成了现代居住环境的文化内涵。老年人需要的是什么样的居住环境？除了物理环境的建构，还需要结合他们所处的社会背景、所认可的历史文化，即社会文化因素。除此之外，还必须贴合老年人的生活文化，即生活习惯、生活形式、价值观及信仰，如中国传统住宅对方位、朝向的要求都应被尊重。

### 二、老年人居住环境的评估原则

**1. 无障碍原则**　无障碍原则是老年人宜居环境的基本要求，可以体现在地板、门、窗、电梯、楼梯、浴室、卫生间、厨房等的设计上。特别是水、电的安全性不可忽略。除了房屋的设计外，室内的用物摆设也需要做仔细的评估，包括所使用辅具的适当性、使用的正确性及维护方法等。应把握“适度”的原则，避免因过度无障碍和适老化带来的资源浪费及主观上的不

舒适。

**2. 私密性原则** 老年人的日常活动，如沐浴、如厕、用物、空间等是否能保护个人隐私；照顾者（家属或机构服务人员）能否保护老年人的个人信息。

**3. 自由原则** 老年人是否具有决定个人事务的权利，如迁入（出）机构的决定权、外出活动的自由、饮食喜好的自由、信仰的自由等。

**4. 社会参与原则** 环境中的设计是否有利于老年人与外界保持接触，如窗户的高度与设计是否有助于老年人观察到外面的世界；环境中是否能提供老年人上网、通电话或通信的条件等，以便于老年人与外界联络沟通；环境的设计是否有利于各种活动的展开；是否考虑到老年人的身体限制及兴趣爱好；是否能够让老年人感受到活动的意义等。

**5. 人际互动原则** 这一点对养老机构的人文环境构建尤为重要。在养老机构中强调的不应是医院中治疗性的人际关系，而是一种亲密关系。这种超越“护患”而又不是“亲人”的关系究竟应该怎样建立与维持，是对养老机构工作人员的一项挑战，若在养老机构中形成了这样的关系，才能让居住其中的老年人找到家的感觉。可以在环境的设计、布置上多创造供老年人活动交流的场所，为其提供互动的空间与机会。

## 三、老年人宜居环境的安排与调整

老年人的居住环境应把握“适度适老化”原则，结合老年人的身心状态，运用无障碍且人性化的设计以保持或提升老年人功能性的独立及心理上对自我的肯定。

**1. 门及走廊** 一般门的有效开口宽度必须能容许轮椅出入，即宽度应在 90cm 以上。走廊也应考虑轮椅回转的空间，最好能在 150cm 以上。在通道上应避免堆积杂物，以免妨碍通行或造成意外。

**2. 地板与扶手** 地板材质以防滑为重点，尤其对使用助行器、轮椅或拐杖者更重要。室内各空间的地板最好都在同一平面，避免高低错落。若必须有高低落差时，在设计上应使用明显的颜色加以区分，达到提醒的作用。选择地毯时也要注意安全，有的地毯在经过一段时间的使用后易卷边起毛，会增加老年人跌倒的风险，且地毯对于使用轮椅者活动移位时更为费力。扶手可安置在走廊、楼梯、电梯、卫生间或斜坡上，扶手的高度最好在 80 ～ 85cm，墙壁与扶手间的间隔在 3cm 以上，也可采用内凹式将扶手设于墙壁的凹入部位以节省空间。

**3. 楼梯与电梯的设计** 楼梯除应注意安装防滑扶手外，梯面也应做防滑处理，每个阶梯的高度、踏面的宽度等均要为老年人考虑，最好能配备照明设备。对于无障碍电梯，在与门相对的墙上应装有镜子，以方便轮椅使用者进出电梯；一面墙上可安装方便轮椅使用者的横向按钮面板，在按钮旁可有为视觉障碍者设计的点字；有些电梯还可配有语音服务。无障碍电梯除了基本的无障碍设计外，还应注意日常的维护保养，如开关门的速度对于活动不便或行动较慢的老年人是一个潜在的危险因素。

**4. 家具** 家具的选择与摆放要考虑使用者的情况，既要方便又要安全。如床的高度以能够使双脚着地为宜，太高则会造成上下床的不方便，不仅带来安全隐患，也降低了老年人离床的意愿；衣柜的摆放应考虑轮椅使用者的方便，向两边开的折叠式或推拉式门有利于轮椅在室内的回转；桌椅是日常生活中使用频率最高的家具，为了方便轮椅使用者，应注意桌面的高度，以轮椅能够充分地嵌入桌面下为宜。除了安全的考虑，家具应选择容易清洗的材质，避免藏污纳垢，减少老年人的家务劳动量等。

**5. 卫生间** 卫生间是最容易发生跌倒意外的场所之一，因此非常有必要做好预防措施，如

门最好采用外开式，避免内推式，有助于意外发生时的紧急处理。地板要防滑或铺设防滑垫。对于能够自行沐浴或需要简单协助者，可在浴缸边缘安装扶手，使老年人较易进出浴缸。浴缸内可铺设防滑垫以降低老年人跌倒的风险；亦可以放置防滑椅以减少沐浴时的疲劳感。对于不能自理的老年人，有条件的养老机构或家庭可以配备自动洗澡机帮助洗澡。根据日本建筑学会的建议，对于老年人，马桶的高度以 42 ～ 45cm 为宜，最好能配合轮椅的高度。马桶旁应加设扶手，或者是吊环，以方便老人如厕后站起。除此之外，洗脸盆也需专门设计。洗脸盆周围可安装扶手。对于使用轮椅者，洗脸盆的高度以轮椅能够嵌入洗脸盆的下方为宜。

**6. 厨房**　厨房的地板也要防滑。为了方便老年人或轮椅使用者，橱柜不宜过高。橱柜的门或抽屉应容易开启或关闭。厨房应留有足够的空间供轮椅回转。厨房的水、电、燃气设计也要符合安全标准，定期检修。有条件的家庭或机构可以配备自动化整体橱柜，通过遥控器控制橱柜的高低升降、门或抽屉的开关，或通过肢体触碰感应控制橱柜门或抽屉的开关，还能够通过智能化设备监测危险因素，如烟雾、燃气、温湿度等，发现危险时能够自动报警。

除以上常见的无障碍设计外，空气、温 / 湿度等因素同样影响着居住者的身心健康，尤其是对于有呼吸系统疾病的老年人，应定期对空调进行清洁除尘保养。室内应每日定时开窗通风，保持空气流通。对于噪声的控制，建筑物的设计不易更动时可以通过安装双重窗户或增加玻璃厚度的方法来减少噪声的干扰；若是设计老年人的宜居建筑，则必须考虑建材的隔音效果。色彩的合理运用也能够给居住环境带来功能性辅助作用。如在养老机构中，可以用颜色区分餐饮用品、卫生清洁用具、日常活动用物等，以避免交叉污染；楼梯或地板可采用色差强烈的两种颜色来提示地面高度变化；卫生间的马桶与地板最好采用不同色系，避免使用者无法准确估计马桶的位置及高度。设计者在运用色彩时还应考虑整体的视觉效果，力求安全兼美观。

## 第二节　日常生活护理

### 一、护理原则

所有人的日常生活离不开“衣、食、住、行”，老年人亦不例外。在为老年人提供生活护理的同时，需结合其生理与疾病特点，尽可能地考虑老年人的生理、心理、社会及灵性需求。老年人的日常生活护理应遵循以下护理原则。

#### （一）发掘自理潜能

有些老年人会对照护人员产生强烈的依赖心理，有些老年人只是为了得到他人的关注和爱护而要求护理，有些老年人甚至是被照护者人为地剥夺了自主完成生活活动的权利。应对老年人进行全面评估，既要注意其丧失的功能，又要发现其残存的功能；要通过观察、交谈等途径了解其是否存在过度的依赖思想和其他心理问题。照护者既要体谅、理解老年人渴望被关注的心理，又需知晓代做一切（照顾过度）的方式反而能加速其身体功能的退化速度。因此，可参照 Orem 的“自理理论”与日本的“自立支援”理念，把关注和调动老年人的主观能动性放在首位，提供科学的康复指导，最大限度地发挥其残存功能，鼓励其“自己动手”，协助开发自理潜能，尽量让老年人保持自我独立性，能动地掌控个人生活、参与社会生活，而不是单纯地依赖他人。另外，当老年人不得已需要护理协助时，则应为其提供必要的、专业的照护服务，以保证其正常生活的运行。

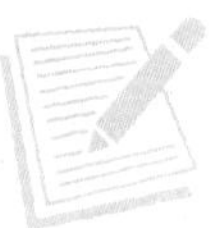

## （二）做好安全防护

**1. 针对相关心理进行安全教育** 危及老年人安全的常见心理状态有两种：一是不服老，二是怕麻烦他人。这样的心态尤其体现在生活中的小事上，但往往这样的“小事”就是老年人出现安全意外的“温床”。对此，照护者一方面要理解老年人不愿服老的心情，感谢其不愿给别人添麻烦的善意，另一方面要向老年人讲解安全对于健康、对于生活的重要性，让其了解自己的健康状况和自理能力，对可能发生的危险给予及时提醒。照护者应在充分尊重老年人独立自主性的基础上提供生活协助，尽量减少老年人因接受帮助而产生自卑、无用感，既要维护老年人的尊严，又要保证老年人的安全。

**2. 常用防护措施** 由于衰老、疾病及生活环境等带来的不安全因素，可导致老年人发生安全意外事件。常见的安全问题有：跌倒、噎呛、服错药、坠床、交叉感染及水、火、电安全等。

（1）防坠床 在居家环境中，对有坠床危险的老年人应该配备装有防护装置（如床挡）的护理床，且在老年人睡眠过程中应加强观察；对于养老机构或医院，一般的护理床均配有床挡，护理人员应强化对床挡的使用意识，在床头悬挂“易坠床”的危险标识，协助老年人翻身时、老年人意识不清醒时均要加用床挡，一方面要防止坠床，另一方面还应注意使用床挡时避免老年人发生磕碰伤。对有条件的家庭或机构，可以安装智能化床垫，一旦老年人存在坠床危险或发生坠床事件，系统会在第一时间通知照护者赶到现场，解除安全隐患并立即施救。

（2）防止交叉感染 老年人免疫力下降，且多有多病共存，因此无论居家还是入住机构均要注意交叉感染的问题。老年人应注意个人卫生，居室清洁，作息规律，饮食均衡，活动适宜，及时接种疫苗提高自身免疫力，以抵抗感染性疾病的侵袭；照护者要加强卫生意识，做好自身卫生的同时要保证老年人的清洁卫生，以及环境的清洁卫生，实施护理服务时按照规范流程，既是保护自己也是保护老年人。

（3）注意水、火、电安全 对于大多数老年人而言，每日都会接触水、火、电，这也是安全隐患。对于健康老年人，加强使用水、火、电的安全意识，定期检修家用电器，保证线路安全；对于生活不能完全自理的老年人，更要加强环境安全保护，平时有专人看护，在有水、火、电的地方设置颜色标识，一律使用安全性能强的家用电器等。对有条件的家庭或机构，可安装智能化报警装置，自动识别环境中的安全隐患，发出警报的同时将信息通过网络传输到管理中心或照护者终端，及时施救。另外，还可以借助一些简单的方法提高老年人的安全意识，如编制“安全口诀歌”，简单易学，朗朗上口，可以由家人或志愿者教授，也可以通过网络线上学习，这对于记忆力下降特别是有早期认知障碍的老年人是非常好的方法。

## （三）日常生活时间安排要有节律性

生活由日常生活和非日常生活组成。日常生活是指具有一定的时间节律性，在各种场所中，连续、反复地开展，并习惯化的事情，具有连续性、习惯性、反复性和恒定性的特点，如穿衣、吃饭、做饭、洗衣、如厕、睡眠、购物及家庭经济管理等。非日常生活是指不具备以上特点的其他事件，如临时决定的旅游、社交活动等。日常生活受时间和空间的限制，故老年人的日常生活要合理地安排时间，并尽量保持其节律性和固定的场所，避免因时间或空间的调整所带来的不适应，甚至影响健康。例如固定用餐时间、睡眠时间、活动时间，有助于老年人形成规律的作息习惯，亦有利于身心的休养。

### （四）尊重个性与保护隐私

**1. 尊重老年人的个性** 老年人相较其他年龄阶段的人有着更丰富的社会阅历和人生经历，形成了具有自身特点且较为固定的思维方式和性格特征，自我意识较强烈，自我权威往往不容置疑和挑战。因此，在为老年人提供护理服务时，应首先考虑老年人的文化背景、生活习惯、兴趣喜好、性格特点、宗教信仰等，充分尊重其人格尊严，提供个性化的人文关怀；其次应具体分析每个老人的不同情况，满足其个性化需求。

**2. 保护老年人的隐私** 老年人的一些生活行为，如进餐，是可以有共同的时间和空间的，还有一些生活行为则需要私人的时间和空间，如沐浴、更衣、如厕、性生活等。对于这些私人生活行为，无论是居家，还是在机构，照护者或医务人员在提供治疗护理时均应充分考虑老年人的隐私权，一方面要对老年人的私人行为予以尊重和保护，如提供单人间、在多人间架设屏风或帘幕等；另一方面，还要对其个人信息安全进行维护，防止由于信息安全疏漏导致个人信息的泄露而造成隐私暴露。现代化的智能照护系统（亦可称为智慧养老）同样存在隐私暴露的问题，因此对于智能化设备的使用必须谨慎考虑和权衡相关的伦理问题。

### （五）注重心理护理和灵性照护

在对老年人进行日常护理时，不仅要关注身体健康状况，更要及时发现现存的或潜在的心理问题，并采取相应的心理护理措施，减少身心之间的相互影响。此外，还应注意到更重要的精神需求，即灵性需求，灵性需求存在于每一个人的精神世界中，它并不等于宗教信仰，宗教信仰只是获得灵性满足的途径之一。灵性照护能给人带来心灵上的宁静与从容，获得精神层面的满足与抚慰。因此，在对老年人群进行心灵照护与精神交流时，尤其是对于临终的老年人，应运用一些专业方法满足其灵性需求，使其感受到充满真、善、美的人文关怀。

## 二、清洁与排泄

### （一）皮肤清洁

老年人要保持皮肤的清洁卫生，特别是皱褶部位，如腋下、外阴、肛门等处。老年人应根据自身习惯和地域环境特点来选择沐浴频率，一般北方是夏天每天 1 次，其余季节每周 1 ～ 2 次温水洗浴，南方在夏秋两季可每天 1 次，冬春两季每周 1 ～ 2 次，或酌情安排。皮脂腺分泌旺盛、出汗较多的老年人，沐浴次数可适当增多。不宜在饱食或空腹时沐浴，应在进餐后 2 小时左右进行。水温以 35 ～ 40℃为宜，沐浴时间一般不超过 20 分钟，提倡坐式淋浴；洗浴用品宜选择弱酸性的温和沐浴液（皂），避免碱性肥皂的刺激，沐浴后涂抹性质温和的护肤用品；建议每晚用热水泡脚，一方面可帮助去除角化层，另一方面可以促进血液循环，改善新陈代谢，缓解身心疲劳，有利于促进睡眠及提高睡眠质量。近年来，针对老年人洗浴的设备与用品种类日益繁多，如针对卧床患者的洗澡机、洗澡床、自动洗头机，为提高安全性和舒适性而设计的洗澡椅、智能浴缸等，这些设备或用品为老年人带来良好的主观体验的同时，也为照护者提供了便捷，缓解了照护人员的护理压力。

皮肤的附属器官还包括毛发和指甲。老年人头皮、腋下及会阴部的毛发会变得较细，颜色也会变成灰白色，量也较稀疏。由于遗传、营养与一般的健康状况等因素都会影响老年人毛发的质量与分布情形。根据自身特点定期清洗头发，选用温和性质的洗发用品，保持头发的清洁柔顺。

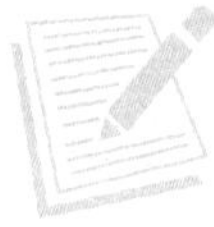

指甲会反映出年龄的变化。老年人的指甲生长较慢，质地变得较厚且硬，失去光泽，纵向的隆起条纹增加，且变得易碎易脱落，也较易变形或变色，难以修剪，尤其是足趾甲。修剪指甲也是老年人的困扰之一，因此手足部的护理工作十分重要。

### （二）衣着卫生

老年人的服装选择要兼顾舒适、安全、美观等几个原则，在保证皮肤完好性的基础上，降低发生危险的可能，同时还应美观时尚，大方得体，展现老年人的精神气质。

对于衣服的材质，尤其是内衣，宜选择透气性和吸湿性较高的纯棉织品。化纤织品对皮肤有一定的刺激性，可引起皮肤瘙痒、疼痛、红肿等不适，且容易引起静电，吸附灰尘。老年人的衣服还应增加安全性，减少危险隐患。在服装设计上注意便于穿脱。对于意识清楚的自理老年人可以有纽扣、拉链等设计。对于半自理的老年人，纽扣的设计不宜繁琐，数目不宜多，可以设计拉链，鼓励老年人自行完成穿脱衣动作。对于完全不能自理的老年人，如老年期痴呆患者，则可设计为粘贴式衣扣，降低穿脱衣的难度及对身体的伤害；为了方便照护者为卧床老年人穿脱衣服，减少操作中发生损伤（如碰撞床栏）的可能性，拉链的位置也可以进行改造创新。此外，现在还设计出了拉链器、系扣器、穿袜器等产品，可以让不能完全自理的老人独立操作完成穿脱衣物，以锻炼其生活能力，增强自信心。随着智能化养老的逐渐普及，开始出现智能衣服、智能鞋等，在衣服和鞋原有功能的基础上增加了定位、健康监护等新功能，为老年人生活提供了更多的便利。

### （三）排泄

有关排泄系统的健康问题在老年人中相当多见。老年人夜尿增加、女性尿路感染、尿失禁、老年男性前列腺增生及便秘或大便失禁等排泄问题会影响老年人的社交生活，造成心理窘迫，同时还会给照护者带来压力。

**1. 评估**

（1）评估老年人是否能自主排便，有无排便困难或大小便失禁的情况。

（2）了解影响老年人排泄能力的原因，如患有尿路感染、脊髓损伤、肠梗阻等影响排泄能力的疾病，或某些药物的副作用等。

（3）评估老年人的意识状态、认知能力、活动状态、生活习惯、服药情况、语言表达能力、取用便器的能力等。

（4）评估粪便和尿液的性质、量、颜色、内容物及气味等。

**2. 护理措施**

（1）*排尿护理* 老年人因肾、膀胱等功能衰退，会出现尿液稀释、夜尿增多、残余尿量增加等现象。前列腺增生压迫尿道，使老年男性容易发生尿路梗阻，排尿困难。对于老年人的排尿护理，可以从以下几方面进行。

①坚持每日饮水 1500 ～ 1700mL，或维持每日尿量在 1500mL 以上，保持排尿通畅，预防泌尿系统结石形成和感染发生。

②养成白天饮水的习惯，尽量避免晚间或睡前喝水，以减少夜尿次数。

③鼓励老年人有尿意时立即排尿，不要憋尿。

④衣裤应宽松，容易穿脱，以满足老年人需要紧急如厕的需求。

⑤每次外出前，注意排尿。每到新的环境，尽可能先了解厕所的位置，避免憋尿。老年人排

尿时，等候者不要催促，以免影响排尿。

⑥高龄、活动障碍或夜尿增多者，练习床上解小便，夜间床旁放置便器。电灯应易开易关，以免发生跌倒意外。

⑦对认知障碍的老年人要定时督促排尿，满足老年人需要协助如厕的要求。

⑧对尿失禁者的护理，参见本书第七章第四节。

（2）排便护理　老年人由于活动减少，肠蠕动减慢，容易发生便秘。在保持老年人大便通畅方面，应注意以下几方面。

①建议养成清晨饮一杯温开水或蜂蜜水的习惯。

②每日坚持适当的锻炼和活动，也可行自我腹部按摩，按照右下腹→右上腹→左上腹→左下腹→右下腹的顺序环形按摩，反复数次，坚持 10 ～ 15 分钟，促进胃肠蠕动。

③增加富含纤维的蔬菜、水果的摄入，因为高纤维能够软化粪便，扩张直肠和诱发排便欲望。

④对于大便失禁的老年人，避免进食可能引起大便失禁的食物，如含有咖啡因的食物，因为咖啡因可以使肛门内括约肌松弛；避免进食引起腹泻的食物，如辛辣食物、酒、牛奶制品、油腻和油炸食物及人工甜味剂等。

⑤做好老年人的健康教育，制订个性化的规律排便时间表。坚持每日排便 1 ～ 2 次，鼓励老年人有便意时一定要排便，避免因控制排便而造成便秘或肠内形成粪石。

⑥对于便秘的护理，参见本书第七章第三节。

## 三、营养与饮食

### （一）老年人的营养需求

碳水化合物供能占总能量的 50% ～ 65%。老年人摄入糖类（碳水化合物）以多糖为宜，如富含淀粉的谷类、薯类；而过多摄入单糖、双糖（如蔗糖、砂糖、红糖等）能诱发龋齿、心血管疾病与糖尿病。

蛋白质供能占总热量的 10% ～ 15%。老年人体内代谢以分解代谢为主，需要较丰富的蛋白质来补充组织蛋白的消耗，但由于老年人胃蛋白酶和胰蛋白酶分泌减少，过多的蛋白质会加重老年人消化系统和肾脏的负担，因此蛋白质的每日摄入量在 1 ～ 1.5g/kg 为宜，在手术、感染等情况下适当增加。

脂肪供能占 20% ～ 25%。老年人的胆汁酸分泌减少，酯酶活性降低，对脂肪的消化降低，且老年人体内的脂肪随着年龄增长而积聚，过多食入不利于心血管系统。应选择不饱和脂肪酸较多的植物油，尽量减少或避免动物性脂肪的摄入。

无机盐、维生素、膳食纤维对老年人的健康也非常重要，因此，合理补钙、适当摄入膳食纤维、通过摄入新鲜果蔬补充维生素族，并增加户外活动，是维持老年人健康的重要基础。

### （二）老年人的营养指导

**1. 少量多餐，细软多食，预防营养缺乏**　老年人牙齿缺损，消化液分泌和胃肠蠕动减弱，容易出现食欲下降和早饱现象。对于有吞咽障碍和 80 岁以上老人，可选择软食，进食中要细嚼慢咽，预防呛咳和误吸；对于贫血，钙和维生素 D、维生素 A 等营养缺乏的老年人，建议在营养师和医生的指导下，选择适合自己的营养强化食品。

（1）食物多样，少量多餐　老年人每天应至少摄入 12 种以上的食物。进餐次数可采用三餐两点。用餐时间应相对固定。睡前 1 小时内不建议用餐、喝水，以免影响睡眠。

（2）细软食物易于消化吸收　①将食物切小切碎，或延长烹调时间。②肉类食物可切成肉丝或肉片后烹饪，也可剁碎成肉糜制作成肉丸食用；鱼虾类可做成鱼片、鱼丸、鱼羹、虾仁等。③坚果、杂粮等坚硬食物可碾碎成粉末或细小颗粒食用，如芝麻粉、核桃粉、玉米粉等。④质地较硬的水果或蔬菜可粉碎榨汁食用。⑤多采用炖、煮、蒸、烩、焖、烧等烹调方法，少煎炸、熏烤等。

（3）细嚼慢咽　通过牙齿细嚼磨碎食物，增加食物与唾液接触面积，促进消化吸收。充分细嚼，可以促进唾液分泌，发挥唾液内溶菌酶的杀菌作用；防止因咀嚼吞咽过快，使食物误入气管，造成呛咳或者吸入性肺炎甚至窒息。老年人味觉敏感性显著下降，细嚼慢咽可以帮助老年人味觉器官充分发挥作用，提高味觉感受，更好地品味食品。细嚼慢咽还可以使咀嚼肌肉得到更多锻炼，并有助于刺激胃肠道消化液的分泌。

（4）合理使用营养强化食品　强化食品的选择应看标签，如强化维生素和矿物质的奶粉、强化钙的麦片等。营养素补充剂包括单一或多种维生素和矿物质。老年人可根据自己的身体需要和膳食状况，在专业人员的指导下，选择适合自己的强化食品或营养素补充剂、医用食品。

（5）预防老年贫血　帮助老年人积极进食。增加主食和各种副食品的摄入，保证能量、蛋白质、铁、维生素 $B_{12}$、叶酸和维生素 C 的供给，提供人体造血的必需原料。合理调整膳食结构，老年人应注意适量增加瘦肉、禽、鱼、动物的肝脏、血等摄入，也应该增加水果和绿叶蔬菜的摄入，浓茶、咖啡会干扰食物中铁的吸收，因此，在饭前、饭后 1 小时内不宜饮用。

（6）合理选择高钙食物，预防骨质疏松　保证老年人每天能摄入 300g 鲜牛奶或相当量的奶制品。选用豆制品（豆腐、豆腐干等）、海产类（海带、虾、螺、贝）、高钙低草酸蔬菜（芹菜、油菜、紫皮洋葱、苜蓿等）、黑木耳、芝麻等天然含钙高的食物。

**2. 主动足量饮水，积极参加户外活动**　老年人身体对缺水的耐受性下降，饮水不足可对老年人的健康造成明显影响，因此要足量饮水。每天的饮水量达到 1500 ～ 1700mL。应少量多次，主动饮水，首选温热的白开水。正确的饮水方法：主动、少量、多次饮水，每次 50 ～ 100mL，清晨一杯温开水，睡前 1 ～ 2 小时一杯水，应养成定时和主动饮水的习惯。同时积极参加户外活动。适宜老年人的运动包括步行、快步走、门球、太极拳、瑜伽等耐力性运动和抗阻运动（举哑铃、拉弹力带等）。

**3. 延缓肌肉衰减，维持适宜体重**　骨骼肌肉是身体的重要组成部分，延缓肌肉衰减对维持老年人活动能力和健康状况极为重要。延缓肌肉衰减的有效方法是吃动结合，一方面要增加摄入富含优质蛋白质的瘦肉、海鱼、豆等食物，另一方面要进行有氧运动和适当的抗阻运动。老年人体重应维持在正常稳定水平，不应过度苛求减重，体重过高或过低都会影响健康。从降低营养不良风险和死亡风险的角度考虑，老年人的体重指数（BMI）应不低于 $20kg/m^2$ 为好。

（1）延缓老年人肌肉衰减　①常吃富含优质蛋白质的动物性食物，尤其是红肉、乳类及大豆制品。②多吃富含 ω-3 多不饱和脂肪酸的海产品，如海鱼和海藻等。③增加户外活动时间、多晒太阳并适当增加摄入维生素 D 含量较高的食物，如动物肝脏、蛋黄等。④可以进行拉弹力绳、举沙袋、举哑铃等抗阻运动 20 ～ 30 分钟，每周大于或等于 3 次。

（2）保持适宜体重　建议老年人体重指数（BMI）最好不低于 $20kg/m^2$，最高不超过 $27kg/m^2$，另外尚需结合体脂和本人健康情况来综合判断。消瘦虚弱的老年人可用以下方法来增加体重：①除一日三餐外，可适当增加 2 ～ 3 次间餐（或零食）来增加食物摄入量。②零食选择能量和优质蛋白质较高并且喜欢吃的食物，如蛋糕、奶酪、酸奶、坚果等。③适量参加运动，促进食物的

消化吸收。④加强社会交往，调节心情，增进食欲。⑤保证充足的睡眠。老年人要时常监测体重变化，胖瘦适当。体重过低或过高对老年人的健康都不利，营养师需要给予个性化营养评价和指导。如果体重在30天内降低5%以上，或6个月内降低10%以上，则应该引起高度注意，及时到医院进行必要的检查。

**4. 摄入充足食物，鼓励陪伴进餐**　老年人每天应至少摄入12种食物。采用多种方法增加食欲和进食量，吃好三餐。早餐宜有1～2种以上主食、1个鸡蛋、1杯奶，另有蔬菜和水果。中餐、晚餐宜有2种以上主食、1～2个荤菜、1～2种蔬菜、1种豆制品。饭菜应少盐、少油、少糖、少辛辣，以食物自然味来调味，温度适宜。另外，老年人应积极主动与人交流，多参与群体活动。可以适当参与食物的准备和烹饪，烹制自己喜爱的食物，享受家庭共同进餐的愉悦。对于孤寡、独居老年人，建议多结交朋友，去社区老年食堂、助餐点、托老所用餐，增进交流，增加食物摄入。生活自理有困难的老年人，应采用辅助用餐、送餐上门等方法，保障食物摄入和充足的营养。

### （三）老年人的进食护理

**1. 一般护理**　进餐时，室内空气要新鲜、流通，避免异味。鼓励老年人自行进食。对尚可自理的老年人，尽量让其与家人或机构中其他老年人一起进餐；对不能自理的老年人，应该尽可能提供条件帮助其到餐厅集体进餐，这样有助于对老年人身体功能的刺激；若无条件而必须在房间内进食时，也应该鼓励老年人自行完成进食，实在有困难时照顾者可以提供帮助。进餐的前后均应给予流质饮食，这是由于老年人唾液分泌减少，口腔黏膜的润滑作用减弱，因此进餐之初就应让老年人先喝些汤水，最后以水结束，减少口腔内的食物残留，每勺的食物量应是普通勺容量的1/3～1/2。注意食物种类的多样化及食物的色、香、味，创造轻松、愉快的进餐环境与氛围，在尊重老年人饮食习惯和社会习俗的基础上给予科学指导。

**2. 上肢功能障碍老年人的护理**　当老年人存在麻痹、挛缩、变形、肌力低下、震颤等上肢功能障碍时，自己摄入食物较为困难，而又要鼓励老人自行进食，这时可以选择各种特殊的餐具。如专为老年人设计的筷子、碗碟、勺子、叉子等，便于持握，又能有效地防止碰翻、洒落等。也可以将布条或纱布缠绕在普通勺柄上使其变粗，不易从手中脱落。

**3. 视力障碍老年人的护理**　对于存在视力障碍的老年人，照顾者首先要向老年人说明餐桌（餐盘）上的食物种类及位置，并帮助其用手触摸以便确认。要尽量使食物的位置相对固定，即菜、主食、汤羹等的位置尽量不变。对热汤、热水等容易引起烫伤的食物应多加提醒，帮助老年人将鱼刺剔除干净。协助老年人进餐时，要时时地观察老年人的反应，适时的提醒与询问不仅能有效避免发生意外，而且也能给予老年人心理关怀，增进其食欲。

**4. 吞咽能力低下老年人的护理**　老年人会厌反应能力低下、会厌关闭不全、声门闭锁不全等均可造成吞咽能力低下，极易将食物误咽入气管。尤其是卧床老年人，舌控制食物的能力减弱。因此，进餐时体位的摆放至关重要。一般坐位或半坐位是比较安全的体位，偏瘫的老年人可采取侧卧位，最好是卧于健侧。进食过程中，照顾者应在旁观察，以防噎呛等意外事故的发生。

## 四、休息、睡眠与活动

### （一）休息

休息是指一段时间内相对地减少活动，使身体各部分放松，处于良好的心理状态，以恢复精

力和体力的过程。休息与活动在老年人生活中占有重要的位置。老年人的休息方式有多种，例如脑力劳动后进行一些文体活动或散步等，与朋友或家人聊天，闭目静坐或静卧片刻等。老年人需要较多的休息，合理的休息应穿插在整天的活动中。变换一种活动方式也是休息，如老年人伏案工作、看书学习、看电视等要量力而行，在其过程中应不断变换体位，或卧床休息或站立活动片刻，举目远眺或闭目养神。老年人在改变体位时，需注意预防直立性低血压或跌倒等意外的发生。此外，老年人的休息还要注意质量。有的老年人认为只要是坐着、躺着就是休息，但有时仍觉得疲劳。真正有效的休息应满足三个基本条件：充足的睡眠、心理的放松、生理的舒适。因此，并不是简单的卧床限制活动就能保证老年人处于休息状态，有效的休息能够改善老年人的精神状态，提高健康水平。

### （二）睡眠

睡眠是人类生命活动的一种生理现象，它与觉醒交替出现，呈周期性。老年人因为新陈代谢减慢及体力活动减少，所需睡眠时间相对也减少。实际上，老年人每日全部睡眠时间并不比成年人少，只是持续睡眠的时间变短。一般每日 6 ～ 8 小时。睡眠的好坏并不全在于“量”，更在于“质”，正常的睡眠应以精神和体力的恢复为标准。

**1. 影响睡眠的因素**

（1）睡眠习惯　每个人的睡眠习惯均不同。对于已经存在特殊睡眠习惯者，不能强迫其立即纠正，需要多加解释和引导，逐渐调整睡眠规律。

（2）环境　居住房间的光线明暗度、温湿度、噪声、空气洁净度等均是影响睡眠的因素。此外，居住环境的安全性对睡眠也很重要。老年人夜间起床易失去定向感，故应注意房间的布局；对于起床困难的老年人，床边要备好便器。老年人宜选择低矮、软硬度适中的床，必要时安装床栏，以防坠床。

（3）情绪　情绪对老年人的睡眠影响较大。性格偏执的老年人，遇到问题常爱反复思考，若百思不得其解，将会影响睡眠。性格开朗的老年人对待问题比较豁达，对睡眠的影响较少。性格内向的老年人遇到问题则喜欢独立思考，不愿与他人沟通交流，这样就容易使睡眠质量变差。

（4）药物　许多老年人长期服用镇静安眠的药物来辅助睡眠，这些药物可产生某些不良反应，甚至还会产生对安眠药物的依赖性等。如果老年人多病共存，有多重用药的情况，应在医生指导下对药物种类或剂量进行调整以减少对睡眠的影响。

**2. 促进睡眠的护理措施**

（1）建立规律的作息时间　提倡养成早睡早起、午睡片刻的生活习惯，到就寝时便可条件反射地自然进入睡眠状态。

（2）适量运动，劳逸结合　白天适当安排体力活动或脑力活动，中午睡半小时至 1 小时，晚饭后散步半小时。其他时间可以处理家务、看书读报、看电视、听音乐或参与社会活动等。注意任何活动应以不感到疲劳为宜。

（3）保持睡前情绪安定　睡前不宜喝茶、咖啡、酒等兴奋性饮料，不宜观看刺激性强的影视片，书籍报刊也不宜看过长时间。

（4）创造舒适的睡眠环境　睡眠的居室应安全、安静，空气流通、新鲜，温湿度适宜，光线柔和。

（5）按时进餐、合理膳食　每日摄取食物的时间应规律，饮食宜清淡量少，晚餐时间至少应安排在睡前 2 小时。

（6）保持个人清洁卫生　应经常洗澡擦身、换衣，使身体清爽舒适。睡前温水泡脚是促进睡眠的有效方法。

（7）养成正确的睡眠姿势　睡眠姿势应以自然、舒适、放松为原则。良好的睡眠姿势应取右侧卧位，上、下肢半屈曲状。

（8）选择舒适的睡眠用品　选择舒适的床，床垫软硬适度，应能保持脊柱的正常生理状态。枕头高度适宜，一般以 8 ～ 15cm 为宜，稍低于从肩膀到同侧颈部的距离。枕头软硬适中，枕芯以木棉、棉花为好。床单被褥以棉织品材质为佳，以减少对皮肤的刺激性，提高睡眠的舒适度。

### （三）活动

**1. 与活动相关的老化变化**　活动涉及的机体组织器官非常广泛，如心血管系统、呼吸系统、运动系统、神经系统等。老年人活动具有特殊性，这是由其相应组织器官的老化特点所决定的。

（1）心血管系统

①最大耗氧量下降　当老年人活动时耗氧量会下降，而且随着年龄的增长而递减。可能的原因是老年人因身体功能受限，长期运动量减少所致。

②最快心率下降　研究发现，当老年人进行最大限度的运动时，其最快心率要比成年人低。一般来说，老年人的最快心率约为 170 次 / 分。老年人的心室壁弹性比成年人弱，导致心室的再充盈所需时间延长，因此影响整个心脏功能。

③心排血量下降　老化会造成老年人全身的小动脉和大动脉弹性降低，使收缩压上升；外周血管阻力增加，可引起舒张压升高。因此，当老年人增加运动量时，血管扩张能力下降，引起回心血量减少，心排血量下降。

（2）运动系统　老年人肌细胞减少，肌张力也有不同程度的下降，加之多有骨质疏松的情况，当在最大运动量时，由于骨骼支撑力下降使老年人容易跌倒。老化对骨骼系统的张力、弹性、反应时间及执行功能都有负面的影响，从而造成老年人运动量减少。

（3）神经系统　神经系统的老化对老年人活动的影响比较复杂。有些改变可引起功能受限，有些则可造成严重的功能损伤。因为前庭器官过于敏感，会导致对姿势改变的耐受力下降及平衡感缺失，故老年人应考虑运动的安全性。老化会使脑组织血流减少、大脑萎缩、运动纤维和神经树突数量减少、神经传导速度变慢，导致对刺激的反应时间延长。这些变化会从老年人的姿势、平衡状态、肢体协调、步态中反映出来。

（4）其他　多种慢性疾病会使老年人对运动的耐受力下降。如帕金森病对神经系统的侵犯，可造成步态迟缓，身体平衡感丧失；骨质疏松症导致老年人运动能力受限，易发生跌倒造成骨折等损伤。此外，现代生活方式的改变使人的活动越来越少，以车代步、电梯代替爬楼梯等，这些都减少了身体的活动。因此，适当安排一些身体活动对维持健康状况非常必要。

**2. 活动对老年人的重要性**

（1）神经系统　活动可以使脑血流量增加，有利于脑代谢，使神经细胞能够经常受到刺激而兴奋，减慢退化和萎缩的进程，使人保持思维敏捷，动作准确、迅速、协调，不易疲劳。

（2）心血管系统　活动可以增加心肌收缩力，维持或增加心肌供氧，预防或延缓冠状动脉硬化，增加冠脉侧支循环。活动还可以使血液中胆固醇、低密度脂蛋白、甘油三酯含量降低，高密度脂蛋白含量增高，从而防止血脂升高。

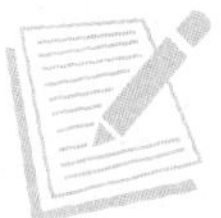

（3）呼吸系统　活动可以改善老年人的呼吸功能，增强呼吸肌肌力，提高胸廓运动度，增加肺活量，提高换气效率。均匀的深呼吸可增加血氧含量，保证脏器和组织的需氧量。

（4）消化系统　活动可促进胃肠蠕动、消化液分泌，有利于食物的消化和吸收，改善肝、肾功能，维持血糖的稳定，减少体内脂肪的堆积，保持合适的体重。

（5）运动系统　活动可预防骨质疏松，减少骨折风险；增加关节灵活性，预防和减少老年性关节炎的发生；还可以使肌肉纤维变粗、坚韧有力，增加肌肉运动的耐力。

（6）其他方面　活动还可提高肾脏排泄废物的能力，增加水分和其他物质的重吸收，保护肾功能。活动可促进残留尿液的排出，预防尿路感染。活动还能增强骨髓的造血功能。总之，活动对机体各个系统的功能都有积极的促进作用。

**3. 老年人活动的种类**　老年人的活动可分为 4 种：日常生活活动（activities of daily living）、家务活动（household activities）、职业活动（occupational activities）、娱乐活动（recreational activities）。对于老年人来说，日常生活活动和家务活动是基本的活动，职业活动能够发展潜能，娱乐活动则有益于身心健康。老年人要选择适合自己的活动形式，合理安排活动时间，动静结合，科学养生。

**4. 老年人活动计划指导**

（1）老年人的运动原则及注意事项

1）注意安全，循序渐进　老年人可以根据自己的年龄、体质状况、场地条件、个人兴趣爱好等选择运动项目及适当的运动量。散步、游泳、跳舞、球类运动、太极拳和气功，均是适合老年人的活动项目。体质健壮的老年人可选择运动量较大的项目进行锻炼。年老体弱、患有急 / 慢性疾病者，应在医师的指导下运动或暂停活动，以免发生意外。老年人精神受刺激、情绪激动或悲伤时，应该在病情或情绪稳定后再开始运动。运动场地尽可能选择空气新鲜、安静清幽的广场、公园、树林、操场、庭院、湖畔等，并保证地面平整防滑，避免跌倒。活动量由小到大，动作由简单到复杂，不要急躁冒进，急于求成。先选择不费力的运动开始，再逐渐增加运动量、时间、频率，逐渐减短每一次的时间间隔。运动之前先做热身，至少 5 分钟，以减少肌肉受伤的风险。运动应该慢慢减缓再停止，不可立即停止。

2）时间适宜，持之以恒　老年人活动的时间以每日 1 ～ 2 次，每次 30 分钟为宜，一天总时间不超过 2 小时。活动时间最好选择在早上起床后。饭后不宜立即运动。下午或晚上运动时间因人而异，宜安排在下午 5 点至 8 点进行。还要注意气候变化。老年人对气候适应调节能力较差，夏季高温炎热，户外运动要防止中暑；冬季严寒冰冻，户外运动要防止跌倒、摔跤和受凉。通过锻炼增强体质、防治疾病，这是一个日渐积累的过程，贵在坚持。

3）自我监护

①运动的心率监测　最简便的监测方法是以运动后心率作为衡量标准，运动强度应以老年人心率维持在 110 ～ 120 次 / 分为宜，运动后心率的计算方法为：一般老年人可采用运动后最宜心率（次 / 分）=170– 年龄，身体健壮者可用 180 作被减数。

②运动者的监测　观察运动量是否适宜的方法有：运动时心率达到最高心率；运动结束后在 3 分钟内心率恢复到运动前水平，表明运动量较小，可以加大运动量；在 3 ～ 5 分钟之内恢复到运动前水平表明运动适宜；而在 10 分钟以上才能恢复者，则表明运动量过大，应减少运动量。以上监测方法还要结合自我感觉综合判断，如运动时全身有热感或微微出汗，运动后感到轻松愉快或稍有疲劳，食欲增进，睡眠良好，精神振作，表明运动量适当，效果良好；如运动时身体不发热或无出汗，脉搏次数不增加或增加不多，则说明运动量小，可以加大运动量；如果在运动中出现严重的胸闷、气喘、心绞痛或心率反而减慢、心律失常等应立即停止运动，并给予治疗；如果运动后感到很疲乏、头晕、胸闷、气促、心悸、食欲减退、睡眠不良，说明运动量过大，应减

少运动量。

③运动效果的评价　锻炼前进行身体评估，经过一段时间的锻炼，应再系统全面地复查，与锻炼前的情况进行对比，评价活动的效果，或调整修改原定活动项目及强度。

4）体现自主性　从对身体状况的评估、风险的识别、活动内容与形式的选择、活动计划的制订，到活动的具体实施与活动效果的评价等，是老年人、照顾者、专业人员一起完成的过程。这其中要充分尊重老年人的个人意愿，鼓励老年人积极参与制订自己的活动计划，从而体现自主自立的照护原则。

（2）特殊老年人的活动指导

1）偏瘫老年人的活动　对这类老年人要借助助行器、多脚手杖、站立机等辅助器具进行训练。辅助老年人站立或移位的辅具种类很多，比如站立沙发、站立轮椅、移位机、爬楼椅等，为活动不便的老年人提供了方便和安全。

2）制动状态老年人的活动　制动状态多见于肢体损伤，很容易出现肌力下降、肌肉萎缩等并发症。因此，应在康复治疗师的指导下，循序渐进地进行肢体康复锻炼，辅以康复器械，如上下肢关节训练器等，科学地恢复肢体功能。

3）畏惧运动老年人的活动　对于活动欲望低的老年人，照护者可邀请其共同参与活动计划的制订，尽力提供安全的活动环境和轻松的活动氛围，并动态地监测身体健康状况，使其感受到由活动带来的实际效果，从而能够转变观念，主动配合。

4）痴呆老年人的活动　照护者应根据痴呆老年人的失能失智程度，设计适合其活动和居住的环境，在保证安全的基础上提供活动的场所，并尽可能地满足防止痴呆老年人游走和走失的要求。此外，还应多为痴呆老年人设计、提供促进其心智康复的活动，既能减缓机体功能的退化速度，又能够使痴呆老年人的尊严得到尊重及使其获得人性化的关怀。

## 五、沟通与交流

### （一）与老年人沟通的常用技巧

**1. 非语言沟通的技巧**　由于老年人认知功能的退化，非语言沟通特别是肢体语言的应用显得越来越重要。

（1）触摸　触摸是人际关系中最亲密的动作。当伤心、生病或恐惧时特别需要温暖而关爱的触摸，尤其是当年老又遭遇生活坎坷时，人更需要被触摸。但在现实中却由于种种限制而使老年人很难得到他人的触摸。例如老年人的护理床、轮椅，虽然有安全防范作用，但也剥夺了老年人与他人之间身体接触的机会。对于老年人的身体接触，很多是在治疗、护理工作中发生，如测量生命体征、身体清洁等，较少运用在情绪支持上。触摸，寓意着照顾者对老年人的关心与在乎，表现出老年人的存在感。但是，如果触摸使用不当，可能会起到相反的作用，触犯老年人的尊严。因此，对老年人运用触摸时，需要注意以下方面：①尊重老年人的尊严与其文化社交背景；②循序渐进式地展开，并持续观察老年人的反应；③实施者要清楚适宜的触摸部位，最易被接受的部位是手，其次是手臂与肩膀；④运用平常的接触与活动而达到触摸的效果，如握手、牵手去目的地、清洁身体、按摩等；⑤鼓励工作人员积极而适宜地运用触摸；⑥确定老年人知晓照顾者的存在方可触摸；⑦学会接受老年人对照顾者回馈性的触摸，如有的老年人喜欢用触摸头发、手臂或脸颊来表达对照顾者的感谢与喜爱；⑧避开引起原始反射的部位以防止带来不适。

（2）身体姿势　身体姿势能够有效表达语言所无法清楚表达的寓意。与有认知障碍的老年人

沟通前，需先让其知晓照顾者的存在；口头表达时，要面对老年人，并加以缓和、明显的肢体动作（根据沟通的内容而即兴表现）来辅助信息的传递。同样，若老年人难以用语言表达其意思时，鼓励老年人运用肢体动作辅助表达，以达到双向沟通的目的。以下是在日常沟通中常见的身体姿势，能够有效地强化沟通效果：①挥手问好或再见；②招手动作；③伸手指出物品所在地，或伸手指认自己或他人；④模仿和加大动作以指示日常活动，如洗手、刷牙、喝水、吃饭、睡觉等；⑤手臂放在老年人肘下，或让老年人的手轻轻勾住照顾者的手肘，协助老年人察觉要与他同行的方向。

（3）眼神与表情　说话者保持眼神与老年人的眼神相接触，面部表情要平和，放松，不皱眉，说话声音应略低、平缓且热情，说话时身体略向前倾以表达对对方的兴趣。可以适当夸大表情以传达赞同、喜悦、担心、关怀等情绪，让老年人感觉能够与之产生共鸣。只要能适时鼓励与协助老年人表达他们的情绪与意愿，就能减低其不适感，预防伤害性行为的产生。

（4）沟通环境　恰当的环境设计可以促进有效沟通，建立双方的信任感与亲切感，使沟通顺利进行。①沟通的时间、地点要适宜。避开老年人就餐、休息与活动的时间；室内光线温和，温湿度适宜；沟通的时间不宜过长，一般不超过 1 小时，避免使老年人感到疲劳。②提供辅助物品，如环境中有老年人喜欢的宠物、植物、书籍报刊等，或老年人喜爱的画作、墙纸、雕塑、背景音乐等，还可以让老年人把玩自己喜欢的玩具，这些物品可以让老年人感到安全与放松。

**2. 语言沟通的技巧**

（1）老年人的语言表达　口头表达对于性格外向的老年人而言，是抒发情感、维护社交互动的有效途径，而对于性格偏内向的老年人而言，书信沟通则更为适合。应鼓励老年人通过多种方式如歌唱、演说，或书写文字来表达心中所想，以达到与外界互动的效果。

（2）增强语言沟通效果的方法

1）沟通语词的调整与设计　用字遣词要让双方都了解，注意说话的时间长短和用词难易程度，尽量使用非专业术语，避免抽象词语或专业术语，同时可以配合书写文字以起到提示的作用。运用文字沟通时，注意字体宜大不宜小，可使用简明的图表、图片来辅助说明。

2）说话者的注意事项　降低说话声调，可稍微增加音量，说话速度缓和且清晰，话语宜简短，多主动倾听且鼓励老年人畅所欲言；老年人未完全表达时避免做片面或仓促的回复；谈话中根据内容给予老年人适时的提醒。沟通过程中，多运用非语言沟通方式回馈老年人，如点头、握手、轻拍肩膀；或运用实物，如写字板、日历等。

3）体现对老年人的尊重　以对待成人的平等方式与老年人谈话，以适宜的称谓称呼老年人，避免当着老年人面与其他人窃窃私语，当老年人表达出不适宜或不正确的信息与观点时，不宜与之辩白使其陷入窘境；给予老年人充分的时间与耐心，谈话者应学会运用“适当的沉默”。

4）多元化沟通媒介的运用　随着社会的发展和科技的进步，涌现出了以智能化电子设备为代表的多元化的沟通媒介和手段，如电脑、手机、电视等。通过这些媒介平台，能够实现人与人之间的远程沟通或者是虚拟沟通。老年人可以通过学习，学会使用新媒介，丰富沟通形式，增强沟通效果。

### （二）与特殊老年人的沟通技巧

与认知障碍老年人沟通时，必须依据其性格特征，随时观察老年人的情绪、健康状态。良好的沟通过程须谨记认知障碍老年人的常用行为、肢体语言、非语言的交流方式，而较少直接用言语说出。因此，照护者在认知障碍老年人的患病初期可通过话语、符号、标志等方式与其进行沟通，到疾病的晚期则可运用非语言沟通技巧，如触摸、微笑等，以达到有效的沟通。部分认知障碍老年人会出现躁动的行为，对照顾者造成困扰，可运用下列沟通技巧协助照顾者解决此问题：①允许老年人有足够的个人空间（通常大于一般人的空间范围），以减轻其压迫感。老年人站立时，尽可能站在他（她）的斜对面或身旁，以预防他（她）直接的攻击；正对面的位置可能会使老年人有威胁感。②询问老年人感到烦躁的原因时，若其未能主动说出，则避免一再地追问，以防其焦虑程度上升。③协助老年人处理问题，应满足其需求。老年人可能从未真正学习如何有效地应对问题，因此，应帮助其找出解决问题的方法，如协助老年人回忆并整理出何种方法可促使其情绪恢复平静，并鼓励其实行；适当同意老年人合理的要求，可增加其对他人的信任感，常可有效解决问题。④事后和老年人讨论并描述其躁动行为，避免责骂、惩罚、威胁而造成老年人受窘，甚至再度发生躁动行为。

## 六、老年人的性需求和性生活卫生

对老年人性问题的关注始于近几十年。老年人的性生活受到多方面因素的影响，护理人员首先应自我检视对老年人的性观念是否端正，继而以专业的态度与知识给予老年人正确的性生活指导，使其享有美好的性生活。

### （一）影响老年人性生活的因素

**1. 老年人的生理、心理变化** 在一般的老化过程中，男性、女性的生理变化常影响着老年人的性生活。虽然在性器官或者性反应上会出现某些改变，但不会因为老化而导致无法进行性行为或者无法感受性生活的美好。在心理因素方面，老年人具有的性知识及其态度能够对其性观念及性行为产生影响。

**2. 老年人常见疾病** 如心肌梗死、慢性阻塞性肺疾病、糖尿病及泌尿生殖系统疾病等影响性功能。除上述疾病外，一些药物的副作用也是影响性功能的重要因素。

**3. 社会文化及环境因素** 社会上仍有许多现实的环境与文化困境影响着老年人的性生活。例如老年公寓中夫妻同住者的房间常设计成两张单人床，这样的安排可能没有考虑老年人的夫妻生活，应赋予老年人自主决定这些居住安排的权利，使他们可以在较熟悉的环境下享受属于自己的生活。在长期护理机构中的老年人所面对的问题更是被忽略，例如衣服没有性别样式的区分，或浴厕没有男女分开使用，这些都不利于性别角色的认同。另外，在小区中与家人同住的老年人也不一定拥有较理想的环境，例如受经济能力的限制，使得部分老年人需与年幼的孙辈同住一个房间，这样的安排也使得老年人较不方便对配偶表达亲密的感情或行为，甚至担心成年子女对此事的态度等。而社会公众对老年同性恋、自慰、再婚等问题的看法与态度也颇有争议，中国传统的面子、羞耻等价值观，都是影响老年人性观念的因素。

### （二）对老年人性生活的健康指导

**1. 促进夫妻（性伴侣）间良好沟通** 在评估过程中，应注意夫妻（性伴侣）间的沟通是否良好，如果双方的关系存在问题，就应帮助其分析原因，并尝试寻找解决的方法。

**2. 借助医学方法** 在男性老年人因生理状况或疾病等造成勃起功能障碍时，医学上仍有方法可以协助老年人，如真空吸引器、人工阴茎植入术，或使用一些药物等。

**3. 评估环境的切适性** 提升老年人性生活质量的环境，除了温度、湿度的考虑外，基本的环境要求应具有隐私性及自我控制的条件。

**4. 指导适合的调适方式** 由生理或疾病所引起的不便，可通过较为实际的方法加以解决，如使用润滑剂、改变姿势等。对已经数年不曾有过亲密性行为的伴侣，则可建议从亲密的拥抱开始再进一步到一起沐浴等。在时间的选择上以休息后为佳。

**5. 提醒安全的重要性** 必要的安全措施仍是不能少的，如性伴侣的选择及安全套的正确使用等。

**6. 避免性骚扰** 性骚扰指不受欢迎且有性意图的行为，包括语言及肢体的行为，老年人的性骚扰问题很少被关注。无论性骚扰来自于工作人员或外来者，护理人员都有避免使老年人受到性骚扰的责任。一旦发生可疑的性骚扰行为，鼓励老年人或者协助老年人及时报警，用法律保护个人的基本权益。

**7. 指导防止“性老化”** 有学者提出了7点保健措施：①防止肥胖，保持适当体形、标准体重；②避免心理狂躁或郁闷，保持愉快的情绪；③有规律地运动，保持良好的体能；④少抽烟、少喝酒，甚至戒烟酒；⑤防止药物成瘾；⑥减少糖和精制米、面的摄入，尽量摄取新鲜蔬菜、水果、牛奶、酵母乳、燕麦、少量人参、芝麻、小麦胚芽等；⑦养成向医生咨询的习惯，以便及早发现疾病并及时治疗。

## 第三节 日常中医养生

养生一词，最早见于《庄子》内篇。所谓生，就是生命、生存、生长之意；所谓养，即保养、调养、补养之意。养生就是根据生命的发展规律，达到保养生命、增进健康、延长寿命的方法。日常中医养生护理方法主要包括生活起居护理、饮食护理、运动护理、情志护理等，这些方法运用恰当与否，直接或间接影响身体的健康与疾病的预后。

### 一、生活起居护理

《素问·上古天真论》曰：“上古之人，知其道者，法于阴阳，和于术数，饮食有节，起居有常，不妄作劳，故能形与神俱，而尽终其天年，度百岁乃去。”由此可见，生活起居与身体的健康有着密切的关系。

#### （一）顺应四时调阴阳

**1. 春季的护理**

（1）预防风邪 春季风主令，六淫邪气结合风邪致病。如《素问·骨空论》曰：“风为百病之始。”因此春季起居以防避风邪为主，尤其注意预防呼吸道和脑血管疾病。

（2）适当“春捂” 古代医学家孙思邈曾说过“春天不可薄衣”。春季乍暖还寒，气温多变，如衣着单薄，保暖措施不利，极易受寒患病。特别是老年人各种生理功能减退，对气候变化的适应能力较差，有意地“春捂”尤其重要。老年人衣着要根据自己身体的健康状况，结合气候变化，随时增减，衣着要松软轻便，贴身保暖。

（3）合理睡眠 春季白昼时间开始延长，夜间开始缩短，老年人应顺应季节规律做到“夜卧早起”，以适应春天生发之气，增强机体正气和抗病能力。同时春季肝气旺，脾气相对不足，容易出现倦怠、嗜睡，即所谓的“春困”。为防止春季困倦，护理人员应根据老年人的生活习惯进行健康指导，并制订生活作息时间表，适当控制睡眠时间，预防疾病，保证健康。

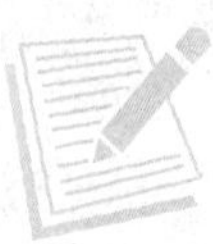

（4）环境舒适 冬去春来，老年人的调节中枢和机体功能仍处于怠缓状态，此时一要保持室

内空气新鲜，坚持每日通风换气；二要保持卧室干燥，被褥常洗勤晒；三要居室色彩协调，氛围祥和，可种植适量的花草；四要睡前温水泡脚，按摩双脚；五要多进行户外活动，做到“广步于庭，被发缓行”。

**2. 夏季的护理**

（1）防暑祛湿　夏季暑湿主令。夏季对应五脏中的心，长夏对应脾，夏季炎热，易耗心阳伤津，暑热煎熬，导致口舌生疮等；暑湿之邪易困脾，容易引起中暑、泄泻等疾病；若汗出不畅，皮肤不洁，可引起痱子、疮疡等。所以在夏季要注意个人清洁卫生、环境及饮食卫生。

（2）夜卧早起　夏季白昼最长，夜间最短，老年人应做到“夜卧早起”，助长人体阳气，便于祛除暑气，消除疲劳。

（3）养阳护阴　夏季人体阳气最旺盛，阴气相对不足，对于素体阴虚的老年人，应以养阳护阴为主。正午时分应静卧或稍加休息，躲避暑热。选择在清晨和傍晚进行合理运动，起居纳凉不应贪凉，同时汗出避免当风。

（4）冬病夏治　“冬病”指某些好发于冬季或在冬季加重的病变，如支气管炎、哮喘、风湿性关节炎等，在夏季这些病的病情有所缓解，趁其发作缓解，阳气旺盛季节，辨证施治，适当地内服和外用一些方药，以预防冬季旧病复发，或减轻其症状。这是中医的一种独特治疗方法，即乘其势而治之，往往可收到事半功倍的效果。

**3. 秋季的护理**

（1）预防秋燥　秋季燥气主令，易伤肺气和津液，故要防止感冒和燥热伤肺。

（2）早卧早起　秋天白昼时间逐渐缩短，夜晚渐长。机体阳气收敛，阴气渐长，故顺应节气做到早卧早起，以应秋季“收养之道”。

（3）适当“秋冻”　“秋冻”就是说“秋不忙添衣”，有意识地让机体“冻一冻”，避免多穿衣服产生的身热汗出，汗液蒸发，阴津伤耗，阳气外泄。秋季应顺应阴精内蓄、阳气内收的养生需要。同时慎避寒凉。初秋白天天气仍很热，但“立秋早晚凉”，一日温差较大，所以秋季宜束薄衣，早晚稍加厚衣服，注意防寒。

**4. 冬季的护理**

（1）预防寒邪　冬季寒气主令，属五脏中的肾，寒为阴邪，性主收引，寒邪侵袭机体易得感冒、咳嗽、痹证等，故起居应防寒保暖、加衣盖被。

（2）早卧晚起　冬季夜最长，白昼最短，老年人起居应顺应人体养精固阳，做到“早卧晚起，必待日光”。

（3）自曝于日　冬季日光柔和，建议老年人在风和日丽时多到户外进行日光浴，使得肌肤和暖，增强抗病能力。

（4）坚持锻炼　冬季也是锻炼身体的最佳时期，晨练宜在日出之后，避开霜降，疏通筋骨利于康复。

### （二）环境适宜避外邪

**1. 居住环境**　环境整洁、安静；布局合理、陈设简单；保持空气新鲜，根据四时和病证的不同，给病室通风，切忌对流当风；病室温度、湿度和光线适宜，根据四时气候、疾病的特点及患者的自我需要进行调节。

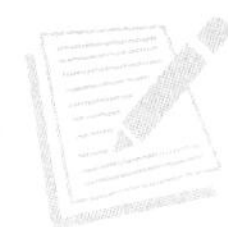

**2. 避免外邪**　“凡人居止之室，必须周密，勿令有细隙，致有风气得入。小觉有风，勿强忍之，久坐必须急急避之；久居不觉，使人中风。古来忽得偏风，四肢不遂，或如角弓反张，或失音不语者，皆由忽此耳。又常避大风、大雨、大寒、大暑、大露、霜、雪、旋风恶气，能不触冒者，是大吉祥也”。

### （三）起居有常、劳逸适度

起居有常、劳逸结合有利于保持身体健康。唐代医家孙思邈在《备急千金要方》中指出“卧起四时之早晚，兴居有主和之常例”“行不疾步，耳不极听，目不久视，坐不久处，立不至疲，卧不至懵；先寒而衣，先热而解，不欲极饥而食，食不过饱；不欲极渴而饮，饮不过多”。

起居有常，是指起卧作息和日常生活的各个方面有一定的规律并合乎自然界和人体的生理常态。一日病情轻重与人体阴阳生长收藏的变化相关，呈现“旦慧、昼安、夕加、夜甚”的规律，因此在临床中应合理安排老年人的生活起居，保证寤寐有时。

劳逸适度，是指在身体许可的情况下，凡能下床活动的老年人都要保持适度的活动。正如《备急千金要方·养性》曰：“养性之道，常欲小老，但莫大疲及强所不能堪耳。”又如《素问·宣明五气》指出“五劳所伤”“久卧伤气”“久坐伤肉”“久视伤血”“久立伤骨”“久行伤筋”，故生活起居应注意劳逸适度。

## 二、饮食护理

中医饮食护理是指通过辨证，确立所选用之食物与所用之药物相辅佐，并以保护脾胃之气为原则，协调其他脏腑的关系，从而既可保证人体的营养平衡，又不妨碍对饮食享受的一种养生方法。

### （一）食物的性味和归经

**1. 四性**　指食物具有不同的属性，包含寒、凉、温、热，习称“四气”，还有不凉不热的平性，又称为“五性”。确定食物的“性”是依据食物作用于机体后产生的反应来概括的。

**2. 五味**　指酸、苦、甘、辛、咸五种不同的味道。五味主要通过口尝和食物的不同味道作用在人体产生不同的反应和疗效来辨别。

**3. 归经**　指食物对机体某部位的选择性作用，即某些食物对某些脏腑经络的病变起着主要或特殊治疗作用。如酸味入肝经；苦味入心经；甘味入脾经；辛味入肺经；咸味入肾经。

### （二）饮食护理原则

**1. 因人因病辨证施食**　由于个体的禀赋和生活习惯的不同，感受的病邪也不同，即便是感受病邪相同，也会因个体的体质差异而表现出不同的证候，因此应因人因病施食。如体质壮实的老年人感受风寒可给予姜糖饮、葱白粥等食疗方，但体弱者宜配补益散寒的食疗方，如人参桂枝粥等。

**2. 因时因地灵活选食**　根据四季气候特点灵活选用食物，春季饮食“宜清淡、温”，利于生精血，化津液；夏季饮食“宜清淡、营养”，由于老年人夏季消化功能差，以多食新鲜蔬菜瓜果为宜；秋季饮食“宜清润”，以防燥护阴、滋肾润肺为准；冬季饮食“宜温热”，以防寒保暖，顾护阳气。不同地区，由于气候条件及生活习惯不同，老年人的饮食也会不同。

**3. 审证求因协调配食**　食物有“四气”和“五味”，疾病也有寒、热、虚、实之分，阴、阳、表、里之别，所以疾病的证候、性质不同，所需要的食物也不同，只有食物的性味与疾病

的性质相宜，才能起到调护疾病的作用。根据寒者热之、热者寒之的护治原则，寒凉食物用于热性病；温热食物用于寒性病；阳虚寒证忌生冷瓜果、凉性食物；阴虚热证忌辛辣、热性食物。

### （三）饮食护理基本要求

**1. 饮食有节**

（1）适量进食　《素问·痹论》曰："饮食自倍，肠胃乃伤"。老年人应少量多餐，否则将会引起疾病。

（2）按时进食　《尚书》曰："食哉惟时。"《素问·五常政大论》曰："谷不入，半日则气衰，一日则气少矣。"指出了每餐进食要定时定量，补充气血，预防疾病，睡前不宜进食。

（3）按需进食　指根据老年人的身体状况、心情、食欲、环境等自行调整饮食。但不是随心所欲，是机体适应生理、心理和环境变化而采取的一种饮食方式。

**2. 种类均衡**　《素问·脏气法时论》曰："五谷为养，五果为助，五畜为益，五菜为充，气味和而服之，以补益精气。"即指出了合理搭配饮食的重要性。老年人应保证摄入必要的营养成分，以维持正常的生理功能。还要注意三高一低四少，即高蛋白、高维生素、高纤维素，低脂肪，少盐、少油、少糖、少辛辣调味品；每日摄水量保持 1500 ～ 1700mL；多吃新鲜蔬菜、水果。

**3. 合理烹制**　谷物类烹制，减少淘洗次数，煮粥时不放碱，面食不要加工过细和避免食用油炸食物；蔬菜类烹制，要减少食物营养素的流失；肉类烹制，以减肥除腻为原则。食物要烧熟煮透，软烂易消化。

**4. 饮食卫生、习惯良好**　①饮食新鲜、干净、熟烂，少食用腌制、烧烤、肥腻食品；不食用腐烂、变质、污染的食品。②进食宜细嚼慢咽，利于消化，防止老年人噎食。③进食宜乐：保持良好心情，肝气舒畅，脾胃功能方能正常。④进食专注：指导老年人进食注意力集中。⑤保持进食卫生，做到饭前漱口、饭后刷牙或清洗义齿。

### （四）饮食宜忌

饮食宜忌是强调饮食的针对性，即得当则为宜，失当则为忌。《金匮要略》云："所食之味，有与病相宜，有与身为害，若得宜则补体，害则成疾。"饮食宜忌涉及食物之间的配伍、食物与药物之间的配伍等。

**1. 食物之间**　由于食物的性味不同，食物之间的配伍有相须配伍、相使配伍、相畏配伍、相杀配伍、相恶配伍、相反配伍。

**2. 食物与药物**　所谓药食同源，指食物与药物都有性味功效，所以在功效上食物与药物之间可以相互影响。①协同作用，加强治疗：有些食物可助药力，如赤小豆配鲤鱼可增强利水作用，黄芪加薏苡仁增强渗湿利水功效。②相悖作用，消减药效：有些食物能降低药效或者增加其毒性，如人参忌萝卜，地黄、何首乌忌葱蒜，茯苓忌醋等。③服药期间，避免服用生、冷、油腻及不易消化刺激性食物。

## 三、运动护理

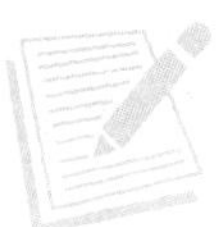

运动养生护理是指运用传统的体育运动进行锻炼，多采用呼吸吐纳、自我按摩与肢体运动相结合的方法，运动养生是中医养生的重要特色和优势之一。

### （一）作用与应用范围

运动养生强调“精”“气”“神”三者的结合和协调，调意念以养神、调呼吸以练气、动形态而行气血，其适应范围广，很少有禁忌证，又因其具有舒缓的运动特点，故适用于患有各种慢性疾病的老年人，只要循序渐进、持之以恒，都会有所裨益。

### （二）应用原则

**1. 强调形神合一** 锻炼时要专注，使形体动作与内心意念一致，以促进气血运行。

**2. 强调身心放松，进入恬淡虚无状态** 传统运动养生讲究松静安舒。同时通过气息放松能顺应生理节律，身心放松，气血顺畅，解除精神紧张，提高对环境适应能力。

**3. 练习适度，循序渐进** 传统运动养生由不同的招式组成，还常常要配合呼吸运动、形体动作，需要一定的练习时间，不宜操之过急，同时要求每天保持一定的时间及运动量，才能达到养生的效果。

**4. 顺应四时，因人而异，合理运动** 《素问·宝命全形论》说：“人以天地之气生，四时之法成。”四时气候的变化与人的生命活动是对立而统一的两个方面，人体必须顺应四时气候变化来维持生命活动。因此老年人运动养生应顺应四时气候变化，根据四时的不同、自身状况和环境的不同选择适宜的运动项目。如春夏之季，由寒转暖，应早起床，在室外适当活动；秋冬之季，气候逐渐转凉，应注意防寒保暖，可在中午前后到室外散步。

### （三）运动形式

**1. 散步** 散步时动作缓慢，运动量适中，不拘于时间、地点，适宜于老年人运动。不同健康状况的老年人散步的方式也不同：①体弱者：甩开胳膊大步跨。②肥胖者：长距离快速行走。③失眠者：睡前缓行半小时。④高血压者：脚掌着地挺胸走。⑤冠心病者：缓步慢行。⑥糖尿病者：大步伐地摆臂甩腿挺胸走。

**2. 跑步** 提倡以适当的速度跑适当的距离，须量力而行，一般老年人选择跑步的距离在800～3000m之间。

**3. 登山** 登山是良好的户外运动，取其景致自然，空气新鲜，于怡情中健身。

**4. 太极拳** 太极拳动作形态如太极图形，线路多走弧线，舒缓柔和，刚柔相济，是适宜于老年人的运动，尤其适宜在春季运动。适用于各种慢性病，如高血压、心脏病、神经衰弱、风湿性关节炎、慢性腰痛等，对提高免疫力和调整内分泌有良效。

**5. 五禽戏** 五禽戏是模仿五种动物的动作及神态编创出来的一套仿生功法，动作仿虎的威武、鹿的安闲、熊的稳健、猿的机敏、鸟的轻捷，内蕴“五禽”神韵，动作刚柔相济、柔和连贯，舒展大方，速度均匀。这是一种“动中求静”“外动内静”的功法，可用于肺气肿、高血压、脑血管病后遗症等，还可抗衰老和保健。

**6. 八段锦** 八段锦是由八段连续动作组成的强身健体和养生延年的一种功法。通过肢体躯干合理的屈伸俯仰，使全身筋脉得以伸拉舒展，其动作柔和匀缓，圆活连贯，刚柔相济，松紧结合。它的动作可概括为“双手托天理三焦，左右开弓似射雕，调理脾胃须单举，五劳七伤往后瞧，摇头摆尾去心火，两手攀足固肾腰，攒拳怒目增力气，背后七颠把病消”。它以立、屈、马步三个姿势为主，对头、颈、躯干和四肢等有良好的活动作用。适用于高血压、胃脘痛、颈椎病、慢性腰背疼痛、肩周炎等。

### （四）注意事项

1. 调神养性：运动养生强调练习时心平气和，形、气、神三者有机结合。

2. 运动适量：根据老年人的体质，采取恰当的运动强度，一定量力而行，运动量以体热微出汗为宜。年岁较高、体质虚弱或有慢性病者，可先练习简单的招式，再逐步增多串联成段。

3. 运动时间：根据四时的气候特点选择合适的时间运动，如春季老年人应在太阳升起后再外出锻炼，并避免汗出当风；夏季避免在烈日下活动，宜在午后或傍晚时活动；秋季，云淡风轻、秋高气爽时最适宜运动。

4. 不宜空腹：老年人由于新陈代谢慢，在早晨血压和体温均偏低，为了防止脑血管意外，应在晨练前喝些热饮，以增加热量。

5. 不宜过急：老年人锻炼前应先通过放松运动，活动关节、肌肉，防止骤然运动而发生意外。

6. 对于急性疾病或器质性疾病的老年人应慎重选择运动养生方法。

## 四、情志护理

情志护理以中医基础理论为指导，以良好的护患关系为桥梁，应用科学的方法，改善和消除患者不良情绪，从而有利于疾病治疗的一种护理方法。所谓的“七情”是指喜、怒、忧、思、悲、恐、惊 7 种情志变化。其中心主喜、肝主怒、脾主思、肺主忧、肾主恐，次称“五志”，合之情志。

### （一）情志致病的特点

百病生于气也，怒则气上，喜则气缓，悲则气消，恐则气下，思则气结，惊则气乱，劳则气耗，寒则气收，炅则气泄。

### （二）情志护理原则

**1. 诚挚体贴，一视同仁**　孙思邈《备急千金要方》曰：“凡大医治病，必当安神定志，无欲无求，先发大慈恻隐之心，誓愿普救含灵之苦，若有疾厄求救者，不得问其长幼妍媸，怨亲善友，华夷愚智，普同一等，皆如至亲之想。”这是对医护人员的医德要求，也是进行情志护理的基础。

**2. 因人施护，促进康复**　《灵枢·寿夭刚柔》指出：“人之生也，有刚有柔，有弱有强，有短有长，有阴有阳。”指出了每位老年人因先天禀赋、后天培养、所处自然和社会环境、生活方式等的不同，对疾病的反应不同，因而有各自不同的需求，即使在同一环境中患有同一种疾病也会产生不同的情绪变化。因此，要求护理人员通过观察、交谈等方式从 4 个方面即体质差异、性格差异、年龄差异、性别差异，对老年人进行全面评估和收集资料，从而制订出适合老年人个体化的情志护理的方法。

**3. 避免刺激，稳定情绪**　包含了 3 个方面的内容，一是要求护理人员为老年人提供一个良好的休息环境，避免不良情绪的产生；二是医护人员应避免在工作中的语言和行为不当，影响患者的情绪；三是护理人员指导患者进行精神调养、稳定情绪，做到“戒焦躁、节喜怒”。

### （三）情志护理的主要方法

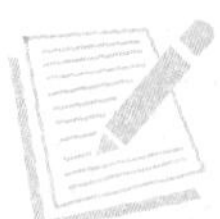

**1. 说理开导法**　本法是通过讲道理，使患者消除心理压力，从而建立起战胜疾病的信心。

要求护理人员态度和蔼，耐心倾听，语言动之以情、晓之以理、喻之以例、明之以法，并注意保护患者的隐私。

**2. 释疑解惑法** 对于忧心忡忡、精神紧张的患者，护理人员要耐心解释病情，运用疾病治愈的成功案例消除患者的顾虑；疑心病重者护士更要注意巧妙运用此法。

**3. 移情易性法** 本法是利用某些方法转移患者对疾病的注意力，改变其消极情绪，促进疾病康复。包括：①言语诱导移情：用言语进行说理开导，讲解疾病相关知识，使患者消除顾虑。②兴趣爱好移情：指通过了解患者的兴趣爱好，如书法、绘画、下棋等，投其所好来排解患者不良情绪，使其情绪愉悦。③运动移情：通过户外运动，感受大自然的美好来忘却烦恼，消除紧张和不安。④升华超脱：升华指用顽强的意志战胜不良情绪的干扰，理智战胜情感，将全部精力投入到工作、生活中；超脱指思想上淡化事情，行动上脱离导致不良情绪的环境。

**4. 以情胜情法** 即相制，是指用一种情志抑制另一种情志，达到淡化，甚至消除不良情志的一种情志护理方法。怒伤肝，悲胜怒；喜伤心，恐胜喜；思伤脾，怒胜思；忧伤肺，喜胜忧；恐伤肾，思胜恐。以情胜情法还提示护理人员对于过度悲伤、忧虑患者可以让其多听相声、笑话等以调节患者情绪。

**5. 顺情从欲法** 指顺从患者的意志、意愿、情绪，满足其身心需要，促进康复的情志护理方法。对于患者表现出的合理的、条件允许的诉求，护理人员应尽力满足；对于放纵不羁、无理、错误的要求，护理人员应制止并诚恳说服教育。

**6. 健康教育法** 有些患者对待自身疾病不以为意，生活饮食习惯及用药依然我行我素，不能遵守疾病禁忌。当面对此类患者时，护理人员要“告之以其败，语之以其善，导之以其所便，开之以其所苦”，耐心从入院到出院都做好疾病相关指导，最终使患者主动改变错误的生活方式，树立对疾病的正确认识，提高其生活质量。

# 第六章 老年人的安全用药与护理

在生理方面，老年人组织器官逐渐老化，各系统功能减退，尤其是肝肾功能的衰退及老年药理学特性的变化，使药物不良反应发生率升高；在病理方面，老年人往往多病共存，常多药同服，易发生药物间的相互作用；在心理方面，很多老年患者求医心切，但用药依从性较差；在知识方面，安全用药知识相对缺乏，自我风险管理能力较弱。因此老年人出现不合理用药问题严重且高发，甚至带来生命威胁。所以重视老年人的安全用药与护理非常必要。

## 第一节　老年人药动学和药效学特点

老年人药动学和药效学变化的特点是老年患者合理用药的科学依据，根据这些特点用药，可提高药物对老年患者的治疗效果，减少或避免药物不良反应的发生。

### 一、老年人药动学特点

老年药物代谢动力学（pharmacokinetics in the elderly），简称老年人药动学，是研究老年人机体对药物处置的科学，即研究药物在老年人体内的吸收、分布、代谢（生物转化）和排泄过程及药物浓度随时间变化规律的科学。药物的吸收、分布、代谢和排泄直接影响着组织中的药物浓度和维持有效药物浓度的持续时间，而组织中药物的浓度决定着药物作用的强弱，与药物的疗效和毒性大小有着密切的关系。

老年人药动学的特点是：药动学过程减慢，绝大多数口服药物（被动转运吸收药物）吸收不变、（主动转运吸收药物）吸收减少，药物代谢能力减弱，药物排泄功能降低，药物半衰期延长和血药浓度增高。

#### （一）药物的吸收减缓

药物的吸收（absorption of drug）是指药物从给药部位进入血液循环的过程。大多数药物都通过口服给药，经胃肠道吸收后进入血液循环，到达靶器官而发挥效应，因此，胃肠道黏膜、胃肠液分泌、胃液的 pH 值、胃排空速率、胃肠蠕动及胃肠道血流量等的变化都会影响药物的吸收。

**1. 胃酸减少、胃液 pH 值升高**　老年人胃黏膜及胃腺萎缩，胃壁细胞功能减退，胃酸分泌较年轻人减少 25% ～ 35%，女性较男性显著。胃内 pH 值升高，影响口服剂型药物的崩解、溶解和药物的解离度，致使有些药物的吸收减少：如弱酸性药物阿司匹林、磺胺类药物等在正常胃酸情况下，在胃内不易解离，吸收良好；当胃酸缺乏时，其离子化程度增大，使药物在胃中吸收减

少，影响药效。苯巴比妥、地高辛的吸收速率也因胃液 pH 值升高而减慢，从而起效缓慢。

**2. 胃肠功能降低** 老年人胃肌萎缩，胃蠕动功能降低，胃排空速度减慢，因而延长药物在胃内的滞留时间；肠道动脉硬化，小肠与大肠的肌张力与动力也随年龄增加而减低，因此肠蠕动减慢，可使药物在肠内停留时间延长而吸收增多；胃肠道黏膜萎缩，吸收面积减少 30% 左右；消化液分泌减少使不易溶解的药物，如地高辛、甲苯磺丁脲、氨苄西林等的吸收减慢。

**3. 胃肠道血流量减少** 老年人由于心排出量减少，造成胃肠道血流量减少，65 岁以上老年人胃肠道血流减少 40% ～ 50%，经主动转运吸收的药物在胃肠血流减少时因氧供和细胞代谢产能的降低，吸收会明显减少；被动转运吸收的药物在胃肠血流减少时，因肠腔与黏膜间浓度梯度差变小，使药物的溶解和扩散速度减慢，致使药物的吸收减缓，峰浓度降低。如心功能不全时胃肠道血流量减少，地高辛、氢氯噻嗪等吸收减少。

老年人局部循环差，皮下、肌内注射等途径给药，其吸收也较年轻人为慢。此外，老年人十二指肠憩室发生率增加，导致细菌在小肠繁殖，这也是老年人对药物吸收不良的重要因素。

### （二）药物的分布异常

药物的分布（distribution of the drug）是指药物吸收进入体循环后向各组织器官及体液转运的过程。老年人生理功能的衰退会影响药物的分布。

**1. 水分减少** 老年人总体重中脂肪组织增加，水分和肌肉组织逐渐减少，细胞内液也相对减少，女性比男性更显著。因此，脂溶性较大的药物如地西泮、苯巴比妥、利多卡因等，在老年人的组织细胞内分布的容积增大，药物作用时间较久，半衰期延长，易导致蓄积中毒。但对于水溶性药物如吗啡、地高辛、苯妥英钠等，分布的容积减少，血药浓度增加，因此出现副作用和毒性反应机会增加。

**2. 血流量减少** 机体各部位的血流量与药物转运分布关系很大。65 岁以上老年人心排血量减少 30% ～ 35%。随着年龄的增长，机体各部位血流量分布变化是不均衡的，肝和肾等的血流量减少明显，而大脑循环、冠状循环和骨骼肌循环的减少不明显，这种血流量的不均衡减少，可影响药物到达某一机体器官的浓度，从而降低某些药物的效应。

**3. 血浆蛋白减少** 血浆蛋白的浓度随着老年人年龄的增加而降低，可供药物结合的血浆蛋白成分减少，老年人药物与血浆蛋白的结合力较年轻人降低约 20%，因此使游离型药物增加，药物效应与毒副作用增强。一些与血浆蛋白结合率高的药物，如华法林与血浆蛋白结合率高达 99%，当老年人使用常规成人量，血中游离型药物增高，增加了出血的危险性。尤其是使用两种或两种以上的药物时，对于高血浆蛋白结合率的药物来说，相互之间就会产生血浆蛋白结合的竞争性抑制现象，从而使被置换药物的游离血药浓度增高。因此在临床，老年人应用高血浆蛋白结合率的药物如华法林、甲氨蝶呤、氯丙嗪、苯妥英钠、普萘洛尔、奎尼丁、洋地黄毒苷等时应警惕因竞争性置换作用而导致严重不良反应的发生。

**4. 红细胞减少** 随着年龄增长，老年人的红细胞减少，因此药物与红细胞的结合也减少，如年轻人服用哌替啶，有 50% 与红细胞结合，而老年人只有 20%，也造成游离型药物增多，这也是老年人血药浓度较高的原因。

### （三）药物的代谢降低

药物的代谢（metabolism of the drug）是指药物在体内发生的化学变化，又称生物转化。肝脏是药物代谢的主要器官，老年人随着年龄的增长，肝体积减小 17% ～ 32%，重量减少

30%～40%；肝实质细胞数量减少；肝血流量比成年人降低 40%～65%。肝微粒体的药物氧化酶通过催化药物的氧化、还原、水解、结合等生物转化过程，使药物变成容易排泄的形式而排出体外。但此酶的活性也随着年龄的增长而降低，因此老年人药物代谢速度减慢，大约只有年轻人的 65%，药物半衰期延长，血药浓度增高，易出现毒性反应。如应用氯丙嗪、利多卡因、保泰松、巴比妥类、地西泮、苯妥英钠、阿替洛尔等药物时，应注意减量或延长药物使用的间隔。肝血流量减少使药物首过效应减弱，对某些首过效应明显的药物如普萘洛尔、吗啡等，消除减慢，使血药浓度升高。

老年人肝脏代谢药物能力的改变，不能采用一般的肝功能检查来预测，这是因为肝功能正常不一定说明肝脏代谢药物的能力正常。一般认为，血药浓度可反映药物作用强度，血浆半衰期可作为预测药物作用和用药剂量的指征。

### （四）药物的排泄减慢

药物的排泄（elimination of the drug）是指药物在体内经吸收、分布、代谢后，最后以药物原形或其代谢物的形式通过排泄器官或分泌器官排出体外的过程。

肾脏是大多数药物排泄的重要器官。随着年龄的增加肾功能日益衰退，老年人肾血管硬化，肾小球的表面积减少。近曲小管长度和容量均下降，肾血流量和肾小球滤过率也随着年龄增加而逐渐减少。65 岁时肾血流量为年轻人的 40%～50%。老年人的内生肌酐清除率（Ccr）也比中青年人明显降低。因此，老年人使用经肾脏排泄药物的常用量时，易使血药浓度增高或半衰期延长而出现蓄积中毒。如使用地高辛、氨基糖苷类抗生素、雷尼替丁、卡托普利等药物时应慎重，需根据 Ccr 调整给药剂量或间隔时间。老年人如有失水、低血压、心力衰竭或其他病变时，易引起肾功能损害，故用药更应小心，最好能监测血药浓度。

## 二、老年人药效学特点

老年药物效应动力学（pharmacodynamics in the elderly），简称老年人药效学，是指药物对老年人机体产生的作用或效应。是研究药物的效应及其作用机制，以及药物剂量与效应之间的规律。既包括药物的疗效，又包括其产生的不良反应。

老年人药效学发生改变是因为机体效应器官对药物的反应随年龄增长而发生改变。其机制涉及衰老的机体组织器官生理功能退化、内环境稳定性下降、对各种刺激的适应能力减退、与药物结合的受体数量减少和受体结合力的下降等。老年人药效学的特点是老年人对药物的敏感性发生改变；对药物的适应性和耐受力降低，导致药物不良反应发生增多。

### （一）对药物的敏感性发生改变

随着增龄，老年人体内敏感组织的结构或功能发生改变，体内受体部位的敏感性也有变化，导致对药物的敏感性发生改变。敏感性强的药物往往常规药量就可出现超量的不良反应，故老年人需适当减少这些药物剂量；对敏感性降低的药物也应酌情调整剂量。

**1. 对大多数药物的敏感性增高**

（1）对中枢神经系统药物的敏感性增高　老年人由于脑萎缩，脑神经细胞数目减少、脑血流量减少、脑代谢降低、高级神经功能衰退。因此，对中枢神经系统药物，如镇静催眠药、抗精神病药、镇痛药等特别敏感。用同剂量的吗啡，老年人镇痛作用比年轻人强，呼吸更易被抑制；在地西泮血药浓度相似的情况下，老年人易出现精神运动障碍的不良反应，如醒后困倦或定位不准

等；老年人使用氯丙嗪和利舍平可引起精神抑郁和自杀倾向；缺氧和贫血老年患者应用镇静剂和麻醉剂易出现呼吸抑制；具有中枢抗胆碱能作用的药物可特异性地影响记忆和定向功能，引起老年人近期记忆力减退、智力受损或痴呆；服用巴比妥类催眠药后，常见兴奋躁狂或次晨的宿醉现象。

（2）对洋地黄制剂的敏感性增强　老年人对洋地黄类强心苷十分敏感，使用常规剂量可能出现毒性反应，应用时应减量，慎防洋地黄中毒。

（3）对抗凝血药的敏感性增高　老年人对肝素和口服抗凝血药非常敏感，一般治疗剂量即可引起持久的凝血障碍，并有自发性内出血的危险，因此抗凝血药的用量需相应减少。例如 70 岁以上的患者使用华法林的剂量为 40 ～ 60 岁患者的 30%，相似血药浓度的华法林，老年人的维生素 K 依赖性凝血因子合成抑制作用更强。对抗凝血药敏感性增高的原因可能是：①肝脏合成凝血因子的能力下降；②饮食中维生素 K 含量不足或维生素 K 的胃肠道吸收障碍引起维生素 K 相对缺乏；③血管的病理改变，包括血管壁变性，弹性纤维减少，血管弹性降低而使止血反应发生障碍。

（4）对利尿药和抗高血压药的敏感性增高　老年人心血管系统与维持水电解质平衡的内环境的稳定功能减弱，一方面使各种利尿药与抗高血压药的药理作用增强，另一方面使许多药物包括吩噻嗪类、β 受体阻滞药、血管扩张药、左旋多巴、三环类抗抑郁药、苯二氮䓬类与利尿药引起体位性低血压，其发生率与严重程度均较青壮年高。

（5）对耳毒性药物的敏感性增高　由于老年人内耳毛细胞数目减少，听力有所下降。若使用易于在内耳液中积聚的药物如氨基糖苷类抗生素、水杨酸类、袢利尿剂等，易引起听力损害。

（6）对肾上腺素敏感性增高　小剂量肾上腺素对年轻人并不能引起肾血管明显收缩。却可使老年人肾血流量降低 50% ～ 60%，肾血管阻力增加 2 倍。

**2. 对少数药物的敏感性降低**　对阿托品、多巴胺、异丙肾上腺素、普萘洛尔及异丙托溴胺等药物敏感性降低致药效降低。如老年人迷走神经对心脏控制作用减弱，应用阿托品增加心率的作用（增加 4 ～ 5 次 / 分）不如年轻人明显（增加 20 ～ 25 次 / 分）；老年人由于 β 肾上腺素受体数目及其亲和力下降，对 β 受体激动剂（异丙肾上腺素）和阻滞剂（普萘洛尔）的敏感性降低，因此应用 β 受体激动剂加快心率的作用不如年轻人明显，应用 β 受体阻滞剂减慢心率的作用对老年人也减弱。糖皮质激素受体随增龄而减少，老年人对糖皮质激素的反应性降低。

### （二）对药物的耐受性降低

由于机体内特殊受体数目及其亲和力、神经递质代谢与功能及一些酶活性的改变，使得老年人对药物的耐受性降低。尤其是老年女性患者对药物的耐受性比男性患者差。其具体表现如下。

**1. 多药合用耐受性明显下降**　老年人单一用药或少数药物合用的耐受性较多药合用为好，如利尿药、镇静药、血管扩张药各一种并分别服用，耐受性较好，能各自发挥预期疗效。但若同时合用，则患者不能耐受，易出现体位性低血压。

**2. 对易引起缺氧的药物耐受性差**　因为老年人呼吸系统、循环系统功能降低，应尽量避免使用引起缺氧的药物。如哌替啶对呼吸有抑制作用，禁用于患有慢性阻塞性肺气肿、支气管哮喘、肺源性心脏病的老年患者。

**3. 对排泄慢或易引起电解质紊乱的药物耐受性下降**　老年人由于肾调节功能和酸碱代偿能力较差，对于排泄慢或易引起电解质紊乱的药物的耐受性下降，故此类药物使用剂量宜小，间隔时间宜长，还应注意检查药物的肌酐清除率。

**4. 对肝脏有损害的药物耐受性下降**　老年人肝功能下降，对利福平及异烟肼等损害肝脏的药物耐受性下降，应避免使用。

**5. 对胰岛素和葡萄糖耐受性降低**　由于老年人大脑耐受低血糖的能力较差，应用胰岛素时可发生低血糖，甚至出现低血糖昏迷。而应用葡萄糖时又易出现高血糖。

## 第二节　老年人常见的药物不良反应

据 WHO 报告世界 1/7 的人不是死于自然衰老与疾病，而是死于不合理用药。尤其是老年人常常会出现药物选择不合理，用药多、重复用药、受益小于风险、联合用药不适宜等现象，导致药物不良反应的发生率增高。

### 一、老年人药物不良反应的概念和特点

#### （一）概念

**1. 药物不良反应（adverse drug reactions，ADR）** 是指质量合格药物在正常用法和用量时出现与用药目的无关的或意外的有害反应。是药物固有的作用和药物相互作用的结果。包括副作用、毒性反应、依赖性、特异质反应、过敏反应、致畸、致癌和致突变反应。不包括药物过量、药物滥用、治疗错误、药物误投及不遵医嘱用药引起的反应。

药物不良反应是所用药物特有的性质和患者某种决定个体对药物反应方式的先天性和获得性性状之间的相互作用的结果。因此，某些反应主要取决于药物的物理、化学性质，剂型、剂量、给药速率和途径，而另一些反应则主要取决于患者的性状如遗传、生理和病理变异等，也有一些反应与两者都有关系。药物不良反应的发生随年龄的增长而增多。

**2. 药源性疾病（drug induced diseases，DID）** 是指严重的药物不良反应引起了人体功能或结构的损害，并有临床过程的疾病。它既是医源性疾病的组成部分之一，又是药物不良反应的延伸。药源性疾病除了发生在肝脏、肾脏、心脏、肺等重要脏器外，还可引起血液病、胃损伤、眼损害、耳损害、药疹、神经损害、致畸和性功能损害，如氨基糖苷类抗生素导致的永久性耳聋。药源性疾病的风险因素有：①超过 5 种药物治疗；②每日服药超过 12 次；③一年中变换 4 种以上治疗方案；④同时患 3 种以上慢性疾病；⑤肝肾功能差；⑥有不依从用药史。由此可见，老年人常常是药源性疾病的高风险人群。

#### （二）特点

**1. 发生率高**　临床统计发现老年人 ADR 的发生率是年轻人的 2 ～ 7 倍。有资料显示，老年人住院病因分析，ADR 占 15% ～ 30%，而年轻人只占 3%。据 2020 年国家药物不良反应监测年度报告，我国 65 岁以上老年患者 ADR 报告比例达 30.3%，自 2009 年以来，该比例持续上升；严重不良反应报告中 65 岁以上老年患者报告比例更高，占到 34.1%。因此老年患者用药安全问题应引起格外关注和重视。

**2. 后果严重**　老年人由于系统老化、功能下降加之多病共存、多药共用及体质虚弱，药物不良反应不仅发生率较年轻人高，而且一旦出现，其程度和后果亦较年轻人严重，甚至导致死亡。如老年人免疫功能下降，使药物变态反应发生率增加，甚至出现过敏性休克；老年人对糖皮质激素的反应性降低，长期服用可致心血管并发症、糖尿病、溃疡病、骨质疏松、青光眼等；作用较

强的利尿药或泻药易致老年人失水、失盐、失钾，严重时可致休克；哌替啶、可待因、吗啡等麻醉药对老年人会产生呼吸抑制和昏迷等中毒现象；阿托品可诱发或加重老年青光眼，甚至可致全盲；胺碘酮可引起严重心律失常，还可出现急性心脏性脑缺氧综合征（药源性阿－斯综合征）等。

**3. 表现特殊** 老年人出现药物不良反应的症状不典型，与原发病不易鉴别，常表现为特有的老年病五联症（精神异常、跌倒、大小便失禁、不思活动、生活能力丧失），在临床上极易导致误诊或漏诊。如老年人使用中枢抗胆碱能药安坦（苯海索）时，即使小剂量也会发生精神紊乱；失眠的老年人长期或经常服用地西泮（安定），早上起来会发生“宿醉现象”，即服药次日早晨可出现头晕、困倦、嗜睡、疲乏和定向障碍，由此导致跌倒和骨折的发生。

## 二、老年人常见的药物不良反应表现

**1. 精神症状** 老年人由于脑萎缩、脑细胞数量减少，脑血流量下降、脑代谢降低和高级神经功能衰退，因此大脑对某些药物的敏感性增高，易引起精神错乱、抑郁和痴呆等表现。如吩噻嗪类、洋地黄、降压药和吲哚美辛等可引起老年抑郁症；老年痴呆患者使用中枢抗胆碱能药、左旋多巴或金刚烷胺，可加重痴呆症状；使用具有中枢抑制作用的药物如利舍平、氯丙嗪等，可引起精神抑郁和自杀倾向等。

**2. 体位性低血压** 老年人血压调节机制不全，压力感受器对低血压反应不敏感，周围静脉张力低，加之心脏本身和自主神经系统反应减缓，使用降压药、三环抗抑郁药、利尿剂、血管扩张药时易引起体位性低血压。因此老年高血压患者在选药治疗时，首先要选用降压治疗副作用小的药物，而不是考虑它的降压强度，如胍乙啶、美卡拉明、哌唑嗪的降压作用强大，但易引起体位性低血压，出现头晕甚至晕厥的症状，故老年人应尽量避免使用。

**3. 永久性耳聋** 老年人内耳毛细胞数目减少，听力有所下降，易受药物的影响，如果使用易在内耳积聚的耳毒性药物，由于毛细胞损害后难以再生，故可产生永久性耳聋。耳毒性药物常见的有氨基糖苷类抗生素、多黏菌素、乳糖酸红霉素、长春新碱、顺铂、阿司匹林、呋塞米等，其中氨基糖苷类抗生素的耳毒性作用在临床上最为常见。

**4. 尿潴留** 三环抗抑郁药和抗帕金森病药有副交感神经阻滞作用，老年人使用这类药物可引起尿潴留，伴有前列腺增生及膀胱颈纤维病变的老年人尤易发生，因此开始服用时应以小剂量分次服用，然后逐渐加量。患有前列腺增生的老年人，使用呋塞米、依他尼酸等强效利尿剂也可引起尿潴留，应慎用。

**5. 毒性反应** 老年人由于老化、疾病、药理学变化、药物相互作用等原因易引起肝、肾、心、脑等的毒性反应。如老年人对洋地黄敏感，中毒病死率高于青年人，在服用洋地黄制剂的心力衰竭患者中，有 20% ～ 30% 出现中毒症状，且其中 1/3 有生命危险，所以必须减量，一般以半量给药；三环类抗抑郁药、巴比妥类催眠药及神经松弛药可引起神经性及耳毒性反应；抗肿瘤药、氨基糖苷类抗生素及镇痛药可出现肾毒性反应；抗结核药（异烟肼、利福平）、他汀类调脂药可出现肝毒性反应；酮康唑易引发中毒性肝炎，长期大量服用会引起肝中毒坏死；其他系统毒性反应，如抗肿瘤药可导致骨髓抑制。

## 三、老年人药物不良反应发生率高的原因

### （一）用药种类多易发生药物间相互作用

药物相互作用（drug interactions，DI）是指某一种药物的作用由于其他药物或化学物质的存

在而受到干扰，使该药的疗效发生变化或产生不良反应。据统计，同时使用 2 种药物的潜在药物相互作用发生率为 6%；5 种药物为 50%；8 种药物增至 100%。老年人常多病共存，长期接受多种药物治疗，易发生药物相互作用，这是老年人药物不良反应发生率高的主要原因。有研究报告，老年人使用频率最高的药物为中枢神经系统药、心血管系统药、消炎止痛药和利尿剂。如一位服用降压药使血压稳定在最佳状态的老年高血压患者，可能因前列腺增生又服用多沙唑嗪等 $\alpha_1$ 受体阻滞剂，使血压降得过低，引起晕倒。心血管药物地高辛中毒的危险因素不仅与血药浓度有关，而且与电解质平衡紊乱有密切关系，其中毒的危险性常因合用排钾利尿剂而增大。利尿剂引起的低血钾、低血镁等都可增加地高辛与心肌细胞膜上 $Na^+$–$K^+$–ATP 酶的结合，使地高辛过度抑制该酶而产生心脏毒性。所以合并用药时应注意调整剂量，尽量减少药物的种类。

### （二）药动学和药效学的改变

这是老年人药物不良反应发生率高的重要原因。

**1. 药动学改变引起的不良反应**　老年人因药物吸收减缓、药物分布异常、药物的肝代谢和肾排泄减慢，致血药浓度升高，容易发生药物不良反应。

**2. 药效学改变引起的不良反应**　老年人内环境稳定功能减退，机体自我调节和代偿能力减弱，药物作用靶点的敏感性升高或降低可引起药物的反应性发生改变，表现为老年人对大多数药物敏感性增高，尤其对中枢神经系统药物、抗凝血药、利尿药及抗高血压药的敏感性增高，导致药物在正常剂量下的不良反应增加，甚至出现某些药源性疾病。

### （三）药物与疾病的相互作用

据有关资料统计，老年人人均患病种数 67 ～ 70 岁为 5.6 种，70 ～ 80 岁为 7.2 种，81 ～ 90 岁为 9.4 种，多病共存导致多药共用。药物所致的疾病恶化在老年人中特别重要，它增加疾病的患病率，并且往往难于将隐匿的药物不良反应和对疾病的作用区别开来，导致诊断更加困难。药物与疾病的相互作用（drug–disease interactions）这些问题可以通过选择更加安全的替代药而得以避免。

### （四）用药依从性差

用药依从性（medication adherence）是指患者对医嘱的服从或遵从，即患者求医后其行为与临床医嘱的符合程度，为遵循医嘱的行为活动。患者主观地不服药或者不按照医嘱服药称为不依从（non–adherence），患者漏服药物，药物服用次数及剂量不足称为依从性不足（under–adherence）。依从指数（CI）= 已服药量 / 医嘱量 ×100%，CI 越大，依从性越好，是治疗获得成功的关键。有临床统计超过 40% 的老年患者未能正确用药，并因此导致治疗失败。其具体表现有自行改变药量、不按时服药、擅自停药、换药或加药、合并使用处方药和非处方药等。

### （五）安全用药常识缺乏

老年患者安全用药常识缺乏，自我风险管理能力较弱，加之求医心切，听从广告、游医宣传，乱用秘方、偏方或验方，仿照病友用药，追求名、贵、新药，擅自服用滋补药、保健药、抗衰老药和维生素等，造成药物不良反应的发生。甚至服用了假药、过期或变质药物，造成严重后果。过期药物可以使毒性增加，轻者会引起不良反应，重者危及生命。如胃复安（甲氧氯普胺）遇光变成黄色或棕黄色后，毒性增大；已变质的副醛（镇静催眠药）可引起代谢性酸中毒。

### （六）潜在不适当用药

老年患者由于生理老化、药效和药动学改变、药物间相互作用及药物与疾病的相互作用，其潜在不适当用药（potentially inappropriate medication，PIM）引起的药物不良事件（adverse drug events，ADE）更多且更严重。据美国的一项研究显示，老年住院患者出院时，PIM 显著增多，且半数处方来自于重症监护病房（ICU）。在美国，ADE 是第五大死因。为了减少药物不良事件的发生，全球共有 12 个国家或地区制定了老年人潜在不适当用药（PIM）目录。我国于 2015 年也编制出了老年人潜在不适当用药的目录。被纳入目录的药物具有以下特点：①老年人使用后易产生毒性和不良反应；②老年人使用后风险大于获益；③老年人使用后疗效不佳或疗效不确定；④可被较安全的同类药物替代。

## 第三节　老年人用药原则

合理用药（rational administration of drug）是指根据疾病特点、患者情况和药理学知识选择最佳的药物及其制剂，制订或调整给药方案，以期有效、安全、经济地防治和治愈疾病。从临床医学的药物治疗层面，很多学者在老年人用药原则方面做了一些探讨。如 Le Couteun 提出的四大原则：半量原则、小剂量原则、暂停原则和试验用药。我国学者蹇在金教授的六大原则：受益原则、五种药物原则、小剂量原则、择时原则、暂停用药原则和及时停药原则。在老年人用药的护理层面，我们从选药、安全和使用原则三方面进行探讨。其目的都是要达到安全、有效、经济和适当的合理用药。

### 一、选药原则

老年人由于多病共存、多药共用及药理学特性的变化，致药物不良反应发生率高，因此在选药时应慎重小心，做到“七先七后”。

**1. 先确诊，后选药**　用药前应根据老年患者的病情在专业医院由专业医生做出正确诊断，明确适应证后，选择疗效肯定且不良反应小的药物。正确的诊断是合理用药的前提，必须有明确的用药指征，否则最好不用药。

**2. 先非药物疗法，后药物疗法**　老年人治疗疾病时根据病情应首选非药物疗法，如理疗、按摩、针灸、食疗和心理疗法等，如老年人便秘时，若能通过进食富含纤维素的食物、腹部按摩等方式纠正改善，则无需用药。早期糖尿病可采用饮食疗法配合适当运动；轻型高血压可通过限钠、运动、减肥等方法得以改善；但急症和器质性病变应及时进行药物治疗。

**3. 先急症，后慢病**　当老年患者出现急症时，应首先选用控制急性病症的药物，治疗慢病药物视病情在医生指导下减缓使用，可避免多药合用导致的药物不良反应。如高血压急症应首先降血压，心绞痛发作应立即舌下含服硝酸甘油。患有感冒发热或急性胃肠炎时，应优先治疗这些急症，暂停使用降血脂或软化血管等药物。又如遇到突如其来的心脑血管急症时，暂停慢性胃炎或前列腺肥大的治疗等。

**4. 先老药，后新药**　常用的“老药”多经过长时间的临床实践，疗效肯定且不良反应明确。新药的性能和疗效，尤其是不良反应，需在临床广泛实践中不断考察，以进一步评价其安全性和潜在的危害性。

**5. 先外用药，后内服药**　为减少药物对老年人机体的毒副作用，能用外用药治疗的疾病如

皮肤病、风湿疼痛、扭伤等，可先使用外用搽剂、喷剂及风湿膏药等缓解病情，必要时再使用内服药物进行治疗。

**6. 先内服药，后注射药**　老年人重要器官功能减退，口服给药较其他途径给药的耐受性好，因此能用内服药控制病情时，最好不使用注射剂。尤其是输液，很容易引起输液热源反应、过敏反应、局部肿胀和出血等并发症。2014 年我国药物不良反应或事件报告涉及的药物剂型分布中，注射剂占 60.9%、口服制剂占 35.2%、其他制剂占 3.9%。其中静脉注射给药占 57.8%。因此应遵循能口服的不肌内注射，能肌内注射的绝不静脉注射的用药原则。

**7. 先中药，后西药**　2014 年我国药物不良反应或事件报告涉及的药物情况，按怀疑药物类别统计，化学药占 81.2%、中药占 17.3%、生物制品占 1.5%。根据老年人病情适宜中药治疗的某些疾病最好首选中药。注意中、西药不可任意同时服用。

## 二、安全原则

安全第一是老年人用药首要遵循的原则，是减少和避免药物不良反应的重要措施。

### （一）最低有效剂量

由于药动学和药效学的改变，老年人使用标准剂量药物时，效应和毒副作用有可能增加，为安全起见，用药应从小剂量开始，根据反应逐渐增至合适剂量。老年人用药量在《中华人民共和国药典》中规定为成人量的 3/4。老年人开始用药一般从成年人剂量的 1/4 开始，逐渐增大至 1/3 → 1/2 → 2/3 → 3/4，或按成人剂量的 1/5、1/4、1/2、2/3、3/4 顺序用药。并注意根据临床反应调整剂量，直至出现满意疗效而无药物不良反应为止。对高龄、体重较轻、一般情况较差的老年患者用药要遵循从“最小剂量”开始逐渐达到适宜的最有效剂量，并做到“岁加药减”，80 岁以上老年患者用药应为成年人用量的 1/2。如老年人对强心苷比较敏感，服小剂量即可能出现毒性反应，因此，建议老年人一般给予成人常规剂量的 1/2 或 1/4。

### （二）应用 5 种以下药物

有临床资料表明，同时用药 2 ～ 5 种者，药物不良反应发生率约为 4%，6 ～ 10 种时不良反应发生率为 7% ～ 10%，11 ～ 15 种时提高至 24% ～ 28%，同时用 16 ～ 20 种时升至 40% ～ 54%。老年人常同时患有多种疾病，需多药合用。对患有多种疾病的老年人，不宜盲目应用多种药物，可单用药物时绝不合用多种药物，用药种类尽量简单，最好 5 种以下，注意药物间潜在的相互作用。用药时首先应衡量药物不良反应危害是否大于疾病的本身；并注意抓主要矛盾，选用治疗主要疾病的药物；注重选择疗效确切而毒副作用小的药物；相同作用且毒副作用强的药物应避免使用；尽量选有双重疗效的药物，可以减少用药种类，如应用 β 受体阻滞剂或钙拮抗剂可同时治疗高血压和心绞痛，使用 α 受体阻滞剂可同时治疗高血压和前列腺增生等；重视非药物治疗，老年人并非所有不适症状、慢性病都需要药物治疗，如轻度消化不良、睡眠欠佳、疲劳等，只要注意饮食习惯、避免情绪波动、劳逸结合等，无需用药；减少和控制服用补药，一般健康老年人不需要服用补药，体弱多病者应在医师指导下适当服用滋补药物。

### （三）正确选择停药

**1. 暂停用药**　老年人在药物治疗的过程中，出现了新的症状，往往是药物所致的不良反应或是病情进展。前者应在监护下停药一段时间，后者则应加药。如停药后症状好转甚至消失，则

表明是药物的不良反应。对于服药的老年人出现新的症状，停药受益可能多于加药受益。因此，暂停用药是现代老年病学中最简单、最有效的干预措施之一。

**2. 及时停药**　用药时间长，发生不良反应也多。为了避免发生药物蓄积中毒、依赖性和成瘾性，老年人用药时间应根据病情及医嘱及时停药。当老年患者在药物治疗过程中症状缓解、疗程结束、病愈或无效时均应及时停药。对疗效不确切、耐受性差、未按医嘱服用的药物也要考虑停止使用。如肿瘤化疗结束后应立即停药，感染性疾病、疼痛、失眠等症状缓解后应及时停药。

**3. 逐渐停药**　长时间服用一些药物如激素、抗心绞痛药、平喘药等，在停药时为避免出现停药综合征或停药危象应逐渐减量停药。如β受体阻滞剂普萘洛尔必须逐渐减少，减量过程以2周为宜，否则可诱发心绞痛加剧、严重心律失常或猝死于心肌梗死。

**4. 延长停药**　老年人的细胞和体液免疫功能减弱，一般主张对于无肝、肾功能障碍患者，用药可稍增加剂量或适当延长疗程以防疾病复发。如感染性疾病经抗生素治疗后，病情好转、体温正常3～5天再停药为宜；消化性溃疡、抑郁症、甲亢及癫痫等疾病在药物治疗后症状消失，但为避免复发，需继续巩固治疗，待疗程结束时停药；而对于高血压、慢性心衰、糖尿病、帕金森病及甲减等疾病需长期用药，否则易复发。

### （四）避免禁忌或慎用的药物

老年人对有禁忌证的药物，要严禁使用。如消化性溃疡活动期和近期胃肠道出血是所有非类固醇抗炎止痛药首要的禁忌证。静脉输液应严格遵循配伍禁忌表。高危药物如洋地黄、抗心律失常药、抗高血压药、降糖药、抗肿瘤药、抗凝血药、抗生素、消炎镇痛药、镇静催眠药、麻醉药、抗抑郁及抗精神失常药等使用时应慎重。

### （五）注重个体化用药

老年人用药反应的个体差异比其他年龄组更加突出。因为老年人个体之间脏器及各种组织功能衰老程度不同、疾病种类不同、病情轻重不同、平常用药多少不同、机体对疾病状况的自身调节能力不同、对某种治疗方式的应答程度不同，因此对药物的反应及治疗效果不同。即使同一疗法或药物的同一剂量，在不同机体甚至同一机体的不同状态下，也可能产生不同的效应。因此，老年人用药要因人而异，用药选择要遵循个体化原则。根据老年人的年龄、体重、体质、肝肾功能、患病状况、治疗反应等进行综合考量，用药时应注意观察和分析药物的疗效与不良反应，找出个体的最佳方案和剂量。

### （六）加强药物监测

治疗药物浓度监测（therapeutic drug monitoring，TDM）是通过测定血液中药物的浓度，并利用药代动力学的原理和公式使给药方案个体化，以提高疗效，避免或减少毒性反应，同时也为药物过量中毒的诊断和处理提供有价值的实验室依据。TDM的应用，使临床医生在给予老年患者药物治疗的时候，能通过监测血药浓度知道为什么患者在特定药物剂量治疗下反应不佳或者即便给予标准药物治疗剂量仍然出现药物副作用。尤其对某些毒性大、治疗窗小的药物要进行血药浓度监测，如心血管疾病常用药物地高辛、胺碘酮；抗菌药物中的庆大霉素、阿米卡星、妥布霉素、万古霉素等；抗哮喘药的茶碱；抗癫痫药中的卡马西平、苯妥英钠；抗狂躁病的碳酸锂等及某些抗肿瘤药，以便及时调整剂量，防止和减少不良反应或不良事件的发生。同时还应注意其他

相关检查，如血压、心电图、电解质、血生化、肝肾功能等。

## 三、使用原则

### （一）选择最佳的用药时间

根据时间生物学和时间药理学的原理，人体的生理和病理变化与昼夜节律有关。不同的药物也有各自的最佳吸收和作用时间，因此有凌晨、空腹、饭前、饭时、饭后、晚上或睡前等用药时间的要求。同一个体，相同药物、相同剂量，给药时间不同，疗效不同，因此寻找最佳给药时间意义重大，可明显提高疗效和减少不良反应。如吗啡 21 时给药镇痛作用最强，15 时给药镇痛作用最弱；降糖药一般要求饭前半小时给药，但有些药如拜糖平（阿卡波糖）等，必须在进餐时给药；他汀类降血脂药晚上给药比白天更有效；降压药应在血压高峰前给药，一般 9 ～ 11 时和 15 ～ 18 时为血压高峰期。不要在血压低谷前给药，一般晚上至早晨起床前为血压低谷期，但根据不同的临床类型要加以变化，如杓型高血压应清晨给药；非杓型高血压应晚上给药，或联合用药，早晚分次服用；超杓型高血压应仔细分配给药剂量，使得早上血药浓度最高，夜间血药浓度最低（小剂量，短效）；高血压晨峰现象应睡前给药。除此之外，还要根据老年患者的脏器功能及患病状况选择最佳用药时间，如有些对胃肠道刺激较大的药物，如铁剂、某些抗生素等，放在饭后服用会减轻其对胃肠道的刺激。而一些健胃药物、抗酸药物、解痉止痛药物等，在饭前服用则会收到较好的疗效。心绞痛发作频繁的患者，大便前、上楼梯前含服硝酸甘油片，可预防发作。催眠药如巴比妥类需睡前服用。

### （二）使用简洁的用药方案

根据药理学的特点，老年人药物半衰期延长，消除时间延长，达到稳态浓度时间更长，给药间隔应延长。因此应选择每日 1 次或每日 2 次用药。每天服药 1 次的患者其服药依从性最好。并注意减少用药种类，避免交替和间歇用药。如最佳的抗高血压药疗方案应当是：每日用药 1 次确保 24 小时有效降压，24 小时确保 50% 的最大降压效果，兼具有抗动脉粥样硬化作用。

### （三）采用有效的给药途径和方法

对老年患者应尽量采用口服给药，这是一种简便、安全的方法且耐受性好。并注意提供方便的药物剂型，如存在吞咽困难的老年人不宜选用片剂、胶囊，最好选用颗粒剂型或液体剂型，如冲剂、口服液等。老年人因胃肠道功能不稳定，所以尽量减少使用肠溶缓释片，避免因胃肠蠕动加速而吸收不充分，又因便秘而增加吸收产生毒性。硝酸甘油片不能吞服，而要放在舌下含服。急性疾患可选择注射、舌下含服、雾化吸入等给药途径。

# 第四节　老年人安全用药的护理

随着年龄的增长，老年人记忆力减退，学习能力下降，对药物的特性、治疗目的、服药时间、服药方法和药物不良反应等问题常常不能完全理解，影响用药安全和药物治疗的效果。护理人员作为药物治疗的执行者、用药前后的监督者及用药宣教的指导者，在老年人安全用药护理中担负着重要职责。

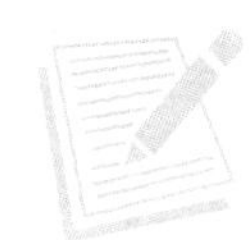

## 一、老年人用药评估

### （一）用药史评估

详细评估老年人的用药史，包括治疗药物的类型、名称、剂量、给药途径、时间、间隔、疗程及疗效等，仔细阅读既往和现在的药历（medication history）。药历是以合理用药为目的，收集临床资料，尤其要详细了解、记录曾引起过敏或不良反应的药物，通过综合、分析、整理、归纳，进而形成完整的记录，药历是为患者进行个体化药物治疗的重要依据，是开展药学服务的必备资料。药历的基本内容包括患者的一般情况、既往用药史、药物过敏史、病例摘要、现病用药史，以及应用临床药学知识对药物治疗进行的合理用药评价等。其临床意义是了解患者病情和药物治疗的整个过程，提供必要的药物咨询，指导个体化给药、减少药物不良反应，降低药物治疗费用，促进临床合理用药，掌握临床科室的用药情况。

### （二）各系统老化程度评估

可通过体格检查和辅助检查如彩超、内镜、CT、多普勒血流检查及生化免疫指标等评估老年人各组织器官功能的衰老状况。

### （三）患病状况评估

根据既往病史和现病史，参照辅助检查，评估目前患病的状况和程度。

### （四）服药能力评估

包括视力、听力、阅读能力、理解能力、记忆力、吞咽功能、获取药物的能力、发现不良反应的能力等。如能否辨认形状相似、颜色相似的药片；是否存在由于近期记忆减退，导致漏服药或重复服药现象；或者将服药时间混淆的问题；有无阅读并理解药物说明书的能力等。

### （五）心理评估

了解老年人对药物有无依赖、嗜药、害怕、恐惧、期望过高、对医生不信任、不遵医嘱、偏见固执、强迫妄想等心理状况。

### （六）家庭及社会状况评估

了解老年人的文化程度、饮食习惯、家庭经济状况，对当前治疗方案和护理计划的了解、认识程度和满意度，家庭的支持情况，以及医疗保险和社会福利等状况。一般文化程度较高，家庭条件优越，医疗保险及社会福利好的老年人对安全用药的重视和实施会更好。

## 二、安全用药的护理措施

### （一）密切观察和预防药物不良反应

**1. 密切观察** 老年人药物不良反应发生率高，护理人员在观察药物疗效的同时，更应注意观察老年人用药后可能出现的不良反应，做到及时发现、及时处理。如地高辛是临床常用的强心药，该药有效治疗的安全范围狭窄，治疗量与中毒量非常接近，老年人个体差异亦较大，若服用

不当，极易发生中毒反应，需密切观察有无恶心、呕吐等消化道反应及视觉障碍、神经系统症状、心血管异常等。

**2. 积极预防**　防患于未然，如对使用降压药的老年患者，要注意提醒其直立、起床时动作要缓慢，避免体位性低血压发生；服用抗心律失常药时，注意经常测量心率（脉搏）、心律及心电图；服用抗高血压药要每天测量血压；服用降血糖药应定时测量血糖、尿糖；服用利尿药注意测血钾、钠、氯；更年期后适当补充性激素可缓解机体的不适症状和防止骨质疏松，但不宜大量长期使用，因为使用雌激素过量可引起子宫内膜癌和乳腺癌，使用雄激素过量可造成前列腺肥大或癌变。

### （二）不同给药途径的药物护理

**1. 口服药物护理**　口服药片、药丸或胶囊时，老年人可能因唾液分泌减少，会出现吞咽药物困难，可在吞药前先喝一两口温水湿润咽喉，服药时需用温开水 150 ～ 250mL 送服，水量过少药物易滞留在食道壁上，既刺激食道，又延误疗效；颗粒剂型药物应温开水冲开，少加水多搅拌，让药物充分溶解后服用；口服液服用前应充分摇匀，最好使用标准量具；泡腾片一般宜用40℃左右的温水 100 ～ 150mL 冲泡，待完全溶解或气泡消失后再饮用，不宜用滚烫的热水。服药体位：服药的姿势以站立最佳，如情况特殊，亦应尽量坐直身体，卧位时尽可能抬高头部，吞下药片后约 1 分钟再躺下。此外，注意给药方式如舌下含服硝酸甘油者不可吞服；控释片、缓释片、局麻性镇咳药及肠溶片不宜掰碎或嚼碎后服用。

护士若发现老年人漏服药物，应注意以下护理要点：如忘记服药的时间与正常服药时间接近，最好是及时补服，以减少漏服药物带来的不良影响；如果漏服药物时间超过用药时间间隔的一半以上，一般不需要再补服，以免引起血药浓度突然升高而引起药物中毒。

**2. 注射药物护理**　避免在皮肤受损、瘫痪肢体注射，避免在血液透析造瘘血管处静脉注射；临床治疗需要输液者，应控制老年患者的液体量，一般每天输液量应控制在 1500mL 以内为宜，生理盐水不得超过 500mL；用葡萄糖时应了解患者是否有糖尿病史，如有糖尿病应加适量胰岛素及钾盐；避免擅自调节输液速度；严密观察注射部位有无渗漏或组织坏死；重视患者自我感受，如有胸闷、气急、呼吸困难等异常不适感，应立即给予抢救。

**3. 外用药物护理**　外用喷剂使用时注意避免接触眼睛、口和鼻内；液体药物如复方炉甘石洗剂属于混悬剂，用时必须摇匀。外用膏药注意对皮肤的刺激。

### （三）不同老年人的药物护理

**1. 对住院、住公寓的老年人**　护理人员应严格执行给药操作规程，按时将早晨空腹服、食前服、食时服、食后服、睡前服的药物分别送到患者床前，并照顾其服下。

**2. 对居家老年人尤其是独居的老年人**　将 1 周需用的药物预先分放好，便于老年人服用，也可建立服用药物的日程表或备忘卡。独居老年人服药自理存在问题者则需加强社区护理干预。

**3. 对于精神异常或不配合治疗的老年人**　护理人员需协助和督促患者服药，并确定其是否将药物服下。

**4. 对吞咽障碍和意识不清的老年人**　可通过鼻饲管给药。

**5. 对出院带药的老年人**　护士要通过口头及书面的形式，向老年人解释药物名称、剂量、用药时间、作用和副作用等，并用较大字体的标签注明用药剂量和时间，以便老年人识别。

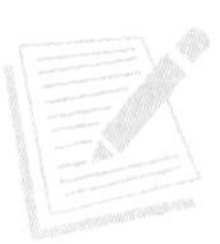

## （四）提高老年人用药依从性

老年患者遵医嘱用药是药物治疗有效的基础，不依从用药的后果有时可能危及生命。近年来老年患者的用药依从性降低的问题，已成为安全用药的隐患。因此，重视老年患者的用药依从性，对促进合理用药非常重要。

**1. 老年人用药依从性差的原因**

（1）衰老因素　随着增龄，老年人记忆力、视力、听力、认知能力、理解能力和日常生活能力等逐渐下降，会出现对医嘱理解不充分，不能按服药要求用药，忘记服药或重复用药等现象。如独居的老年糖尿病患者伴视力减退，选用胰岛素注射笔需要慎重，患者可能因为看不清而畏惧使用，或者错误使用。

（2）疾病因素　有些体弱多病的老年人不能自行遵医嘱用药，又怕麻烦别人。如患类风湿关节炎、脑血管后遗症或者帕金森病的老年患者可因药物容器体积过小或过大、瓶盖难以打开、分辨不清药片数量和种类等原因致用药依从性差；老年健忘、老年期痴呆患者会经常或长时间忘记服药；精神障碍患者因无人监督服药，不能确保按医嘱治疗。

（3）用药复杂　用药种类多、服药次数多，服药时间长，治疗方案复杂，给药方式或途径不简便，易导致多服、少服、错服、误服、漏服、剂量不准确、时断时续，不能很好地按照治疗方案服药。调查表明，患者用药的依从性与治疗用药方案的复杂性呈正相关。如在治疗心衰合并用药中，老年患者能按时服用地高辛，大多数老年人也记得服用利尿剂，但只有半数老年人能按时服用氯化钾。

（4）药物因素　药物太苦、味怪、难咽不能忍受；药物太贵经济负担不起，药物标签不清、剂型与规格不适宜或包装不当等因素可致用药依从性差。如药片太小不利于伴有视力差和手指灵活性减退的老年人分辨服用。此外药物的副作用可以助长不依从性造成患者停用。研究证实，副作用的发生率与早期中断治疗之间有着明显的联系。如患者服用三环抗抑郁药多在1周后才出现效果，在产生疗效之前出现了心动过速、眩晕等不良反应，患者自以为病情加重，因而对药物治疗效果产生怀疑，停服药物而中断治疗。

（5）心理因素　老年人心理因素的主要表现：①焦虑：有的老年患者对疾病不能及时治愈或缓解表现急躁，对药物疗效期望过高，急于求成，滥用、多用药物。②害怕：怕中毒、怕副作用、怕成瘾，造成不敢用药、擅自减量或停药。③悲观：部分老年患者对生活失去信心，不能很好地配合治疗，甚至拒绝用药。④不信任医生：自我主观意识强，不遵从医务人员指导，出现随意加药、换药和停药等现象。

（6）知识缺乏　不注重学习，缺乏自我保健意识和药理常识。出现盲目崇拜新药、补药、贵重药及进口药；听信广告、游医宣传，过分相信偏方或秘方；在非正规医疗机构看病用药；多科就诊，多处方用药；仿照病友用药；漏服药物时，不科学地补服药物；错误认为中药、非处方药（OTC）是安全的，使用不当，同样也会出现毒副作用。

**2. 提高老年人用药依从性的措施**

（1）加强用药指导　药师承担着监督执行、保护用药安全有效的社会责任，因此应重视药师在老年人安全用药中的指导作用，增进药师与临床医生、护理人员及患者之间的沟通。加强用药教育宣传，通过开展药物咨询服务、派发宣传小册、个人及团体指导等活动向老年患者及其家属讲解老年人安全用药的重要性、用药特点、用药原则、用药注意事项、药物的正确使用和保管方法。并把安全用药的教育贯穿于家庭、社区、门诊，以及住院期间和出院后。

（2）简化药疗方案　用药方案力求简单易懂，尽可能减少药物的数量、种类及服药次数，统一服药时间，使老年患者容易理解、记忆和接受。如高血压病患者使用长效制剂，每日用药 1 次，可保持 24 小时血压稳定。如果患者服用 CCB 类药物控制血压，当同时合并持续而轻微的低钾血症，可调整为 ACEI/ARB 类药物，在控制血压的同时具有保钾的作用，而不用增加单独的保钾药物。

（3）经济合理用药　选择老年人经济可负担、药效好、副作用小的适宜药物，可有效提高老年人用药的依从性，真正实现合理用药。WHO 的合理用药标准是：①开具处方的药物应适宜；②在适宜的时间，以公众能支付的价格保证药物供应；③正确地调剂处方；④以准确的剂量、正确的用法和用药时间服用药物；⑤确保药物质量安全有效。

（4）制订细化措施　为了保证按时服药可制订以下具体措施：①保留病历药历：患者完整的病历和药历，有利于定期核查用药、长期随访。有助于护士、医生、药师了解患者的病史、用药史及药物过敏史，及时发现药物不良反应和调整用药，指导患者合理用药。②药物摆放醒目：把药物固定放在醒目和每天经常能看到的位置，如餐桌上、电视机旁、卧室床头、电话旁等处，便于提醒用药。③使用特定药盒：建议制作或购买 1 周用药的小药盒，标明周几、早中晚、饭前饭后服药等字样，或书写一个服药记录单等，可防止漏服药物。④设立提醒装置：利用电子钟、手表、手机或定时器，定好时间，提醒按时服药；有条件的可买一个智能电子药盒，自动定时提醒服药等，利于老年患者按时用药。

（5）建立用药支持　求医方便，容易获得用药的帮助和支持，其依从性就会大大提高。如城镇的老年患者较农村的老年患者服药依从性好，这与医疗服务条件的优劣密切相关。家庭和亲属的支持，如和睦的家庭环境，伴侣、子女及亲属的关爱、支持和照顾会有效提高老年人服药依从性，在很大程度上弥补了造成老年患者服药依从性降低的不利因素。

（6）促进护患沟通　护理人员应理解老年人患病的痛苦，尊重老年人的用药心理，加强与老年患者及亲属的沟通和交流，耐心倾听，积极帮助，给予老年人更多的安全用药知识。和谐的护患关系能使护理人员及时全面了解老年人的心理状况，及时防范各种影响用药依从性的因素，更好地提高其服药依从性。

## 三、健康教育

### （一）服从医务人员管理

**1. 强调遵医嘱用药**　要告知老年人遵医嘱用药是提高疗效和避免药物不良反应发生的重要保证。医生根据患者病情做出医疗诊断并制订正确的药物治疗方案，应选用安全、疗效确定、毒副作用相对较低的药物进行治疗。

**2. 听从药师建议**　应告知老年人听从药师建议的重要性。药师根据医学与药学的系统知识，可及时发现、防止、解决一切不利于保证药疗最佳效果的问题，提示患者用药的注意事项，帮助患者更安全合理地使用药物。

**3. 接受护理人员监管**　向老年人讲解用药保健知识，使老年人充分了解药物的作用、不良反应、用药次数、用药时间和给药途径等知识，教育老年人避免症状好转即停药、他人推荐即换药、症状加重即加药等不科学的做法，提高其用药依从性。

### （二）提高自我管理能力

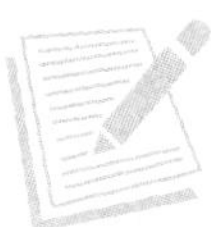

**1. 重视非药物治疗**　通过合理膳食、加强锻炼、心理调节、建立良好的生活方式及用按摩、

针灸、艾灸、理疗等非药物治疗方法来缓解症状、减轻痛苦、治疗疾病，减轻对药物的依赖。

**2. 不擅自用药**　即不自行买药、不主动求药、不随便停药、不长期吃药、不随意换药、不自主调药。停药或换药前先告知医生。走出用药求新、求洋、求贵、求多、滥用非处方药和补药的误区。

### （三）管理好居家药物

在老年人家里应根据自身病情和需要常配备一些药物，如高血压患者必备降压药，糖尿病患者配备降糖药等。同时应备用少量急需药物，如速效救心丸、硝酸甘油、云南白药喷雾剂、烫伤膏、创可贴、退热药等。居家药物管理如下：

**1. 药物的标签**　告知老年人保留原标签，标明药物名称、用法、用量、作用和慎用、禁忌证、药物有效期。没有标签的药物应书写名称，标记清楚。内用药与外用药不要混放，应分开放置，外用药物用红色标签或红笔书写，以便区分，注明不可口服，防止误用。

**2. 药物的存放**　药物应存放在避光、干燥、密封、阴凉处，不要放在潮湿、高温和阳光直射的地方；遇热易破坏的生物制品、抗生素等应冷藏，如胰岛素应保存在 2 ～ 8℃的冰箱冷藏室内；中药材不宜放在冰箱中贮存。对于生活不能自理或有记忆力、理解力障碍的老年人，应由家属或老年人的照顾者负责给药。所有药品不能存放在老年人、孩童能轻易拿到的地方。

**3. 药物的有效期**　定期整理药柜，保留在有效期的常用药和正在服用的药物，弃除过期、变质的药物。

**4. 药物的规范管理**　清理国家明文规定的淘汰药物及标签不全的药物。

### （四）注重生活及饮食对药物的影响

烟、酒诱导肝药酶，加速茶碱、华法林、甲苯磺丁脲的代谢；铁剂、氟奋乃静与茶同饮易形成沉淀；糖尿病患者需控制饮食，才能保证降糖药的疗效；限盐可保证强心苷、降压药的疗效；磺胺类药物易在尿道析出结晶，引起结晶尿、血尿、尿痛等，故服用时需大量喝水，忌酸性饮食如鲜橘汁、醋等。

### （五）完善随访工作

老年患者用药的安全性和依从性必须持续不断地强化，因此做好出院后的随访工作尤其重要。定期随访内容包括：是否产生期望的药效；发现不良反应，特别是新症状；评估依从性并做出必要指导；动态修订给药方案等。定期的电话随访是必要而有效的，家庭访视进行面对面的沟通交流可提高老年患者的用药依从性，减少药物不良反应发生，促进老年人的安全合理用药。

# 第七章 老年人常见健康问题及护理干预

多种疾病共存是老年人患病特点之一，因此对于老年人而言，健康的重点是功能健康，而不是没有疾病。老年人健康问题已成为老年医学研究的重要组成部分，国际上常用老年综合征（geriatric syndromes）描述老年人群常见的、能在一定程度上影响其发病率和死亡率的健康问题，比如疼痛、跌倒、大小便失禁、意识模糊、进食问题、睡眠障碍等，而不是具体的疾病分类。2005 年美国老年协会建议将老年综合征作为老年医学研究的重点。护士可通过关注老年综合征来预防不必要的医源性疾病发生，促进老年患者达到最理想的功能状态，提高老年人的生活质量，实现健康老龄化和积极老龄化。

## 第一节 疼 痛

疼痛（pain）是由感觉刺激而产生的一种生理、心理反应及情感上的不愉快经历，是机体对有害刺激的一种保护性防御反应，常分为急性疼痛、持续性疼痛、躯体疼痛、内脏疼痛、神经性疼痛等。疼痛是老年人晚年生活中经常存在的一种症状，可使老年人睡眠不良、社会活动减少、疾病恢复缓慢，导致老年人生活质量下降。

不论患者的诊断或疼痛类型如何，评估及有效的疼痛管理是患者的权利。安大略癌症治疗改善研究所（Institute for Clinical Systems Improvement，ICSI）指出疼痛管理必须是以人为本的、多方位的和全面的，考虑影响人的生物、心理、社会、精神、文化因素。

【护理评估】

**1. 健康史** 老年人疼痛影响因素较多，既受年龄、疾病的影响，也受个人经验、文化教养、情绪、个性及注意力等心理社会因素的影响，因此疼痛评估尤为重要。需详细询问疼痛起始时间、部位、强度、性质、持续时间及对疼痛的耐受性和用药史，有无疼痛关联情况（如运动时疼痛）；评估老年人的非语言性疼痛指征，如不安、紧张、身体扭曲、面部表情异常、血压升高等，特别对于难以评估的情况（如患有严重认知障碍的老年人）应观察其行为变化和生理变化；最后评估疼痛对老年人的功能状态、情绪、睡眠等的影响。护理人员应以整体观对老年人的疼痛进行个体化的评估，切忌以自身的理解和体验来主观判断老年人的疼痛程度。

疼痛分级：按 WHO 的疼痛分级标准进行评估，疼痛分为四级：

0 级：指无痛。

1 级（轻度疼痛）：平卧时无疼痛，翻身咳嗽时有轻度疼痛，但可以忍受，睡眠不受影响。

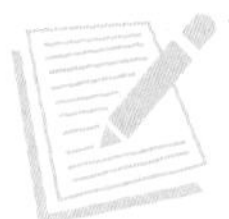

2 级（中度疼痛）：静卧时痛，翻身咳嗽时加剧，不能忍受，睡眠受干扰，需用镇痛药。

3级（重度疼痛）：静卧时疼痛剧烈，不能忍受，睡眠严重受干扰，需要用镇痛药。

**2. 身体状况**

（1）骨骼肌肉系统 老年人疼痛可表现为异常的步态、姿态，关节活动受限，炎症压痛点，肌肉痉挛等。

（2）神经系统 局部肌无力、萎缩、异常反射，交感神经持续性疼痛可有自主神经功能紊乱表现，如直立性低血压、大小便失禁等。

**3. 疼痛程度常用评估工具**

（1）数字评定量表（numerical rating scale，NRS） 由数字0到10表示从无痛到最痛，评分越高则疼痛强度越大。NRS通常用来测试老年人过去24小时内的疼痛强度。

（2）文字描述评定法（verbal descriptor scale，VDS） 把一条直线等分成5段，每个点均有相应的描述疼痛程度的文字，如“没有疼痛、轻度疼痛、中度疼痛”等。

（3）视觉模拟量表（visual analogue scale，VAS） 用一条直线量尺，最左端表示无痛，最右端表示剧痛。使用时由老年人将疼痛感受标记在直线上，线左端至老年人所画竖线之间的距离即为该老年人主观上的疼痛强度。这种评分法对于老年人及表达能力丧失者尤为适用。

（4）面部表情图（face expressional，FES） 采用从微笑、悲伤至哭泣的6种面部表情来表达疼痛程度，常用于评估不能表述和无法配合的老年人。

（5）其他特殊评估 对不能采用有效的评估工具进行自我汇报的患者进行全面评估。例如：认知障碍的老年人、危重或昏迷患者等，可借助特定的疼痛行为评估量表、从照护者处获取信息、生命体征等来帮助评估。

**4. 心理－社会状况** 心理评估应该包括精神状态和适应能力，评估有无抑郁、焦虑，有无社会适应能力下降等，便于医护人员和家属为老年人提供更全面的护理与关爱。同时，需要评估患者的信念、知识以及对疼痛和疼痛管理的了解程度。对疼痛有关知识的缺乏以及普遍存在的对疼痛的误解阻碍了疼痛评估和管理的有效性。我们要帮助患者及其家属或者其照顾者理解不能缓解的剧烈急性疼痛会引起长期疼痛问题，将会影响身体的其他功能或延迟康复。

## 【常见护理诊断/问题】

**1. 急性疼痛/慢性疼痛** 与组织损伤和反射性肌肉痉挛、骨骼退行性变、血管疾病、糖尿病、感染等有关。

**2. 焦虑** 与紧张疼痛及担心治疗、预后等有关。

**3. 抑郁** 与长期慢性疼痛并对治疗丧失信心等有关。

**4. 舒适改变** 与组织损伤，疼痛导致老年人生活质量下降有关。

**5. 睡眠功能紊乱** 与疼痛有关。

## 【护理措施】

**1. 减少疼痛诱因** 设法减少或消除引起疼痛的原因，常用于急性疼痛。如外伤所致的疼痛，应酌情予以止血、包扎、固定、处理伤口等措施；术后摆放舒适功能性体位以缓解疼痛；胸腹手术后，因咳嗽或深呼吸引起伤口疼痛，术后指导按压伤口后再进行深呼吸或咳痰。

**2. 药物止痛**

（1）常用止痛药物 非甾体抗炎药（NSAID）具有外周神经和中枢神经镇痛的双重作用，长期使用易引起老年人胃肠道出血等风险，且具有天花板效应，即止痛药超过一定剂量时，再加量

不能增加止痛的效果，反而会明显增加毒副作用；阿片类镇痛药物适用于急性疼痛和恶性肿瘤引起的疼痛，不具有天花板效应，不良反应有厌食、恶心、出汗、心动过速等，但可随药物剂量减少而减轻；抗抑郁药物，用于各种慢性疼痛综合征，护理时应注意三环类和四环类抗抑郁药不能用于严重心脏病、青光眼和前列腺肥大的老年人；曲马朵主要用于中等程度的各种急性疼痛和手术后疼痛；外用镇痛药（芬太尼透皮贴剂）适用于不能口服者和已经应用了大剂量阿片类药物者。

（2）*用药护理*　WHO推荐根据患者疼痛的剧烈程度选择适当的药物：轻度疼痛采取单独用药或合并行为疗法，中度疼痛采用弱阿片类药物或小剂量强力阿片类药物，剧烈疼痛一般使用强力阿片类药物。对于强烈的创伤或术后疼痛，可采用间歇或连续的静脉注射，或脊椎麻醉能达到更快且更持久的止痛效果。护理人员应熟练掌握相关药理知识，正确按医嘱使用镇痛药物，用药过程中密切观察老年人病情和疗效。研究显示，短暂的疼痛会导致长期的生理改变，因此应鼓励患者使用镇痛药，或在疼痛变得更严重之前进行镇痛治疗。

**3. 非药物疗法**　非药物疗法或结合恰当的止痛药物，是疼痛整体护理计划中的一部分。非药物疗法可降低治疗风险和不良反应的发生，常用的方法包括体育锻炼、物理疗法、松弛疗法、音乐疗法等。此外，患者教育也可显著提高疼痛治疗效果。需明确的是，非药物止痛疗法不能完全替代药物治疗。

**4. 中医护理**

（1）*穴位按摩*　根据疾病的部位、病情、疼痛程度等选穴，如胃痛选择内关和足三里；肝区疼痛可选择期门和肝俞为主穴，足三里和全息穴为配穴；咳嗽胸痛选择肺俞和云门为主穴，全息穴、大肠俞等为配穴。可使用点、压、按、揉及一指禅等手法进行按摩，按压时有“酸、麻、胀、痛”感，此法舒适度高，因此老年人容易接受。

（2）*针刺*　根据疼痛的部位，针刺相应的穴位，使人体经脉疏通、气血调和以达到止痛的目的。此法虽止痛效果明显，但有针刺痛，因此在临床使用前要评估老年人对疼痛的耐受程度及配合程度。

**5. 心理护理**　护理人员应具有同理心，耐心倾听诉说，协助老年人分散注意力，指导深呼吸或采用良好的暗示疗法，对强烈克制疼痛的老年人给予鼓励和疏导；对于慢性疼痛伴有行为障碍的老年人，应给予正面鼓励，指导老年人正确看待疾病，帮助老年人培养健康有益的行为。

## 【健康教育】

**1. 知识宣教**　指导老年人正确使用疼痛评估工具，并能准确描述自身疼痛的部位、性质、持续时间、规律；指导老年人采用减轻疼痛的方法，如保持舒适体位，深呼吸，分散注意力，适当参加户外活动，锻炼身体。

**2. 生活指导**　疼痛易引起食欲减退，应鼓励老年人进食，保证机体有充足的营养支持，多吃新鲜蔬菜和水果，忌食生冷、油腻食物，保持大便通畅，减轻腹胀，避免诱发疼痛。良好的兴趣爱好可有效分散老年人的注意力，鼓励老年人多参加业余活动，保持良好心情，从而达到良好的缓解疼痛效果。

**3. 用药指导**　指导老年人正确使用止痛药物，确保用药安全，严格遵医嘱，不能擅自加量、减量和停药。

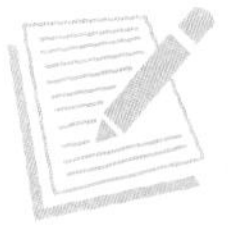

## 第二节 跌 倒

跌倒（fall）是指突发的、不自主的、非故意的体位改变，倒在地上或更低的平面上。国际疾病分类（ICD–10）将跌倒分为两类：①从一个平面至另一个平面的跌落；②同一平面的跌倒。

跌倒的发生随着年龄的增加而增加，老年人跌倒不仅发生率高，而且常造成严重后果，也是老年人伤残和死亡的重要原因之一。2015 年全国疾病监测系统死因监测数据显示：我国 65 岁以上老年人因跌倒而导致的死亡是老年人首位伤害死因。

跌倒不仅会导致机体各部位的损伤，造成日常活动能力下降，而且会影响到老年人的心理，使其由于害怕跌倒而产生焦虑、抑郁情绪，丧失独立行走的信心，进而限制其日常活动，产生依赖、退缩心理，同时也加重照顾者身心负担和社会负担。

### 【护理评估】

**1. 健康史** 老年人跌倒是由内因与外因共同作用的结果，应详细了解老年人既往跌倒史和最近一次跌倒的情况；有无惧怕跌倒的心理；是否有与跌倒相关的疾病；诊治情况如何；是否使用可引起跌倒危险的药物；近 1 周来有无服用或如何服用哪些药物，尤其是降压药、抗精神病药或镇静药。应详细进行本次跌倒情况评估：跌倒的时间、环境、处理方法；跌倒前老年人的活动，是否有前驱症状，如头晕、心悸或呼吸短促等；有无任何明显的外伤；有无意识丧失、大小便失禁等。对跌倒情况完整详细地评估可以全面了解老年人跌倒原因，便于在进行进一步身体检查时可依据所搜集到的资料，将检查重点放在相关系统上。

**2. 危险因素**

（1）生理因素　与老化有关的改变。老年人的前庭感觉功能、视觉、本体觉、深度觉均在减退；中枢神经系统和周围神经系统的控制能力下降，反应迟缓；肌力减弱、平衡功能下降；夜尿增多（每晚大于两次）、体位性低血压等因素，使跌倒的危险性明显上升。

（2）病理因素　心肺功能受损：充血性心力衰竭、心律不齐、冠心病、慢性肺脏疾病；神经功能受损：帕金森病、脑血管疾病、昏厥或癫痫发作；骨骼肌肉疾病：下肢关节病变、足畸形、肌肉疾病、骨质疏松症；认知功能改变等。

（3）药物因素　镇痛安眠药、抗抑郁药，尤其是阿片类药物会降低警觉或对中枢抑制；抗高血压药、抗心律失常药、利尿剂会减少大脑的血供；氨基糖苷类抗生素、大剂量利尿剂直接引起前庭中毒；噻嗪类药物导致锥体外系反应增多，均增加老年人跌倒的风险。

（4）心理因素　精神状态和认知能力与机体对环境、步态及平衡的控制能力有关。当判断能力受损或对周围的环境陌生时，跌倒的危险性增加。跌倒与焦虑、抑郁、痴呆、害怕跌倒心理等也有关。研究表明：社区中能独自活动，但做事急躁、性格固执的老年人跌倒的危险性较高。

（5）外在因素　①穿戴不合适：裤腿过长，穿拖鞋或尺码不合适的鞋，鞋底不防滑；佩戴度数不适合的眼镜，行动不便，没使用助行器或助行器不合适等。②环境因素：光线昏暗或过于强烈；地面过滑、不平、潮湿、有障碍物；家具位置摆放不当、稳定性差或位置改变；床铺和座椅过高或过低，楼梯、浴室及房间内缺少扶手装置，台阶过高或边界不清晰；影响感官的设置（如重复性花纹过多的地毯）等。另外，环境的变迁，如老年人入院或入住养老机构，适应新环境的压力也会增加老年人跌倒的风险。

（6）其他因素　饮酒过多、营养不良、脱水等。

**3. 跌倒风险评估工具** 有计时起立－步行测验（timed up and go test，TUGT）、平衡与步态功能评估、Berg平衡量表（Berg balance scale，BBS）、Morse跌倒评估量表（Morse fall scale，MFS）、Hendrich Ⅱ跌倒因素模型量表（Hendrich Ⅱ fall risk model，HFRM）、托马斯跌倒风险评估工具（St Thomas's risk assessment tool，STRATIFY）、霍普金斯跌倒风险评估表（Jonhs Hopkin's fall risk assessment tool）等。可根据不同场所、不同老年人情况等针对性地选择使用。

**4. 身体状况** 老年人跌倒后可并发多种损伤，如软组织损伤、骨折等，跌倒后应重点检查着地部位、受伤部位，并对老年人做全面而详细的体格检查。

（1）软组织损伤 一般表现有局部疼痛、压痛、肿胀及瘀斑；重度软组织损伤还包括关节积血、脱位、扭伤、血肿，以及不同程度的活动受限。

（2）头、胸、腹部及内脏损伤 对头部先行着地者，要检查有无外伤痕迹，鼻腔和外耳道有无液体流出；胸廓两侧呼吸是否对称；听诊呼吸音有无减弱或消失；触诊胸部有无触痛。疑有内脏损伤者，观察腹部有无膨隆，触诊有无肌紧张、压痛、反跳痛。必要时行腹腔诊断性穿刺。

（3）骨折 由于骨质疏松、骨脆性增加，老年人跌倒时极容易发生骨折，特别是股骨颈骨折、椎骨骨折及髋骨骨折，易导致老年人长期卧床，使健康状况急剧恶化。骨折的典型表现：局部疼痛和压痛、肿胀、瘀斑、肢体功能障碍、畸形。老年人跌倒后髋部疼痛，不能站立和行走，应考虑股骨颈骨折。

**5. 辅助检查** 跌倒后疑似并发骨折，应行X线检查；头部先行着地应做头颅断层扫描（CT）或磁共振（MRI）；血压的测定应包括平卧位血压和直立位血压以排除体位性低血压；做视力检查，包括视力和视敏度；怀疑低血糖者应做血糖检测。

**6. 心理－社会状况**

（1）评估老年人活动的愿望和信心 约50%有跌倒史的老年人惧怕再次跌倒，对活动丧失信心，因为这种恐惧不敢活动者占25%，有些老年人甚至回避购物、打扫卫生等日常活动，使老年人的社交活动明显减少。

（2）评估老年人日常生活能力 跌倒后的损伤还会导致老年人日常生活能力下降，影响生活质量。

（3）评估老年人社会支持系统状况 因跌倒造成机体残障，使医疗费用支付增加，加重家庭及社会的经济及精神负担。

## 【常见护理诊断/问题】

**1. 有受伤的危险** 与跌倒有关。

**2. 恐惧** 与害怕再次跌倒有关。

**3. 疼痛** 与跌倒后的组织损伤有关。

## 【护理措施】

**1. 预防措施**

（1）全面评估 对老年人跌倒的内在危险因素做评估，并让老年人及家属清楚地了解老年人跌倒的风险级别。针对不同风险级别及高危因素，采取针对性预防措施。

（2）健康教育 是有效降低跌倒发生率的措施，并需要同时告知老年人及家属/照顾者。老年人症状不同，可能发生跌倒的危险因子也不同，护理人员应针对疾病及症状对老年人及家属进行针对性宣教。

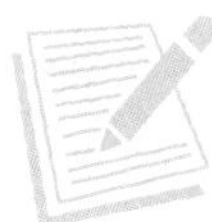

（3）活动锻炼 鼓励老年人坚持参加规律的体育锻炼，以增强肌肉力量、柔韧性、协调性、

平衡能力、步态稳定性和灵活性，从而减少跌倒的发生。可选择散步、练太极拳、快走等运动，针对性地进行转移训练、步态训练、平衡训练、关节活动训练，并协助训练使用辅助用具或助行器。

（4）生活护理　穿着合脚的布鞋、防滑袜，尽量不穿拖鞋；裤子或裙子不宜太长；穿脱鞋袜或裤子时应采取坐位。个人物品如眼镜、助听器、电话、助行器等放在老年人方便拿取的范围。对住院的跌倒高危老年人，应加强巡视，及时提供帮助。

（5）环境改善　环境因素是引起跌倒的重要因素之一，老年人跌倒意外中 50% 与外周环境密切相关。有研究表明，家庭环境危险因素调整可使有跌倒史的老年人跌倒的危险性降低 34.1%；约 25% 的跌倒发生在洗手间。因此，环境要求做到室内光线充足、柔和；地面干净、干爽，无水渍、油渍，遇到潮湿天气及时用干拖把擦干地面；洗手间、浴室设扶手，为行动不便的老年人提供淋浴椅。老年人活动空间无障碍物，家具的数量尽量要少，摆放位置固定且适当；床、椅子的高度以老人取坐位、脚掌能完全踩到地面为宜；如为有摇手的床，需注意摇手及时归位，避免绊倒。

（6）针对性预防措施

1）组织灌注不足所致的跌倒　有效控制血压，预防直立性低血压的发生。老年人一旦出现不适症状应马上就近坐下或搀扶其上床休息。在由卧位转为坐位、坐位转为立位时，速度要缓慢，离床前双腿悬空 2 分钟，或改变体位后先休息 1 ～ 2 分钟。

2）平衡功能差所致的跌倒　借助合适的助行器能部分降低跌倒的危险。对平衡功能差的老年人还应加强看护。在其床尾和护理病历上做醒目的标记，并建立跌倒预防记录单。

3）药物因素引起的跌倒　对因服用增加跌倒危险的药物，应减少用药剂量和品种，睡前床旁放置便器；有意识障碍的老年人床前要设床挡；帕金森病患者遵医嘱按时服用多巴胺类药物；患骨关节炎老年人可采取止痛和物理治疗，必要时借助合适的助行器。

4）精神异常引起的跌倒　应密切关注老年人的精神及心理变化，对于烦躁不安的老年人，必要时可考虑使用身体约束，但必须做好约束的护理。密切观察患者神智、活动及约束部位的皮肤情况；同时需注意约束器具本身的安全性，避免进行不必要的约束。约束使用不当，是引起患者功能退化加速的一大原因，且使老年人丧失自尊心。也有老年人为了挣脱约束而引起跌倒，研究证明，10% ～ 47% 的老年人跌倒与不当的身体约束有关。

5）家居因素引起的跌倒　应根据老年人的具体要求改装合适的床、座椅、安全扶手等，高跌倒风险的老年人必要时可使用离椅或离床报警器，使用低床或在地板上加软垫，去浴室或厕所需有人陪伴。

6）多学科团队合作应对复杂情况　反复跌倒、有多种危险因素或有复杂需求的老年人需要转诊到专业医疗服务机构或多学科跌倒预防门诊进一步评估并提供适当干预。平衡失调可能表明躯体感觉、视觉或前庭系统功能障碍，需要神经科医生或神经病学专家进行专门评估。在某些情况下，一个由多学科团队组成的跌倒专项小组适合于有高风险的老年人。多学科团队的组成包括物理治疗师、营养师、药剂师、老年病学家、眼科医生、神经科医生或其他专科医生、护士、社会工作者等。

**2. 跌倒后的处理**

（1）发现老年人跌倒，不要急于扶起，要分情况进行处理。①意识不清：应立即拨打急救电话；有外伤、出血，立即止血、包扎；呕吐者将头偏向一侧，并清理口、鼻腔呕吐物，保证呼吸道通畅；抽搐者移至平整软地面或身体下垫软物，防止碰、擦伤，必要时牙间垫较硬物，防止舌咬伤，不要硬掰抽搐肢体，防止肌肉、骨骼损伤；如呼吸、心跳停止，应立即进行胸外心脏按压等急救措施；如需搬动，保证平稳，尽量平卧。②意识清楚：询问老年人跌倒情况，如不能记起跌倒过

程，可能为晕厥或脑血管意外；如有剧烈头痛或口角歪斜、言语不利、手脚无力等提示为脑卒中；如有关节异常、肢体位置异常等提示骨折，双腿活动、感觉异常及大小便失禁等提示腰椎损害，非专业人员不要随便搬动，以免加重病情。以上情况均应立即拨打急救电话或护送老年人到医院诊治。如老年人试图自行站起，可协助老年人缓慢起立，坐卧休息并观察，确认无碍后方可离开。

（2）自我处置与救助。老年人跌倒后躺在地上起不来，时间超过1小时，称为“长躺”，长躺可引起脱水、压疮、横纹肌溶解、体温过低、肺炎等问题，甚至会导致死亡。有不少老年人独自在家时会发生跌倒，因此，要教会老年人，在无人帮助的情况下，可采用“挪、翻、俯、跪、立”安全起身（图7–1、图7–2、图7–3、图7–4、图7–5）。对于跌倒风险高的老年人需有人照顾、避免独处，对住院的跌倒高危老年人，护士应该加强巡查，发现潜在不安全因素。

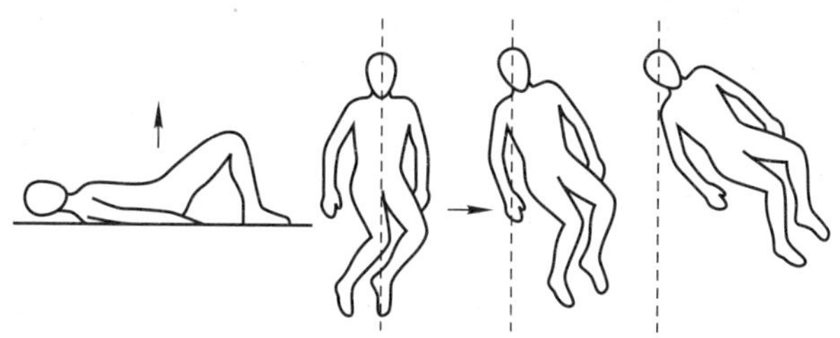

图 7–1　移动肢体并保暖

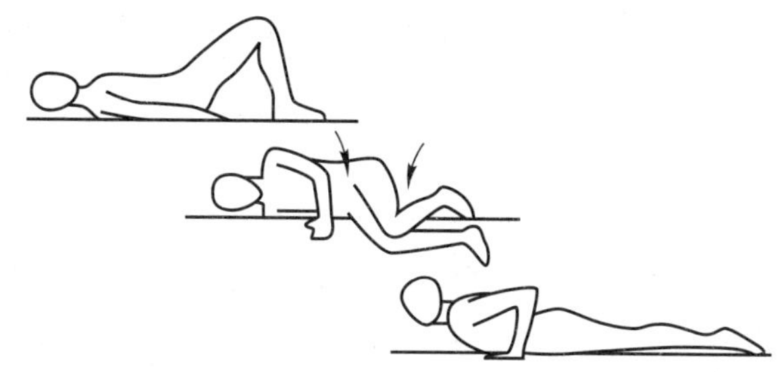

图 7–2　向椅子方向翻转身体，变成俯卧位

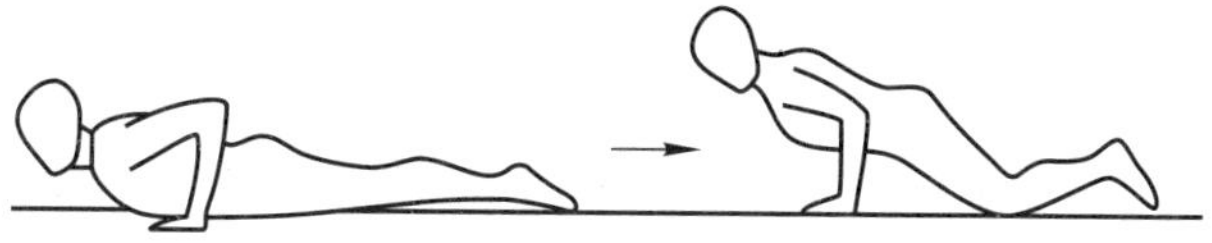

图 7–3　尽力使自己面向椅子跪立

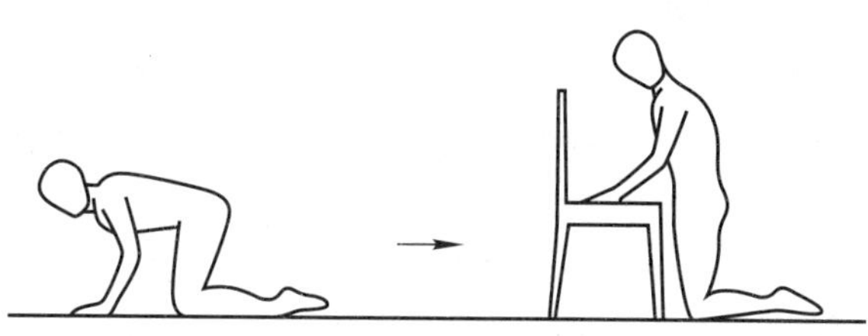

图 7–4　以椅子为支撑尽力站起来

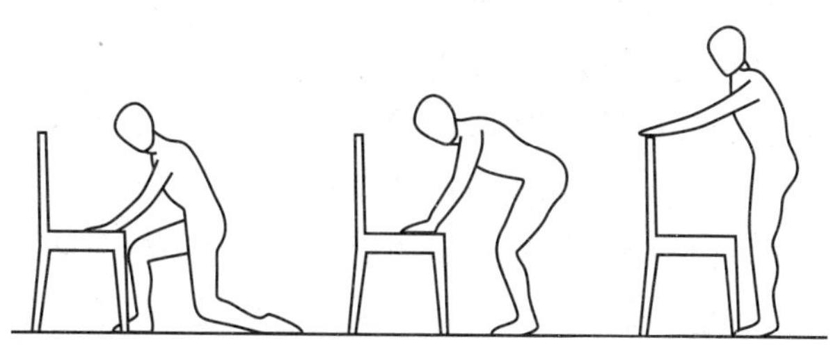

图 7–5　起身、求助

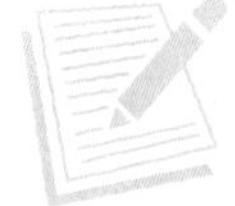

（3）心理护理。如老年人存在跌倒恐惧心理，要帮助其分析恐惧的缘由，是身体虚弱还是受以往自己或朋友跌倒的影响，并共同制订针对性的措施，克服恐惧心理。

【健康教育】

**1. 知识宣教** 讲解与跌倒有关的疾病、环境及自身因素，介绍跌倒所造成的身心伤害，让老年人了解跌倒的原因及危险因素。如多次出现相似情况下的跌倒，应考虑与某种疾病有关，应及时查明原因给予治疗。

**2. 生活指导** 指导老年人进行规律的体育锻炼，增加肌肉力量和柔韧性。注意穿着合适和环境安全，如因环境等外在因素所致，要总结经验，及时消除危险因素。

**3. 康复指导** 进行预防跌倒的康复训练，消除恐惧心理，坚持体育锻炼，必要时可使用助行器保持平衡。

## 第三节 便 秘

便秘（constipation）表现为排便次数减少（每周排便少于3次）、粪便干硬和（或）排便困难，临床常用罗马Ⅲ诊断标准诊断慢性便秘。老年人便秘患病率为15%～30%，长期卧床的老年人患病率可高达80%。便秘可导致老年人腹部不适，严重的引起肠道梗阻、直肠脱垂、谵妄、晕厥，严重心脏疾病患者甚至诱发猝死。

【护理评估】

**1. 健康史** 老年人便秘是内因和外因共同作用的结果。既往史评估：了解患者的疾病史、用药史、家族史、饮食习惯、生活方式及有无精神抑郁、认知障碍、慢性便秘等。近期便秘的情况：了解便秘开始时间、大便频率和性状、有无便血及伴随症状。了解有无使用通便药物及用药效果等。

**2. 危险因素**

（1）生理因素 老年人因机体老化，消化系统生理功能衰退，肠壁肌肉萎缩，胃结肠反射减弱，直肠敏感性降低，肛门内外括约肌肌力减弱，大便的排尽速度减慢等原因，使食物在肠内停留过久，水分被过度吸收而引起便秘。

（2）病理因素 脱水是便秘的一个常见原因。帕金森病、糖尿病、痴呆、脊髓损伤性疾病、代谢性疾病、低钾血症、高钙血症、脑血管疾病、结直肠癌、机械性肠梗阻、脱肛等疾病也容易引起便秘。

（3）药物因素 老年人常因合并多种慢性病而服用多种药物，从而增加便秘的危险。铁剂、补钙营养品、抗胆碱能药物、钙离子通道阻滞剂、利尿剂、阿片类镇痛剂、抗抑郁药物等常会引起便秘。长期滥用泻剂，使肠壁神经感受细胞的应激性降低，亦会导致排便困难。

（4）饮食因素 老年人由于食量减少，饮食精细少渣，缺乏纤维，导致粪便体积减小、黏滞度增加，在肠内运动缓慢，使水分被过度吸收而导致便秘。水分摄入减少：老年人对高渗性刺激反应降低，对口渴不敏感，有的老年人因身体或认知受损而限制水分摄入，如为了控制排尿次数而自主减少水分的摄入。饮酒、喝咖啡、喜食辛辣食物、偏食等与便秘的发生也有关。

（5）生活方式因素 生活起居无规律，久坐不动、运动量减少等导致缺乏运动性刺激推动粪便的运动。此外，长期忽视正常的便意，排便反射受到抑制，日久可引起便秘。

（6）环境因素　包括排便环境是否隐蔽，能否满足老年人的私人空间要求，照护者是否有足够的耐心等待老年人排便等。

**3. 身体状况**

（1）症状　老年人便秘可出现口渴、恶心、腹胀、腹痛、会阴胀痛、欲便不畅等症状。严重慢性便秘的老年人可出现头晕、乏力、食欲差、口臭、舌苔变厚、精神淡漠等症状。护理应重点观察老年人的皮肤是否干燥，有无脱水情况，进行腹部视诊、触诊、叩诊，便秘者触诊腹部较硬实且紧张，或触及包块，肛诊可触及粪块。

（2）并发症　①大便失禁：持续便秘形成了粪块的阻塞，上段肠管内的静止粪便被肠管内微生物液化为粪水，这些粪水通过阻塞粪块从肛门内流出，造成大便失禁。②粪便嵌塞：粪便持久滞留堆积在直肠内，坚硬不能排出，可出现厌食症、恶心、呕吐和腹痛，查体可见发热、谵妄、腹胀、肠鸣音减少、心律失常和因膈肌活动受限引起的呼吸急促等。③尿潴留、下尿道症状：直肠、乙状结肠的粪便负担对膀胱颈的压迫在某种程度上会造成尿潴留。老年人下尿道症状如尿急、尿频及排空情况等均与便秘有关。④积粪性肠穿孔、结肠缺血：粪便嵌塞会导致肠道缺血坏死，从而增加结肠壁穿孔的危险性；坚硬的粪石会导致肠内压升高并会导致溃疡，患者通常表现为突发的腹痛。⑤直肠脱垂：轻度者仅发生在排便时，还可自行还纳，患病日久，可造成肠黏膜糜烂、溃疡出血、黏液渗出、肛门功能失调。

**4. 辅助检查**　常用腹部平片检查结肠内容物充盈情况，进一步的检查可采用乙状结肠镜、直肠镜或钡餐灌肠检查结肠、直肠病变及肛门狭窄等情况；如果清除了肠道嵌顿，仍出现持续性粪便失禁，应进行肛门内超声检查，以了解肛门内直肠功能及肛门括约肌的完整性，以指导大便失禁的保守治疗或手术治疗。

**5. 心理－社会状况**　抑郁、精神压力及焦虑均与老年便秘的发生有关。在一些特定情况下，便秘是精神疾病的躯体表现，所以对有精神压力或焦虑的患者诉说的便秘症状，应加以仔细评估并进行鉴别。也有的老年人过分注意排便次数，偶尔未按规律排便就出现情绪急躁、焦虑，甚至精神抑郁，从而加重便秘。

### 【常见护理诊断/问题】

**1. 便秘**　与不合理饮食、活动减少、液体摄入量不足、药物副作用等有关。

**2. 焦虑**　与长期便秘、担心并发症及预后有关。

**3. 舒适改变**　与排便时间延长、排便费力、便后无舒畅感有关。

**4. 知识缺乏**　缺乏便秘相关知识。

### 【护理措施】

**1. 排便护理**

（1）建立排便习惯　当摄入的食物到胃内，则引起“胃结肠反射”，进而产生大肠的蠕动，将粪便送入直肠，因此，无论有无便意，都应引导老年人每日早餐后去厕所，逐渐养成排便习惯。

（2）恢复肠道反射　当老年人感到便意时，就是直肠产生了反射性收缩，如果错过了排便机会，反射被抑制，便秘程度会逐渐加重。因此，任何情况下只要老年人说有便意、尿意，就应立即协助其去厕所，以便恢复肠道反射。

（3）采用自然排便　自然排便需要3种力，直肠收缩力、腹压、重力，其中腹压和重力在坐

位时可最大限度地引出，卧位时重力几乎为零、腹压只发挥一半作用。因此，在病情允许的情况下，尽量让老年人去厕所大便或者在床边使用便携式便具大便，减少在床上使用尿片、便盆的次数，这样既有利于排便又维护了老年人的自尊。

（4）完善环境设施　排便环境宜隐蔽，注重保护老年人的隐私，同时，排便时精力宜集中，减少嘈杂环境的干扰。老年人宜取坐便，坐便器旁应有扶手，对于行动不便的老年人，可在床旁安放坐便椅等便携式便具。便携式便具应稳固、带椅背及扶手，可调节高度。

**2. 合理膳食**

（1）鼓励老年人饮食要有规律，以利于形成有规律的胃结肠反射及胃肠蠕动。对于慢性便秘者，采用增加饮水、调节饮食结构和饮食行为等非药物的方法。

（2）鼓励老年人多食粗纤维食物和润肠通便的食物，如粗制面粉、全麦面包、麦片粥、未去皮的新鲜水果、带籽的浆果、豆类等。适量增加产气食物，如洋葱、大蒜等。适当增加不饱和脂肪酸供给，主要是植物油，如花生油、芝麻油，多食干果，如核桃仁、杏仁、松子仁等。

（3）充分的补水是治疗便秘的基础，如没有禁忌证，应在增加膳食纤维的基础上，每天至少摄入 1500 ～ 2000mL 液体，少饮浓茶或含咖啡因的饮料，禁食辛辣、肥甘厚腻及煎炸的食物。

**3. 活动锻炼**

（1）每天进行规律的体力活动，保持 30 ～ 60 分钟的活动时间，如 30 分钟的快走和居家运动。若身体条件允许，可适当参加体育锻炼。卧床或坐轮椅的老年人可通过转动身体、挥动手臂等方式进行锻炼。

（2）加强骨盆底括约肌训练　指导老年人先慢慢收缩肛门肌肉 10 秒，然后再慢慢放松，间歇 10 秒，连续 20 ～ 30 分钟，每日数次，以老年人感觉不疲劳为宜。

（3）鼓励老年人形成规律的日常活动，在饭后留出一定的时间进行肠道功能锻炼，利用饭后胃肠道反射增加的时机，使胃肠道得到放松。

**4. 用药护理**　当生活方式调节无效时，应指导患者使用通便药物。

（1）对于年老体弱、高血压、心力衰竭、动脉瘤、痔、疝、肛瘘等患者宜用液状石蜡、麻仁软胶囊等作用温和的药物。温和的口服泻药多在服后 6 ～ 10 小时发挥作用，故宜在睡前 1 小时服用；容积性泻药服药的同时需饮水 250mL；使用简易通便剂时，宜取左侧卧位，放松肛门括约肌，将药挤入肛门，保留 5 ～ 10 分钟后进行排便。

（2）刺激性通便药，如大黄、番泻叶等，由于作用强，易引起剧烈腹泻，尽量少用，在使用过程中要注意观察患者有无不适。对于使用外用通便剂的患者，指导患者及家属掌握使用方法。

（3）避免长期服用泻药，以免减弱肠道自行排便功能而加重便秘。

**5. 中医护理**

（1）腹部穴位按摩　患者排空膀胱，取屈膝仰卧位，腹部涂按摩油，常用双手按摩法和推法，由中脘穴→右侧天枢穴→气海穴→左侧天枢穴→中脘穴进行环形按摩约 5 分钟，按摩至腹部下陷 1 ～ 2cm 为宜，手法由轻到重，再由重到轻。然后用揉法分别按摩中脘穴、两侧天枢穴、气海穴各 30 次。早餐后 30 ～ 60 分钟和晚上睡觉前进行，每次 20 分钟。治疗过程中观察并询问患者有无不适。

（2）穴位贴敷　有文献报道采用吴茱萸加粗盐热敷腹部或大黄粉、吴茱萸粉敷神阙穴对缓解便秘有一定疗效。

**6. 心理护理**　耐心听取患者的主诉，取得患者的信任，反复强调便秘的可治性，增加患者的信心；讲解便秘产生的原因，进行积极的心理安慰，缓解排便时过度紧张的心理；为老年人提

供适宜、隐蔽的排便环境。协助老年人排便时只需辅助，不要催促，以免令老年人精神紧张、不愿意麻烦照护者而憋忍大便。

【健康教育】

**1. 知识宣教**　讲解引起便秘的原因、便秘的危害，以及合理膳食、适当运动等健康生活方式的重要性。

**2. 生活指导**　指导老年人养成定时排便的习惯，对于高血压、冠心病、脑血管意外患者应避免用力排便，若排便困难时，应及时采取相应措施，以免发生意外。

**3. 药物指导**　指导老年人正确使用通便药物，同时注意建立良好的排便习惯，避免长期依赖泻药。

## 第四节　大小便失禁

### 一、小便失禁

小便失禁（urinary incontinence，UI）又称尿失禁，是指由于膀胱括约肌的损伤或神经功能障碍而丧失排尿自控能力，使尿液不受主观控制而自尿道口溢出或流出的状态。尿失禁根据其症状不同可分为急迫性尿失禁、压力性尿失禁、充盈性尿失禁和功能性尿失禁，但是事实上大部分病例是多种病因混合。尿失禁患病率随年龄及衰老程度增加而增加，老年女性较老年男性高1.3 ～ 2 倍。尿失禁影响老年人的身体健康、心理社会状况，许多老年人羞于谈论尿失禁，因此，医护人员在进行整体评估时应特别询问关于尿失禁的问题。

【护理评估】

**1. 健康史**　了解既往有无尿失禁病史，相关疾病及诊治情况，是否服用引起尿失禁的药物及因尿失禁而产生心理负担。本次尿失禁情况评估：尿失禁的频率、周期、漏尿量、相关症状（包括排尿延迟、间断排尿、排尿费力等），询问尿液流出时有无感觉，在咳嗽、打喷嚏或活动时有无尿液流出；有无出现膀胱刺激征及尿常规和尿细菌 / 真菌培养等结果。

**2. 危险因素**

（1）生理因素　老年人随着年龄的增加，支配排尿的中枢神经系统和周围神经系统的控制能力下降，非随意性膀胱收缩肌、逼尿肌活性增加等。

（2）疾病因素　了解老年人有无谵妄、老年痴呆、脑卒中、脊髓疾患、尿道感染、粪便嵌塞、心力衰竭和糖尿病等症状；有无尿道手术史及外伤史等。

（3）药物因素　利尿药、抗胆碱能药、抗抑郁药、抗精神病药及镇静安眠药等与尿失禁有关。

（4）其他因素　老年人肾的吸收功能、膀胱的储存功能和感知觉功能下降，一次性饮水过度易引起尿失禁，穿紧身内裤或者皮带系得过紧也会引起少量漏尿。

**3. 身体状况**　老年人尿失禁后，尿液反复刺激会阴部皮肤易引起相应的皮肤疾病，如湿疹等。

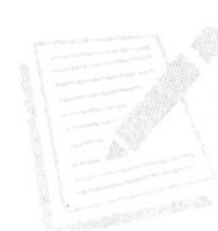

**4. 辅助检查**　根据情况选择相应辅助检查，包括：体格检查，如腹部、直肠、生殖器检查及腰骶部神经检查；尿常规、尿培养和生化检查；排尿期膀胱尿道造影、站立膀胱造影；膀胱残

余尿量测定、闭合尿道压力图、动力性尿道压力图、尿垫试验等；必要时行膀胱压力、尿流率、肌电图的同步检查。

**5. 心理－社会状况** 尿失禁易引起身体异味、皮肤糜烂及反复的泌尿系统感染等，容易增加老年人的精神和经济负担，易产生孤僻、自卑、焦虑等情绪，害怕出门而不愿社交，怕人嫌弃而影响与家人、朋友的互动关系。

【常见护理诊断/问题】

**1. 压力性尿失禁** 与老年退行性变化、手术等因素有关。

**2. 急迫性尿失禁** 与膀胱病变、手术后、尿道不稳定、创伤、液体摄入过多，以及神经病变等疾病有关。

**3. 充盈性尿失禁** 与前列腺癌、前列腺增生及神经性病变有关。

**4. 功能性尿失禁** 与严重痴呆或其他神经系统疾病及心理因素等有关。

**5. 有皮肤完整性受损的危险** 与尿液反复刺激局部皮肤、辅助用具使用不当有关。

**6. 知识缺乏** 缺乏尿失禁的相关治疗及护理知识。

**7. 社交障碍** 与尿失禁产生的身体异味引起不适、困窘有关。

【护理措施】

**1. 行为疗法**

（1）生活方式干预　合理膳食、减轻体重、戒烟、运动锻炼等。

（2）排尿习惯训练　根据老年人的饮水日记及排尿规律，制订个性化排尿时间表，按照制订的时间表有规律地排尿。一般白天间隔 2 小时，夜间间隔 4 小时，可配合排尿提醒需要时排尿，并反复强化训练。

（3）膀胱功能训练　卧床老年人应定时使用便器，白天每隔 1 ～ 2 小时送 1 次便器，以训练有意识地排尿，逐渐延长送便器时间，促进排尿功能的恢复。对于可自理的老年人，应根据老年人平时的排尿间隔，鼓励老年人在急迫性尿液感觉发生之前如厕排尿，若能自行排尿且 2 小时没有尿失禁出现，则可将排尿间隔时间再延长 30 分钟，直到将排尿时间逐渐延长至 3 ～ 4 小时。

（4）盆底肌肉训练　指导老年人进行收缩和放松盆底肌肉的锻炼，以增强控制排尿的能力。方法是：老年人取坐位、立位或仰卧位，双腿与肩同宽，先慢慢收紧盆底肌肉并保持 10 秒，再缓缓放松 10 秒，重复收缩与放松 15 次，一般需坚持 3 个月以上，才能有明显的效果。

**2. 药物治疗** 抗胆碱能药物可使平滑肌松弛，抑制逼尿肌收缩，增加膀胱的容量；α 肾上腺素拮抗剂可促进尿道平滑肌收缩，提高尿道阻力；雌激素用于围绝经期妇女，可改善尿急、尿频症状。

**3. 皮肤护理** 做好皮肤的清洁、保护、隔离三步护理。清洁，是为清除残余尿液对皮肤的持续刺激，最好采用中性的温开水，待皮肤干燥；保护，是对清洁的会阴部及肛周皮肤加以保护，可以涂中性无刺激的润肤品，如液体敷料；隔离，多用于尿路感染、尿液频繁刺激的老年人，可选用液体保护膜，轻喷后 10 秒待干，反复 3 次，可以隔离尿液对皮肤的刺激。每次大小便后用温开水清洗会阴部，选用棉质内裤，避免过紧，每日更换。

**4. 尿失禁护理用具**

（1）纸尿裤、护垫　这些使用最为普遍。纸尿裤可以有效处理尿失禁问题，而且不会造成尿道和膀胱损害，也不会影响膀胱的生理活动。护理上要及时更换尿布，并用温水清洗会阴、阴茎、龟头及臀部皮肤，保持会阴干燥清洁，防止发生湿疹和压疮。

（2）高级透气接尿器　有男、女两种接尿器。使用时，先用水和空气将尿袋冲开，防止尿袋粘连。再将腰带系在腰上，将阴茎放入尿斗中（男性）或接尿斗贴紧女性会阴，并把下面两条纱带从两腿根部中间左右分开向上，与三角布上的两条短纱带连接在一起即可使用。注意保持生殖器清洁干燥，避免生殖器糜烂、皮肤瘙痒感染、湿疹等问题。

（3）避孕套式接尿袋　选择与老年人阴茎大小合适的避孕套式接尿袋，勿过紧。使用时在老年人腰间扎一松紧绳，再用比较细的松紧绳在避孕套式接尿袋口两侧稳妥固定，另一头固定在腰间松紧绳上，尿袋固定的高度要适合，以防止尿液反流回膀胱。

**5. 心理护理**　尿失禁老年人普遍有抑郁、焦虑、恐惧、偏执等明显的心理障碍，老年人会感到自己身上有异味而被人歧视，进而有自卑、孤独等情绪。应建立良好的护患关系，保护老年人的自尊，提供舒适、安静、整洁的环境，尽量满足其合理的要求。主动与老年人进行语言交流，认真倾听老年人的心理感受，适时给予同情、关心、安慰，通过肢体语言鼓励老年人，以达到心理支持的目的。

【健康教育】

**1. 生活指导**　指导老年人注意改变使腹压增高的行为方式和生活习惯，如长期站立、蹲位、负重、长期慢性咳嗽、便秘等，注意适当锻炼，增强体质。每日摄入足够的液体量，适宜量为2000 ～ 2500mL，以提高排尿反射。

**2. 康复指导**　指导老年人定时规律排尿，养成早上醒来及白天每间隔 2 小时排尿，睡前及晚上每间隔 4 小时排尿的习惯。制订膀胱训练计划，鼓励老年人坚持膀胱训练和盆底肌训练等活动，减少肌肉松弛，促进尿失禁的康复。

## 二、大便失禁

大便失禁（copracrasia）是指肛门括约肌控制功能受干扰，无法凭自己的意志控制而将粪便和气体排出体外。可分为完全失禁和不完全失禁，完全失禁的老年人不能随意控制粪便及气体的排出，不完全失禁的老年人能控制大便排出，但不能控制稀便和气体的排出。

【护理评估】

**1. 健康史**　了解老年人既往大便失禁情况，相关疾病及诊治情况等；询问老年人的排便习惯和时间、大便的形态、肠道控制能力；观察大便失禁发生的时间、类型、排便次数，大便形状、颜色、量、气味等。

**2. 危险因素**

（1）疾病因素　肠易激综合征、直肠癌、肛管癌等肛管肠道疾病，长期便秘、粪便嵌塞病史，脑外伤、脑梗死等神经系统病变易造成大便失禁。

（2）药物因素　过度使用泻药、长期进行高渗性肠道营养支持可导致大便失禁。

**3. 身体状况**　大便反复刺激肛周皮肤，易引起肛周皮肤糜烂等。

**4. 辅助检查**　根据情况选择相应辅助检查，包括盐水滴注实验、肛门直肠感知性试验、直肠指诊、内镜检查及排粪造影检查等。

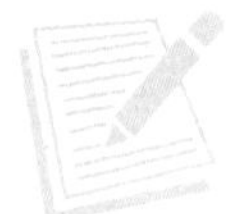

**5. 心理社会状况**　参照小便失禁章节。

【常见护理诊断/问题】

**1. 有皮肤完整性受损的危险** 与大便反复刺激局部皮肤、辅助用具使用不当有关。

**2. 知识缺乏** 缺乏大便失禁的相关治疗、护理知识。

**3. 社会交往障碍** 与大便失禁产生的身体异味引起不适、困窘有关。

【护理措施】

1. 大便失禁可采用盆底肌肉训练或生物反馈疗法。对于末期痴呆患者，止泻药和缓泻药的交替使用对大便失禁的控制是有效的。功能依赖性患者应当有规律地在餐后排便，可重新获得胃结肠反射。皮肤护理及心理护理参照小便失禁相关内容。

2. 大便失禁护理用具如下：

（1）尿垫 一次性尿垫是较早用于大便失禁老年人的用具，它可以缩小潮湿污染的范围，减轻皮肤的损害程度，但不能避免失禁性皮炎的发生。

（2）肛门贴造口袋 老年人采取侧卧位，膝盖朝向胸部，将肛周毛发剃除，用生理盐水棉球彻底清洗肛周皮肤待干，将一件式造口袋底板沿中央孔径裁剪，开口 3 ～ 4cm，撕开造口袋底板粘贴纸，用手撑开肛周皱褶皮肤黏膜，再将造口袋中央孔径对准肛门贴上造口袋，并由内向外抚平造口袋底板，按压造口袋底板 2 ～ 3 分钟，使其黏合紧密。最后将造口袋排放口固定好夹子。造口袋出现粪水渗漏时及时更换，如无渗漏则 2 ～ 3 天更换 1 次，造口袋胀气或收集粪水达 1/3 时应及时从排放口排放。

（3）内置式卫生棉条 老年人采取侧卧位，膝盖朝向胸部，用生理盐水棉球彻底清洗肛周皮肤待干，在内置式卫生棉条顶部涂少许润滑油，将棉条轻轻推进肛门，放置深度 6 ～ 9cm，放置妥当后，4 ～ 8 小时给予常规更换。

【健康教育】

**1. 生活指导** 定时打开门窗通风换气，去除不良气味，保持空气清新。适宜高纤维、低脂肪、温热的流质饮食，以刺激胃结肠反射并使粪便质地正常。

**2. 康复指导** 对排便无规律的老年人，可定时给予便盆试行排便，以帮助其建立排便反射。鼓励老年人坚持做盆底肌肉运动、健身操等活动，在身体允许的情况下可适当参加散步、慢跑等有氧运动。

## 第五节 挛 缩

挛缩（contracture）是指肌肉或关节长期处于痉挛状态或某种特定位置，致使肌肉萎缩、关节变形和固定，进而造成机体功能障碍，产生局部疼痛。挛缩以老年人多见，且常发生于肢体及其附近关节，是影响疾病康复和降低老年人生活质量的重要原因。

【护理评估】

**1. 健康史** 了解老年人的既往史及现病史，评估老年人有无易引发挛缩的急性脑血管疾病、关节炎、骨折等；平素的饮食营养状况、精神状态、日常生活活动能力等情况。观察有无肌痉挛和萎缩，有无关节功能障碍和变形，肢体疼痛及活动受限情况，症状加重或缓解的因素，以及目前的治疗方法及效果等。

**2. 危险因素**　导致老年人挛缩的疾病以神经系统疾病、关节炎及骨折等多见。

（1）*神经系统疾病*　脑出血、脑梗死、蛛网膜下腔出血等急性脑血管疾病，帕金森病等锥体外系疾病，椎间盘突出症等神经占位性病变是引起老年人挛缩的常见神经系统疾病，可引起患者肢体痉挛性瘫痪而长期卧床，导致静脉血和淋巴液回流不畅，组织间隙纤维素渗出和纤维蛋白沉积，使关节及其周围组织发生纤维粘连，导致挛缩发生。

（2）*风湿性关节炎及类风湿关节炎*　多见于膝关节，其他关节亦可发生。患病关节及其周围组织呈进行性破坏，关节间隙出现骨桥，关节周围韧带纤维化、结缔组织胶原纤维增生，软组织结构破坏，最终致关节的肌性挛缩及变形。此外，患者因惧怕疼痛不敢活动，从而限制了关节功能，亦可导致挛缩发生。

（3）*骨折及创伤*　老年人因骨质疏松易发生骨折，骨折后长期卧床易发生挛缩，降低老年人生活质量。某些上肢创伤的老年人，由于肘或前臂屈肌组织缺血坏死，可引起手及腕的挛缩。

**3. 身体状况**

（1）*肌肉痉挛或萎缩*　因上肢屈肌占优势，故上肢肌肉挛缩时，肢体处于屈曲状态；相反，下肢的伸肌占优势，故下肢肌肉挛缩时，肢体处于伸展状态。

（2）*关节变形及固定*　因患者不能经常将其肢体放置于功能位置，加上痉挛肌肉的牵拉，最终致关节肌性挛缩、变形、固定、活动度减小。

（3）*活动障碍*　因肌痉挛、关节变形及不愿活动患肢等原因，患者出现肢体活动障碍，表现为肢体只有简单的移动及笨拙的痉挛性运动等。

（4）*肢体疼痛*　原发病及挛缩均可致肢体疼痛，使患者不愿活动患肢而影响其功能的恢复。

**4. 辅助检查**　可根据需要行影像学和实验室检查，以明确引起挛缩的病因及其病情程度。如脑 CT、MRI 可了解是否有脑梗死、脑出血等脑血管疾病及其程度；X 线可了解骨关节情况；抗“O”、类风湿因子等实验室检查有助于风湿性关节炎、类风湿关节炎的诊断。

**5. 心理 – 社会状况**　患者肢体功能障碍和疼痛，活动受限、生活能力下降及社交活动减少，易出现抑郁、焦虑、孤独等情绪。此外，挛缩康复时间长，需要家庭花费大量人力、物力和财力，给家庭带来压力和负担。

## 【常见护理诊断/问题】

**1. 躯体移动障碍**　与肢体挛缩、疼痛有关。

**2. 自理缺陷**　与肢体挛缩，活动受限有关。

**3. 有失用综合征的危险**　与肢体挛缩、缺乏正确的康复锻炼、活动量过少有关。

**4. 知识缺乏**　缺乏防治挛缩的相关知识。

## 【护理措施】

挛缩以预防为主，在积极治疗原发病的基础上，采用运动、理疗等措施，并尽早进行适当的功能锻炼。通过护理使患者能够了解挛缩对健康的危害，并能掌握防治的相关知识，能够有意识地主动进行肢体功能训练。

**1. 去除病因和诱因**　积极预防、治疗可能造成老年人肢体挛缩的疾病及相关因素。在纤维组织挛缩未形成，或关节外粘连开始之前，可采用持久、温和的牵引以防止挛缩的发生。

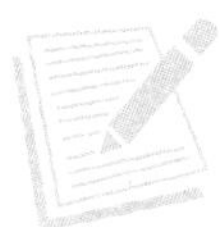

**2. 减轻痉挛，促进功能恢复**

（1）*运动疗法*　通过对肢体进行主动运动、牵张等运动疗法，可使肢体肌群松弛，防止或减弱挛缩的发生。

1）主动运动　可促进肢体血液循环，消除肿胀。主动运动对早期或轻度挛缩效果较好，对后期关节挛缩粘连效果欠佳。患者主动运动宜平缓，尽可能达到关节最大的活动幅度，然后再维持；主动运动时患者用力以引起肌肉紧张或轻度疼痛为度，每个动作重复 20 ～ 30 次，2 ～ 3 次 / 天。

2）牵张治疗　可减低肌张力、增加组织伸展性和关节活动范围。常用方法有：①空手牵张，用手牵拉患肢 30 秒至数分钟后松开；②夹板固定牵张，用特制夹板固定患肢或关节，持续数小时后撤除；③关节功能牵引，将挛缩关节的近端肢体固定，对其远端肢体进行重力牵引，牵引时间 10 ～ 20 分钟，2 ～ 3 次 / 天；④支撑体重牵张，扶患者站立 20 分钟左右再坐下，主要锻炼大小腿肌肉。

3）四肢末端摇摆运动　将肢体置于松弛位，反复摆动四肢末端，可以缓解手足部肌肉痉挛。

4）姿势反射　体位变化引起的姿势反射可作为抑制痉挛状态的手段。体位从仰卧到俯卧位，可抑制伸肌痉挛；相反，从俯卧到仰卧位，则可抑制屈肌痉挛。

（2）*温热疗法*　利用热效应可抑制痉挛，降低肌张力，减轻疼痛引起的反射性肌紧张。常用的温热疗法有热敷、红外线治疗、温水浴等。

（3）*肌电反馈电刺激疗法*　肌电生物反馈电刺激仪或电针可使肌肉收缩，撤除刺激后肌肉痉挛可得到缓解。

**3. 心理护理**

（1）*精神支持疗法*　通过交谈倾听患者主诉，给予鼓励与安慰，调动患者的自我调节能力，树立战胜疾病的信心，使患者积极参与治疗和护理。

（2）*行为疗法*　对部分固执、依赖性强及放弃治疗的患者，要为其详细地解释病情并说明治疗和护理的意义，明确指出不执行医嘱的严重后果，使其主动地参与锻炼，配合做好治疗和护理。

## 【健康教育】

**1. 饮食指导**　指导患者饮食宜清淡，忌辛辣、油腻、生冷食物，多吃蔬菜、水果，合理搭配膳食，注意营养平衡。

**2. 康复指导**　老年人长期卧床可引起肌肉萎缩、关节及关节韧带挛缩畸形，故患者应保持正确的卧位，使肢体处于功能位，以预防肢体挛缩。

（1）*预防足下垂*　足下垂又称垂足畸形，多发生于下肢瘫痪者，对其足部可使用足板托、枕头等物支撑，也可穿丁字鞋，使足与腿成直角，保持背屈位，以预防跟腱挛缩。

（2）*预防膝关节畸形*　对长期卧床的老年人可在膝关节下放垫子支撑，以防止膝关节过伸，但需注意时间不可过长，每日要去垫平卧数次，以防止膝关节屈曲挛缩。

（3）*预防髋关节畸形*　长期卧床老年人，床垫不宜太软，以免因臀部凹陷，使臀部长期处于屈曲位而发生髋关节屈曲畸形；平卧位时，可在其臀部至大腿外侧放一枕头，以防止髋关节外展、外旋。偏瘫老年人取健侧卧位时，患侧下肢髋关节和膝关节尽量前屈 90°，并在其下放一软枕支撑；偏瘫老年人取患侧卧位时，患侧下肢髋关节伸展、微屈曲，健侧下肢需充分屈髋屈膝，并在其下放一软枕支撑。

（4）*预防肩关节畸形*　偏瘫老年人取健侧卧位时，其头下给予合适高度的软枕，胸前放一软枕，患肩充分前伸，患侧上肢用枕头垫起，肘关节伸展，腕、指关节伸展放在枕上，掌心向下。

偏瘫老年人取患侧卧位时，头下给予合适高度的软枕，躯干稍向后旋转，后背用枕头支撑；患臂前伸，前臂外旋，将患肩拉出以避免受压，手指伸展，掌心向上，手中不应放置任何东西，以免诱发抓握反射而强化患侧手的屈曲；健侧上肢放在身上或后边的软枕上，避免放在身前，以免因带动整个躯干向前而引起患侧肩关节畸形。

**3. 运动指导**　适当的关节运动，能防止关节僵直、肌肉失用性萎缩，改善肢体血液循环。

（1）*被动运动*　适于不能进行主动运动的患者。指导相关护理人员从各个方向上活动患者的各个关节，活动顺序由大关节到小关节，运动幅度从小到大，各关节各方向运动 3 ～ 5 次，每日 1 ～ 2 次。需注意，运动速度宜缓慢，手法轻柔，循序渐进，同时可配合按摩。

（2）*主动运动*　指导患者在病情允许的情况下，对不限制运动的部位都要保持活动。活动时按照生理活动范围，进行上下肢各关节运动，尽可能带动患肢一起活动。

## 第六节　视听觉障碍

视听觉障碍包括视觉障碍和听觉障碍。视觉障碍（visual impairment）是由于先天或后天原因导致视觉器官（眼球视觉神经、大脑视觉中心）的结构或功能发生部分或全部障碍，经治疗仍对外界事物无法（或甚难）做出视觉辨识。听觉障碍（hearing impairment）指因听觉系统某一部位发生病变或损伤，导致听觉功能减退，言语交流困难。人体通过视觉及听觉与周围环境进行最基础的接触，因此若发生视听觉障碍，必将影响人的日常生活。认识老年人视听觉功能的变化，并做好视听觉障碍发生后的相关护理，有利于提高老年人的生活质量。由于老年性白内障、老年性耳聋是老年期常见的视听觉障碍，故本节分别予以介绍。

### 一、老年性白内障

老年性白内障（senile cataract）即年龄相关性白内障，是指从中老年开始发生的由晶状体混浊引起的视功能障碍。根据晶状体混浊开始出现的部位，老年性白内障分为皮质性白内障、核性白内障及后囊下白内障。其临床特点为双眼先后发病，渐进性、无痛性的视力减退及屈光改变。老年性白内障是后天性白内障中最常见的一种类型，是导致老年人视觉障碍的常见眼病，同时也是致盲的主要原因之一。随着年龄增加，其发病率明显增高。

#### 【护理评估】

**1. 健康史**　询问老年人是否有饮酒或吸烟的习惯；是否有糖尿病、高血压、心血管疾病等病史；是否在高原居住。

**2. 危险因素**

（1）*阳光与紫外线*　在紫外线影响下，磷离子可能与衰老的晶状体中的钙离子结合，形成不可溶解的磷酸钙，从而导致晶体的硬化与钙化。同时紫外线还影响晶状体的氧化还原过程，促使晶状体蛋白变性，引起白内障。

（2）*缺氧*　在缺氧的情况下，可使晶体内钠、钙增加，钾、维生素 C 相应减少，而乳酸增多，促使白内障的形成。

（3）*营养*　有研究表明白内障的形成与某些维生素和微量元素的缺乏有关，如维生素 C、维生素 E、维生素 $B_2$ 及钙、磷等。

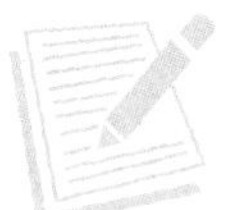

（4）*疾病*　如糖尿病、心血管疾病等与白内障的形成有关。

（5）其他　脱水、饮酒、吸烟等。

**3. 身体状况**　大多患者的主诉为无痛、渐进性视力下降，双眼可先后发病。有时在光亮背景下可看到固定的黑点，可有多视、单眼复视、屈光度改变、近视度增加等表现。

**4. 辅助检查**

（1）视力检查　了解老年人视力是否正常。

（2）眼压检查　排除高眼压引起的视功能损害。

（3）眼底检查　可了解晶状体全貌。

（4）B 超检查　对于白内障患者是一种常规检查方法，可排除玻璃体积血、视网膜脱离和眼内肿瘤等疾患。在晶状体明显混浊，眼底镜检查不能辨明眼底情况时尤为重要。

（5）生化检查　血糖、血压及肝、肾功能的检查。

**5. 心理 – 社会状况**　老年人因视力障碍影响社交，同时还可因担心失明而出现焦虑、抑郁等情绪，影响正常的日常生活。

【常见护理诊断/问题】

**1. 视力减退**　与晶状体浑浊有关。

**2. 生活自理缺陷**　与视力减退有关。

**3. 有外伤的风险**　与视力障碍有关。

**4. 焦虑**　与害怕手术、担心失明等有关。

**5. 潜在并发症**　继发青光眼、过敏性葡萄膜炎、术后感染、出血等。

【护理措施】

**1. 一般护理**　饮食宜清淡、易消化，多吃水果、蔬菜，保证每日摄入充足的水分，保持大便通畅。预防坠床、跌倒。

**2. 早期白内障护理**　指导老年人遵医嘱用药，尽量延缓白内障进展。避免长时间看书、看电视或看电脑，防止用眼过度，引起视疲劳；外出时戴防护镜。慎用散瞳剂，尤其在膨胀期，防止诱发青光眼。指导患者定期复查。

**3. 手术护理**　目前白内障手术多采用超声乳化人工晶体植入术。进行该手术时，在术眼角膜或巩膜的小切口处伸入超乳探头，将浑浊的晶状体和皮质击碎为乳糜状后，借助抽吸灌注系统将乳糜状物吸出，同时保持前房充盈，然后植入人工晶体。该手术切口小，手术时间短，术后反应轻，可快速复明。其主要的护理措施有：

（1）心理护理　因患者对手术的高度期望及担心手术是否成功等而导致患者过度紧张、焦虑、恐惧。护理人员应主动与患者多接触、沟通，用通俗易懂的语言向他们说明手术的重要性、可靠性及安全措施，解除患者的疑虑，消除紧张、恐惧心理。

（2）术前护理　手术前应仔细了解病史及病情并进行血尿便常规、心电图、血糖、凝血功能、肝肾功能等检查。术前 3 天嘱患者眼球有意识地上、下、左、右转动，常规使用抗生素滴眼液，每日 4 次；术前 1 天剪短睫毛并滴抗生素眼药水行泪道冲洗术，冲洗结膜囊；术前 1 小时用复方托比卡胺眼药水散瞳，15 分钟 1 次，使瞳孔充分散大，以保证手术取得满意的效果；术前 30 分钟肌内注射酚磺乙胺 0.5g，全麻患者按要求肌内注射止血药和镇静药。术前保证充足睡眠及大便通畅，进入手术室前排空大小便。

（3）术后护理　密切观察患者的血压、脉搏、体温。注意观察术眼敷料有无渗血、渗液及疼

痛情况，如术眼持续胀痛不适需报告医生查明原因，给予相应处理。嘱患者尽量闭目安静休息，保持情绪稳定，避免大声谈笑，以防血压及眼压升高引起出血或植入人工晶体移位，影响手术效果。在滴眼时勿给眼球施加压力，严格执行无菌操作规程，避免交叉感染并加强并发症的观察；若出现呕吐、头痛、眼胀痛、眼部红肿、分泌物增多等症状，应及时告知医生并配合处理，以预防术后感染、青光眼等并发症的发生。注意眼部卫生，术后 1 周禁止洗澡、洗头，洗脸时用拧干的毛巾轻擦眼周皮肤，禁止脏水流入眼内，以免引起感染。出院时嘱患者继续按医嘱用药，教会患者及家属正确滴眼药水的方法，保持术眼清洁及用眼卫生，预防感冒及泪道感染，避免重体力劳动及剧烈活动。出院 1 周后复诊，若出现术眼红、痛、视力下降等需及时就诊。

【健康教育】

**1. 生活指导**　嘱患者生活起居要有规律，不要过于劳累。注意休息，保证充足的睡眠。保持眼部卫生，避免用毛巾和手直接揉眼，为患者准备单独的毛巾和脸盆。外出时佩戴防护眼镜，避免强光刺激，以及紫外线对晶状体的光化学损害。不要长时间用眼，看电视时要与电视机保持一定距离，乘车、光暗时不阅读。

**2. 饮食指导**　老年性白内障患者应少量多餐，饮食宜清淡，适当进食高热量、高蛋白、富含维生素及纤维素的软食。应做到不吸烟，少饮酒，不宜多食辛辣之品，不食糖果甜食。

**3. 预防脱水**　老年人在发生脱水情况下，体液代谢紊乱，就会产生一些异常的化学物质，损害晶状体，导致白内障发生；而对已有白内障患者，脱水可使病情加剧。因此，一旦遇到各种原因引起的腹泻、呕吐，或在高温条件下大量出汗，都应及时补充液体。

## 二、老年性耳聋

老年性耳聋（presbycusis）是指听觉器官随年龄的增长所发生的缓慢进行性老化过程，并出现听力减退的生理现象。Pearlman 提出的老年性耳聋的临床定义为：双耳对称性感音神经性听力损失，没有重振或呈不全重振，无噪声接触史，言语辨别率与纯音听阈不成比例。老年性耳聋常从高频开始，逐渐向低频区扩展。由于机体老化症状和体征的个体差异很大，因此，老年性耳聋的起始年龄没有明确的界限。其病因除年龄外，还与遗传、饮食、环境及老年性疾病等有关。

【护理评估】

**1. 健康史**　询问老年人近来是否有听力下降情况，是否存在希望他人大声说话或需要他人重复说话内容的现象；是否有高血压、糖尿病等疾病；既往用药情况等。

**2. 危险因素**

（1）年龄　随着年龄的增长听觉器官老化，听力下降。

（2）疾病　高血压、糖尿病、高脂血症等疾病可促使听觉感受器和听神经受损，加速老年性耳聋。

（3）药物　链霉素、庆大霉素等耳毒性药物可损伤听神经。

（4）其他　遗传、噪声、环境污染、精神创伤等。

**3. 身体状况**　60 岁以上老年人出现不明原因的双侧对称性听力下降，以高频听力下降为主，患者首先对门铃声、电话铃声、鸟叫声等高频声响不敏感，逐渐对所有声音敏感性都降低。并可出现言语分辨率降低，表现为虽然听得见声音，但分辨很困难，理解能力下降，这一症状开始仅

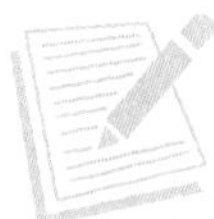

出现在特殊环境中，如在公共场合有很多人同时谈话时，但症状逐渐加重导致与他人交谈困难，从而使老年人逐渐不愿说话常独处；还常出现重振现象，即小声讲话时听不清，大声讲话时又嫌吵；对声源的判断能力下降，有时会用视觉进行补偿，如在与他人讲话时会特别注视对方的面部及嘴唇。

**4. 辅助检查** 用耳窥镜观察是否有充血、肿胀、耳垢及观察鼓膜形状，听力学测试等判断听力障碍情况，以明确诊断。

**5. 心理－社会状况** 听力下降，影响老年人交流，继而影响他们的饮食起居、社交等日常生活能力，日久可影响患者的情绪及心理，出现性情急躁、忧郁、孤独等，使其对生活失去自信心。

【常见护理诊断/问题】

**1. 听力下降** 与听觉器官退行性病变等有关。

**2. 沟通障碍** 与听力下降有关。

**3. 焦虑** 与听力下降、沟通困难及缺少信息等有关。

【护理措施】

**1. 一般护理** 为患者提供适宜的交流环境，居住环境宜舒适、安静，噪声应控制在40分贝以下。采取合适的沟通技巧，与患者交谈时尽量避免外界的干扰，说话吐字要清楚且速度缓慢，对患者不理解的语言，应详细解释；为了促进患者与他人进行较好的交流，可鼓励患者多使用身体语言如眼神交流等，对视力较好的患者可借助辅助器具，也可适当鼓励患者读唇语。

**2. 用药护理** 对患有高血压、高脂血症、糖尿病的患者，需积极治疗以减轻对听力的影响，要避免使用有耳毒性的药物，以免加重对听力的影响。

**3. 心理护理** 听力障碍的老年人会因感知功能下降、社交障碍等原因出现焦虑、抑郁等情绪，影响正常的日常生活。因此，医护人员应当充分尊重、理解患者，指导患者家属、朋友给予其良好的情感支持，帮助其树立克服困难的信心，保持愉悦的心情。

**4. 中医护理** 中医认为，肾开窍于耳，听力的正常有赖于肾精的充足，老年性耳聋的发生多与肾精亏虚有关。因此，老年性耳聋患者可服用杞菊地黄丸等中药制剂以补肾益精。此外，可采用“鸣天鼓”的方法按摩预防，即两手掌心紧按两耳外耳道，两手的食指、中指、无名指、小指对称横按在枕部，两中指尖相触，食指翘起叠在中指上面，然后把食指从中指上用力滑下，叩击枕部的玉枕、风池、脑户等穴位。先左手24次，再右手24次，最后两手同时叩击48次。

【健康教育】

**1. 生活指导** 保持良好的生活习惯，保证睡眠充足，积极参加锻炼。指导患者减少甚至避免环境噪声的刺激，看电视、听音乐时间不可过长，声音大小应当适宜，以减少听力损害；患者耳耵聍较多时，切勿自行挖耳，不用棉签、发夹等物品清理耳道，应由专业医生采用冲洗外耳道的方法进行清洁，以防止外耳道受损。定期接受检查，若出现听力明显下降、耳聋、耳鸣等症状，应及时就医。

**2. 饮食指导** 指导患者戒烟限酒，饮食宜清淡，低脂、低盐，多吃富含维生素A、维生素E、维生素$B_1$、维生素$B_2$及铁、锌等微量元素的食物。

**3. 康复指导** 指导患者用手按摩耳部，用食指按压、环揉耳屏，每日 3 ～ 4 次，以增加耳膜活动，促进耳部血液循环，延缓听力下降。

**4. 助听器使用指导**

（1）指导佩戴合适的助听器 老年性耳聋患者常使用助听器来治疗，助听器有眼镜式、盒式、耳背式、耳内式、动态语言编码式等多种，需由专业医生进行全面检查后，根据听力损害程度，同时考虑老年人的需求及经济情况选择合适的助听器。护理人员需指导老年人掌握助听器各种按钮开关的使用及音量控制的方法。

（2）佩戴时间及调整 老年人佩戴助听器需要一段适应时间。在适应期内助听器音量尽量要小，每天可先戴 1 ～ 2 小时，然后逐渐增加佩戴时间。

（3）对话练习 对话训练需要循序渐进，起初在安静的环境中训练听自己的声音。适应后，练习听电视或收音机播音员的讲话，然后训练对话，最后练习在嘈杂环境中听较多人说话。

## 第七节 吞咽障碍

吞咽障碍（dysphagia）是指由于下颌、双唇、舌、软腭、咽喉、食管括约肌等器官结构和（或）功能受损，不能安全有效地把食物由口输送到胃内的过程。广义的吞咽障碍概念应包含认知、精神心理等方面的问题引起的行为和行动异常导致的吞咽和进食问题，即摄食吞咽障碍。社区老年人群吞咽障碍患病率接近 15%，在养老院等机构居住的老年人群中的 40% 的老年人有吞咽障碍。

### 【护理评估】

**1. 健康史** 老年人吞咽障碍受生理、病理、环境改变、药物等因素影响。需评估意识状态、口腔功能、舌部运动、软腭上抬、吞咽反射、牙齿状态、口腔知觉、味觉、营养状况等，以了解患者摄食过程有无异常。

**2. 危险因素**

（1）生理因素 老化会使肌肉量减少、结缔组织弹性下降，这些会导致头颈区域肌肉的运动力量和运动速度的下降，从而影响老年人的吞咽功能。吞咽障碍分为三期：①口腔期：老年人舌、咀嚼肌力量和活动范围下降；味觉、嗅觉感受器减少，影响吞咽的感觉输入系统；牙齿松脱导致咀嚼不充分。②咽期：老年人呼吸保护反应减少，容易出现食管内容物反流。③食管期：食管的蠕动能力下降。

（2）疾病因素 神经系统疾病：脑血管疾病、帕金森病、重症肌无力、老年痴呆；呼吸系统疾病：肺部感染；消化系统疾病：口腔、牙齿、咽喉及食管功能障碍；其他：鼻咽癌、口和喉部放射治疗后，都可以导致吞咽困难。

（3）药物因素 很多药物影响吞咽功能，在询问病史时应予注意。抗抑郁药引起黏膜干燥、嗜睡；镇静药可影响精神状态；利尿剂会使患者觉得口干；肌松药使肌力减退；抗胆碱能药引起口干、食欲下降；黏膜麻醉药抑制咳嗽反射等。

（4）环境因素 周围环境有无干扰，环境光线是否充足，与照顾者的互动情况，进食前、中、后的环境言语提示、书面提示和身体提示、视觉提示等。

（5）其他 食物性状、进餐时间、餐具选择是否合适等，此外照顾者的文化水平和照顾能力，对患者的支持程度也影响吞咽障碍老年人的进食安全。

**3. 常用吞咽障碍评估工具**

（1）反复唾液吞咽测试　患者取坐位或者半坐卧床，检查者将食指、中指并排横放于患者喉结及舌骨处，让患者尽量快速反复吞咽，喉结和舌骨随着吞咽运动，越过手指，向前上方移动然后再复位，观察在30秒内患者吞咽的次数和喉上抬的幅度，高龄患者30秒内完成3次即可，口干患者可在舌面沾少量水后让其吞咽，如果喉上下移动小于2cm，则可视为异常。

（2）洼田饮水试验　如果患者意识状态良好，咳嗽反射正常，确保患者处于坐位或由其他方法支持坐姿，先让患者单次喝下2～3汤匙水，如无问题，再让患者像平常一样喝下30mL水，然后观察和记录饮水时间、有无呛咳、饮水状况等，按5级分级进行评价记录（表7-1）。

**表7-1　洼田饮水试验分级及判断**

| 分级 | 判断 |
|---|---|
| Ⅰ级：可1次喝完，无呛咳 | 情况Ⅰ，若5秒内喝完，为正常 |
| Ⅱ级：分2次以上喝完，无呛咳 | 情况Ⅱ，超过5秒内喝完，为可疑有吞咽障碍 |
| Ⅲ级：能1次喝完，但有呛咳 | |
| Ⅳ级：分2次以上喝完，且有呛咳 | 分级在Ⅲ、Ⅳ、Ⅴ均为异常 |
| Ⅴ级：频繁呛咳，难以全部喝完 | |

**4. 身体状况**　老年人出现吞咽障碍的临床表现和并发症是多方面的，不仅表现为明显的进食障碍或噎呛，更多表现为一些非特异性的症状和体征。

（1）常见的临床表现　流涎、低头明显；饮水呛咳，吞咽时或吞咽后咳嗽；吞咽后口腔食物残留，在吞咽时可能会有疼痛症状；进食时发生哽噎，有食物附着咽喉的感觉；频发的清喉动作，进食费力、进食量减少、进食时间延长；有口鼻反流，进食后呕吐；说话声音沙哑、喉中痰音；反复发热、肺部感染；脱水、营养不良等。

（2）误吸　误吸是吞咽障碍最常见且需要紧急处理的并发症。食物残渣、口腔分泌物等误吸至气管和肺，引起反复肺部感染，甚至出现窒息危及生命，特别在进食依赖、口腔护理依赖、管饲等多种问题并存时更容易出现；此外，因进食困难，机体所需营养和液体得不到满足，出现水电解质紊乱、消瘦和体重下降，甚至营养不良导致死亡。

**5. 辅助检查**

（1）吞咽造影检查　在透视下观察患者吞咽不同黏稠度、不同剂量的造影剂包裹的食团情况，并通过从侧位及前后位成像对吞咽的不同阶段的情况进行评估，能对舌、软腭、咽喉的解剖结构和食团的运送过程进行观察。吞咽造影检查是诊断吞咽障碍首选的、理想的方法，是评价吞咽障碍的“金标准”。

（2）纤维电子喉内镜检查　在内镜直视下观察鼻、上咽喉、会厌等情况，了解进食时食物积聚的位置及状况。

（3）其他　超声检查可动态地反映吞咽器官的活动，但分辨率较差；放射性核素扫描检查相对传统的影像学检查手段，对吞咽器官的解剖结构有很好解析，但对动态的食团和器官的运动解析不佳。

**6. 心理-社会状况**　饮食是关系到人际、接纳和沟通的社会事件，且进食动作可活跃大脑皮层的感觉区和运动区，吞咽障碍患者如不能进食、长期留置鼻饲管等，容易产生羞愧、抑郁、社交隔离等心理症状。

【常见护理诊断/问题】

**1. 吞咽障碍**　与老化、进食过快、食物过硬或过黏、疾病原因（如脑梗死、痴呆、谵妄）等有关。

**2. 有误吸的危险**　与摄食–吞咽功能减弱有关。

**3. 营养失调的危险，低于机体营养需要量**　与吞咽困难引起进食少有关。

**4. 焦虑 / 恐惧**　与担心窒息而紧张、害怕有关。

【护理措施】

**1. 进食护理**

（1）环境　保持安静的环境，减少电视、噪声等干扰分散注意力。密切观察进食中是否有咳嗽、呛咳、清喉咙或吞咽困难等表现。

（2）体位　老年人坐在适宜高度的餐桌前，靠在有靠背的椅子上，上身微前倾，双足完全着地的姿势最理想；因偏瘫而难以控制左右平衡者，可使用有扶手的椅子；卧床患者进餐后，不要过早放低床头。对于不同类型吞咽障碍患者，可改变进食的姿势以改善或消除吞咽误吸症状，如吞咽时头部后仰适用于咽部期吞咽启动迟缓（食团已过下颌，咽部吞咽尚未启动）患者，空吞咽与交互吞咽适用于咽收缩无力（残留物分布全咽）患者，从仰头到点头吞咽适用于舌根部后推运动不足（会厌谷残留）患者等。

（3）食物准备　食物的性状应根据吞咽障碍的程度及阶段，本着先易后难的原则来选择。容易吞咽的食物特点是密度均匀、黏性适当、不易松散、通过咽和食管时易变形且很少在黏膜上残留。临床实践中，应首选糊状食物，因为它能较好地刺激触、压觉和唾液分泌，使吞咽变得容易，必要时可使用食物增稠剂调节食物的性状。此外，还要兼顾食物的色、香、味及温度等。

（4）进食方式　把食物放在口腔最能感觉食物的位置，如健侧舌后部或健侧颊部，有利于食物的吞咽，这种做法不仅适合部分或全部舌、颊、口、面部有感觉障碍的患者，也适合所有面舌肌力量弱的患者。面舌肌肉力量减弱的患者应注意进食的一口量，即最适于吞咽的每次摄食入口量。一般正常人每口量：流质 1 ～ 20mL，果冻 5 ～ 7mL，糊状食物 3 ～ 5mL，肉团平均为 2mL。对患者进行摄食训练时，如果一口量过多，食物将从口中漏出或引起咽部残留导致误吸；过少，则会因刺激强度不够，难以诱发吞咽反射。一般先以少量试之（流质 1 ～ 4mL），然后酌情增加。为减少误吸的危险，还应调整合适的进食速度，前一口吞咽完成后再进食下一口，避免两次食物重叠入口的现象。

（5）餐具的选择　应采用边缘钝厚、匙柄较长、容量 5 ～ 10mL 的匙羹为宜，便于准确放置食物及控制每匙食物量。手活动不方便者，可使用套筷、有弯度的勺子等辅助进食。

**2. 并发症护理**

（1）营养失调　老年人由于吞咽障碍或长期管饲饮食，容易引起营养不良。应定期监测体重指数、血清白蛋白等指标，早期发现营养不良状况。对于吞咽障碍的老年人，可根据其吞咽障碍的不同原因，制作不同质地或结构的食物，增加老年人的进食量，提高进食安全。

（2）误吸　一旦出现误吸，应尽快调整体位，头偏向一侧，吸尽残留在口腔和咽喉部的食物。如果在家发生，喂食者是现场唯一的施救者，在拨打 120 之前应对患者施行海姆立克法急救，如还有旁人，喂食者施救时，另一个人应尽快拨打电话求救。经海姆立克法急救后异物仍然滞留在呼吸道里而且患者没有任何反应，应及时进行心肺复苏术，负压吸引，以促使异物

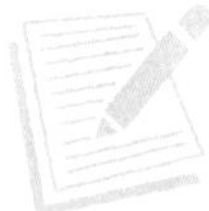

排出。

**3. 康复护理** 通过以下方法，促进吞咽功能的康复或延缓吞咽障碍的恶化。

（1）面部肌肉锻炼 包括皱眉、鼓腮、露齿、吹哨、张口、咂唇等。

（2）舌肌运动锻炼 伸舌，使舌尖在口腔内左右用力顶两颊部，并沿口腔前庭沟做环转运动。

（3）软腭的训练 张口后用压舌板压舌，用冰棉签于软腭上做快速摩擦，以刺激软腭，嘱患者发“啊”“喔”声音，使软腭上抬，利于吞咽。

**4. 心理护理** 引导患者接受吞咽障碍导致进食困难的现实，并告知患者如何通过有效措施预防误吸的发生，以减轻或消除焦虑、恐惧的心理。当误吸发生后，应及时稳定患者的情绪，安慰患者，以缓解其紧张情绪。

【健康教育】

**1. 知识宣教** 向患者、家属或照顾者讲解吞咽的过程，引起吞咽障碍的因素，让患者了解其自身吞咽情况。对患者、家属或照顾者做好防治吞咽常见并发症的宣教，包括食物准备的指导、进食方法指导、营养方案的选择、防误吸的措施、出现窒息的处理等。

**2. 生活指导** 根据老年人吞咽障碍的病因、分期，针对性地指导食物的选择及配置、营养的合理安排、安全的进食、选择合适的辅助用具等，以满足老年人饮食及营养的需求。管饲老年人应指导其照顾者管饲技巧，并指导其如何观察老年人有无出现营养失调。

**3. 康复指导** 指导老年人进行口腔、舌咽肌肉锻炼，并鼓励其坚持康复锻炼，树立恢复的信心。

## 第八节 口腔干燥

口腔干燥（xerostomia）是指因唾液分泌减少引起的口腔干燥状态或感觉。口腔干燥并非是一种独立的疾病，而是一种多因素诱发的口腔症状，其发生与唾液腺自身退行性变化、疾病或用药影响唾液腺分泌有关。口腔干燥多见于老年人，据报道65岁以上的老年人有25%～60%出现口腔干燥。由于唾液分泌减少，可影响患者口腔黏膜的完整性及自洁、味觉、吞咽等功能。

【护理评估】

**1. 健康史** 了解老年人的既往史及现病史，询问口腔干燥的情况，有无口臭、牙过敏、龋齿，有无吞咽困难；平时刷牙和义齿清洁的情况；家族中是否有干燥综合征患者；目前的治疗方法及效果等。

**2. 危险因素**

（1）药物因素 服用某些抗副交感神经作用的药物，如抗胆碱能药、抗抑郁药、抗组胺药，以及利尿剂、温补类中药等能抑制唾液腺分泌而导致口腔干燥。

（2）疾病因素 口腔干燥可见于多种疾病，如口腔念珠菌感染、口腔慢性下颌下腺炎、腮腺炎、口腔腺体结石等口腔疾病可导致唾液腺病变致唾液分泌减少，或唾液排出不畅而发生口干；糖尿病血糖升高可引起血浆渗透压增高、多尿而发生口干；鼻炎、鼻窦炎患者常因鼻腔通气不良，张口呼吸致口腔内水分蒸发过多而出现口干；哮喘患者因呼吸加快加深，从呼吸道蒸发大量水分而口干；睡眠呼吸暂停综合征患者，夜间张口呼吸而在清晨口干；干燥综合征患者，因自身

免疫反应破坏腮腺、唾液腺、泪腺及鼻腔黏膜内腺体而引起口干；头颈部肿瘤的放射治疗损伤唾液腺，导致唾液分泌减少而引起口干。

**3. 身体状况** 老年人口腔干燥主要表现为口干、口腔异物感、咽喉灼烧感；唾液腺功能低下者可出现干性食物吞咽困难，吞咽时需要饮水，在进食和说话时有口腔和唇部干燥；严重时口唇和口腔黏膜可出现干裂、溃疡、红斑或皱褶等。此外，患者可伴发有口臭、牙过敏、龋齿增多、口腔内真菌感染等。

**4. 辅助检查** 口腔干燥的老年人应全面检查，以了解患者是否患有可引起口腔干燥的疾病，如糖尿病、恶性贫血、甲亢等；若怀疑干燥综合征，应行小唾液腺活检和泪腺功能检查。通过口腔检查可了解口腔黏膜、唾液腺等的情况，如逆行涎管造影可明确有无炎症或阻塞性病变，主要唾液腺的CT或MRI可帮助检出炎性疾病、阻塞或肿瘤等。

**5. 心理–社会状况** 口腔干燥的老年人常伴有口臭，这使得患者羞于走近他人，难以进行沟通，久而久之使其心理上产生孤独感和自卑感等问题，因此需要医护人员对其进行及时的心理社会评估。

### 【常见护理诊断/问题】

**1. 有感染的危险** 与唾液分泌减少，口腔自洁能力下降，以及口腔黏膜溃疡等有关。

**2. 营养失调，低于机体的需要量** 与唾液分泌减少导致的吞咽困难，味觉减退，以及龋齿、牙列缺失等有关。

**3. 社交障碍** 与口腔自洁能力下降引起口臭，影响老年人的社会交往等有关。

### 【护理措施】

**1. 采用促进唾液分泌的措施** 对服用抗胆碱能、抗抑郁、抗组胺等药物导致唾液减少、口腔干燥的老年人，应减少药物剂量或更换其他药物。对唾液腺尚保留部分分泌功能的，要充分利用残存功能，可采用咀嚼无糖型口香糖、含青橄榄或无糖的糖果以刺激唾液分泌。对患干燥综合征的老年人，应多食具有滋阴清热生津作用的食物，少食多餐，忌食辛辣、香燥、温热饮食，严禁吸烟。

**2. 保持口腔清洁卫生** 对口腔干燥的老年人，早晚要正确刷牙、餐后漱口，特别是晚上临睡前的刷牙尤为重要，要养成餐后使用牙线清洁齿缝的习惯。有口腔溃疡者，可经常用金银花、野菊花或乌梅、甘草等代茶泡服或漱洗口腔。此外，口腔干燥老年人佩戴的义齿与基牙间易发生菌斑附着，故餐后及睡前在清洁口腔的同时，要取出义齿并刷洗。

**3. 心理护理** 多与口腔干燥的老年人交流，积极地进行心理疏导，详细认真地解释病情，消除其孤独、自卑等负面情绪，使患者树立自信心，恢复社会交往。

### 【健康教育】

**1. 做好牙齿保健**

（1）正确的刷牙 步骤：①刷牙齿的外侧面和内侧面，须从牙龈往牙冠方向旋转刷，牙刷毛束的尖端上牙朝上，下牙朝下，牙刷毛与牙面呈45°。②刷牙的咬合面，将牙刷毛放在咬合面上，前后来回刷。③最后顺牙缝刷洗。一般用温水刷牙，每次刷牙时间应达到3分钟。

（2）牙刷的选择和保管 选用磨头软毛牙刷，每1～3个月需更换新牙刷；刷牙毕立即清洗牙刷，刷头向上，置于通风处晾干，以减少细菌的滋生。

（3）叩齿和牙龈按摩　养成每日叩齿、按摩牙龈的习惯，以促进局部血液循环，增强牙周组织的功能和抵抗力，保持牙齿的稳固。一般每日晨起或入睡时上下牙齿间以咀嚼的方式相互叩击数十下，叩击完成后，把食指放在牙龈相应的面部皮肤，按于每个牙龈的部位，轻轻上下按摩。

（4）正确使用义齿　详见本书第十一章第一节。

**2. 采用正确的睡姿**　很多晨起口腔干燥的老年人，多为夜间张口呼吸所致，故应指导老年人采用正确的睡姿。一般采用右侧卧睡姿，既有助入睡，还能减少张口呼吸，避免夜间口干。

**3. 饮食指导**　口腔干燥的老年人饮食宜干稀搭配、清淡为宜，适当多食新鲜果蔬，尤其要吃略带酸味的水果或富含粗纤维的食物，这样在咀嚼时能刺激唾液腺分泌。中医认为口腔干燥的发生多为津液不足，输布失常引起，故治疗以生津补液、提升输布能力为主。因此患者可多食用豆豉、丝瓜、淡菜、甲鱼等滋阴清热生津的食物，水果可选择甘寒生津的西瓜、梨、鲜藕等。忌食酒、茶、咖啡、油炸食物、羊肉、狗肉、鹿肉，以及姜、葱、蒜、辣椒、胡椒、花椒、茴香等辛辣刺激及温热性食品。

## 第九节　衰　弱

衰弱（frailty），是一种常见的老年综合征。衰弱是老年人因生理储备下降而导致的抗应激能力减退的非特异性状态，涉及神经肌肉、内分泌、代谢及免疫等多系统的病理生理改变。其可增加老年人跌倒、认知功能减退、失能及死亡等负性事件的风险。衰弱的临床特征是生理储备功能减弱，多系统失调，机体抗应激能力减退，保持内环境稳定的能力下降，涉及多个器官、系统。

### 【护理评估】

**1. 健康史**　了解老年人的既往史及现病史，评估老年人有无高血压、糖尿病、慢性阻塞性肺疾病、肿瘤等疾病；询问有无跌倒史、认知功能减退，以及目前的治疗方法及效果等。

**2. 危险因素**

（1）年龄及性别　衰弱发病率随年龄增加而增加；老年女性衰弱的发病率高于老年男性。

（2）慢病 / 损伤及其相关并发症　如心力衰竭、糖尿病、慢性感染、恶性肿瘤、抑郁和痴呆。多病共存是导致老年人衰弱的一个至关重要的危险因素。

（3）营养不良和营养素摄入不足　营养不良是衰弱发生和发展的重要生物学机制。

（4）生活方式、健康相关行为和社会经济学状态　健康自评差、受教育少和社会经济学状况较差的人群中，衰弱有较高的患病率。

（5）心理 – 社会状况　精神心理因素焦虑、抑郁等与衰弱密切相关。遗憾、悲伤、抑郁、焦躁等心理活动，均可加重或者导致衰弱。

**3. 身体状况**

（1）非特异性表现　疲劳、无法解释的体重下降和反复感染。

（2）跌倒　平衡功能及步态受损是衰弱的主要特征，也是跌倒的重要危险因素。衰弱状态下，即使轻微疾病也会导致肢体平衡功能受损，不足以维持步态完整性而跌倒。

（3）谵妄　衰弱老人多伴有脑功能下降，应激时可导致脑功能障碍加剧而出现谵妄。

（4）波动性失能　患者可出现功能状态变化较大，常表现为功能独立和需要人照顾交替出现。

**4. 辅助检查**　衰弱的诊断和评估目前缺少统一的金标准，一般包括躯体、环境、心理社会方面的评估。临床评估多采用 Rockwood 的衰弱指数（frailty index, FI）及衰弱问卷式评分（FRAIL 量表）为主。

（1）FI 指个体在某一个时点潜在的不健康测量指标占所有测量指标的比例。通常认为 FI ≥ 0.25 提示该老年人衰弱，FI 0.09 ～ 0.25 为衰弱前期，FI ≤ 0.08 为无衰弱老年人。

（2）衰弱问卷式评分（FRAIL 量表，表 7–2），是一种临床评估衰弱的简便快速的方法，包括以下 5 项：①疲劳感：上周多数时间感到做每件事都很费力；②阻力感：上一层楼都困难；③活动少：不能行走一个街区；④多病共存：>5 种病；⑤体重下降：1 年内体重下降 >5%。符合 3 项或 3 项以上即为衰弱。

**表 7–2　FRAIL 量表**

| 序号 | 条目 | 询问方式 |
| --- | --- | --- |
| 1 | 疲乏 | 过去 4 周内的大部分时间或所有时间感到疲乏 |
| 2 | 阻力增加 / 耐力下降 | 在不使用任何辅助工具及不用他人帮助的情况下，中途不休息爬 10 级台阶有困难 |
| 3 | 自由活动下降 | 在不使用任何辅助工具及不用他人帮助的情况下，走 100m 较困难 |
| 4 | 疾病情况 | 存在以下 5 种以上疾病：高血压、糖尿病、急性心脏疾病发作、卒中、恶性肿瘤（微小皮肤癌除外）、充血性心力衰竭、哮喘、关节炎、慢性肺病、肾脏疾病、心绞痛等 |
| 5 | 体重下降 | 1 年或更短时间内出现体重下降≥ 5% |

## 【常见护理诊断 / 问题】

**1. 躯体移动障碍**　与步速减慢、肌力下降有关。

**2. 身体形态紊乱**　与体重下降、营养不足有关。

**3. 有跌倒的风险**　与高龄、疲乏无力有关。

**4. 知识缺乏**　缺乏防治衰弱综合征的相关知识。

## 【护理措施】

**1. 去除诱因**　关注潜在的、未控制的、终末期疾病继发的衰弱，积极治疗基础疾病，如心衰、糖尿病、慢性感染、恶性肿瘤、抑郁和痴呆等。即使无基础疾病，也要去除可纠正的因素，如药物、住院、手术、其他应激等。

**2. 营养护理**

（1）根据患者年龄、营养状况、衰弱状况、是否伴随心肺肝肾疾病等，制订个体化营养支持方案。合理调整膳食结构，应注意适当添加瘦肉、动物肝脏等摄入，重视预防营养不良和贫血。

（2）对于有营养不良风险的衰弱前期及衰弱老年人，给予 11.5g/（kg · d）的蛋白质摄入，补充必需氨基酸，血清羟基维生素 D 水平 <100mmol/L 时补充维生素 D 800U/d。对长期营养不良者，营养支持应遵循先少后多、先慢后快、逐步过渡的原则。

（3）根据患者营养状况适当添加肠内营养制剂，对特殊疾病患者选择专用医学营养配方制剂。口服营养不能满足机体需要时，选择鼻饲途径。

**3. 运动护理**

（1）根据患者一般状态评估、功能障碍评估、日常活动功能评估的情况，基于个人兴趣、训练条件和目的选择运动强度、频率、方式和运动时间，制订个体化的运动治疗方案。

（2）采用多组分运动干预，即抗阻、有氧、平衡和柔韧性运动相结合的锻炼方式，包括有氧运动：步行、体操、太极拳、八段锦等；抗阻运动：从坐到站、坐位抬腿、静力靠墙蹲、举哑铃等；平衡训练：直线行走、单腿站立、纵列站立等；柔韧度训练：各种屈曲和伸展运动。

（3）运动前后做好准备或舒缓运动，动作应简单缓慢，注意安全。运动频率以 2 ～ 3 次 / 周为宜；运动强度遵循循序渐进原则，由低强度过渡到中高强度；运动时间应根据年龄、性别、衰弱状态等进行调整。

（4）重度衰弱患者，根据四肢肌力情况制订被动运动方案，如上下肢被动运动肩关节、前臂、髋关节、膝关节、足踝关节等。

**4. 药物护理**　评估患者用药的合理性及不恰当性情况，减少不合理用药。衰弱患者的药物处方应定期复查，及时调整用药，根据肾功能情况调整剂量。

【健康教育】

1. 饮食运动指导：指导患者多吃蔬菜水果、含蛋白质丰富的食物，坚持适量规律的体育运动。

2. 提高患者及家属对防跌倒的重视程度，穿着合适的鞋子及衣裤，减少夜间如厕次数，头晕或行动不便者加强看护。

3. 坚持自我监测各种疾病，控制血压、血糖，观察肌肉力量、功能和肌肉质量等的改变。

4. 监测体重，关注体重下降及疲乏的原因（如抑郁、贫血、低血压、甲状腺功能减退和 $B_{12}$ 缺乏）。

## 第十节　谵　妄

谵妄（delirium）是一种急性脑功能下降伴认知功能改变和意识障碍，也称急性意识混乱。以急性发作，病程波动，注意力、意识改变和认知障碍为特征。由于大脑储备功能随着年龄增长而下降，因而谵妄在老年人群中发生率较高。尤其是 65 岁以上的老年人群，年龄每增加 1 岁，谵妄发生风险增加 2%。据统计，在老年住院患者中，谵妄的发病率为 25% ～ 56%，而在重症监护室（ICU）的患者可以高达 80%。事实上，谵妄是可以被早期识别的。最常见的可识别的潜在因素包括高龄、痴呆、抑郁、药物依赖等。常见的直接诱发因素包括手术、感染、严重的疾病和功能受限等。潜在因素合并直接诱发因素导致的进行性谵妄的危险性最高。

谵妄的发生对患者预后会产生不良影响，可能导致住院时间延长，躯体 / 认知功能康复延迟，其他并发症（坠床、压疮、尿路感染、肺部感染等）风险增加，再入院率增加，死亡率增加，家属的精神及经济负担加重；从长远来说，也是导致高龄老年人痴呆的重要危险因素。另外，谵妄的发生也浪费了医疗资源，加重了社会的疾病经济负担。而临床医护人员对谵妄的识别率和诊断率较低，尤其是轻度谵妄病例漏诊率高达 70% 以上。欧美国家越来越多的医疗机构已将谵妄发生率纳入医疗护理质量评价的重要指标，我国也逐渐重视老年谵妄的评估和预防。

谵妄的神经病理生理学机制研究还处于起步阶段。谵妄患者血清抗胆碱酶活性常常增高，可能是内源性因素或药物因素造成的；老年人对胆碱传输下降的耐受力非常脆弱。谵妄的另一机制是在神经递质的合成中，重要氨基酸的比例发生改变，苯丙氨酸和色氨酸的比例改变可能导致5- 羟色胺过多或缺乏而引起谵妄。另外，谵妄可能由细胞因子，特别是白细胞介素 -2 和肿瘤坏死因子介导。

## 【护理评估】

**1. 危险因素评估**　谵妄是一种累及中枢神经系统的急性脑功能障碍，但致病因素却涉及全身其他各大系统。躯体疾病、精神因素、医疗因素和药物是常见的谵妄的四大类危险因素，其中最常见的危险因素是患者合并痴呆或存在认知功能下降的情况。通常将其划分为易患因素（predisposing factors）和诱发因素（precipitating factors）。

（1）*易患因素*　①高龄；②认知功能障碍；③合并多种躯体疾病，躯体疾病是谵妄的必要条件，而几乎所有的躯体疾病都可能引起谵妄；④存在视力或听力障碍；⑤活动受限；⑥酗酒；⑦曾经发生过精神症状的急性改变。这些易患因素往往是不可逆转的。易患因素越多，老年人越容易发生谵妄。

（2）*诱发因素*　在易患因素的基础上，任何机体内外环境的紊乱均可促发谵妄，成为诱发因素。常见诱发因素：①应激，如骨折、外伤、慢性疾病急性加重等；②营养不良；③手术以及麻醉；④药物，特别是抗胆碱能药、苯二氮䓬类镇静催眠药、抗精神病药物等；⑤缺氧，包括慢性肺病加重、心肌梗死、心律失常、心衰引起的低氧血症；⑥疼痛；⑦排尿或排便异常，如尿潴留及粪嵌塞；⑧脱水，电解质紊乱；⑨感染，如泌尿和呼吸系统感染，甚至脓毒败血症；⑩睡眠障碍。

**2. 临床症状**　谵妄的特征为突然发病，病程为波动性，常常夜间加重。发作当时主要表现如下。

（1）*意识紊乱*　不能集中和维持注意力，注意力容易转移。

（2）*认知功能改变*　例如记忆力下降，时间、空间、人物定向力异常，语言障碍等；或者出现感知功能异常，这些异常无法单纯用痴呆进行解释。

（3）*急性发病*　常于数小时至数天内发病，一天内症状具有波动性。

（4）*有潜在的病因*　包括全身性疾病、药物中毒、突然停药，以及各种因素的联合作用。

**3. 辅助检查**　为了快速识别谵妄，提高谵妄诊断的准确度，在临床工作中，常使用一些量表进行谵妄的筛查。谵妄量表（confusion assessment method，CAM）是目前使用较广泛的工具，20 多年来被认为是谵妄最有效的筛查工具之一。调查前，必须对患者进行认知功能和注意力的评估（表 7–3），例如 3 个单词的记忆力测验、数字广度测验（digit span test），从而客观地了解患者的短时记忆能力和注意力。另外，调查者还要通过询问患者家属以及护理人员来了解患者是否为急性发病，病情是否波动。CAM 快速筛查量表包括 4 点，参见表 7–4。

**表 7–3　常用的注意力测试方法**

| 序号 | 测试条目 |
|---|---|
| 1 | 数字广度——顺背或倒背数字，正背 5 个或倒背 4 个为正常 |
| 2 | 正数以及倒数星期一到星期天，1 月到 12 月 |
| 3 | 听到某个字母举手 |
| 4 | 给患者看图片，要求患者记忆并且回忆 |
| 5 | 100 减 7 |

表 7-4 谵妄量表（CAM）

| 序号 | 条目 |
|---|---|
| 1 | 特征 1. 精神状态的急性改变<br>患者的精神状态是否较基础水平发生急性变化 |
| 2 | 特征 2. 注意力不集中<br>患者的注意力是否不易集中<br>这种异常在一天中是否有波动 |
| 3 | 特征 3. 思维混乱<br>患者的思维是否混乱或不连贯（对话不切题、意思不明确、语无伦次或突然转移话题）<br>这种异常在一天中是否有波动 |
| 4 | 特征 4. 意识状态的改变<br>患者的神志是否正常？分为清晰、过分警觉、嗜睡（易叫醒）、昏睡（不易叫醒）、昏迷（不能叫醒）<br>这种异常在一天中是否有波动 |

**4. 心理 – 社会状况** 除了解老年人的一般心理和社会状况外，要特别关注有谵妄史的老年人有无谵妄后恐惧、沮丧、抑郁心理，老年人是否受此影响而出现生活自理能力、社交能力下降。远期认知功能状况需持续随访和监测。

### 【常见护理诊断/问题】

**1. 有受伤害的危险** 与谵妄发作时患者易激动、思维及行为紊乱，可能坠床、拔管有关。

**2. 远期认知功能下降** 与谵妄发生后可能继续影响认知功能有关。

**3. 有跌倒的危险** 与谵妄发生后患者失定向、注意力不集中、认知紊乱有关。

**4. 健康维护能力低下** 与相关知识缺乏有关。

### 【护理措施】

谵妄的复杂性要求运用多学科的方法来管理，护士在监测、持续地评估和管理中起到关键作用。目前的重点是在医院预防、早期发现和治疗方面提供全方位的方案，以避免更严重而持久的谵妄带来更严重的后果。谵妄重在预防，应预先全面评估患者，针对其存在的危险因素，制订个体化的护理计划，实施个体化预防方案。英国 NICE 谵妄指南是目前最权威的循证医学指南之一，强调针对 10 条危险因素制定综合性预防措施，包括认知功能和定向、脱水和便秘、低氧血症、活动受限、感染、多药共用、疼痛、营养不良、听力和视力障碍、睡眠障碍。

### 【健康教育】

**1. 知识宣教** 谵妄的早发现、早诊断十分重要。临床护士要提高对谵妄的认识，及时发现和识别导致谵妄发生的易患因素和诱发因素。

**2. 预防措施** 谵妄的预防可从如下几个方面来考虑：提供生活日用品帮助老年人回忆和记忆、利用辅助工具改善老年人的感觉功能、减少环境改变带来的影响、给予用药指导、促进维持生命体征的稳定性、疼痛管理、保证足够的睡眠、心理社会支持等。

**3. 安全指导** 预防老年人跌倒、走失、烫伤、自伤等不良事件的发生。

### 【护理评价】

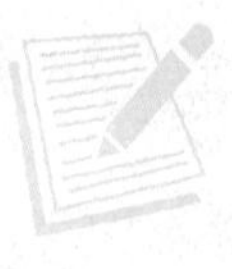

通过治疗与护理后，达到以下效果：①预防谵妄发生或降低谵妄严重程度；②老年人认知功能得到维护、维持或改善；③老年人及家属知晓谵妄的危险因素及严重性，并引起重视；④老年人及家属能知晓相关预防措施。

# 第八章
# 老年人的心理卫生及护理

随着我国人口老龄化进程的加快，如何提高广大老年人的生活质量，已逐步引起了全社会的重视。尤其是随着我国物质文化生活水平的逐步提高，老年人群体寿命逐步增加，如何提高老年人群体的心理健康水平，使老年人在身心愉快的状况下安度晚年，已成为老年学研究领域研讨的重要课题之一。

## 第一节　老年人心理健康

随着现代医学模式的确立，人们对健康的认识发生了较大的变化，新的健康观念是身心与环境处于安宁和谐的状态，是体格与心态的协调发展，即不仅要有好的躯体，而且要有最佳的心理状态。为此，维护和促进老年人心理健康，树立心理健康新观念，是每个老年人安度晚年、健康长寿的重要条件。

### 一、心理健康的概念

心理健康也称心理卫生。第三届国际心理卫生大会将心理健康（mental health）定义为：“所谓心理健康，是指在身体、智能及情感上与他人的心理健康不相矛盾的范围内，将个人心境发展成最佳状态。”基于以上定义，心理健康包括两层含义：一是与绝大多数人相比，其心理功能正常，无心理疾病；二是能积极调节自己的心理状态，顺应环境，建设性地发展完善自我，充分发挥自己的能力，过着优质的生活。老年人心理健康不仅意味着没有心理疾病，还意味着个人的良好适应和充分发展。2018 年《中国老年人心理健康评估指南》中指出心理健康是指个体内部心理和谐一致，与外部适应良好的稳定的心理状态，具体包括五个维度：认知效应、情绪体验、自我认识、人际交往和适应能力。

### 二、国内外老年人心理健康的标准

老年人心理健康的标准，因社会、时代、文化传统、民族等因素的不同而有差异。目前国内外尚没有统一的心理健康标准。

#### （一）国外标准

国外专家在老年人心理健康标准方面研究得比较具体，他们制订了 10 条参考标准：①有充分的安全感。②充分了解自己，并能对自己的能力做出恰当的估计。③有切合实际的目标和理想。④与现实环境保持接触。⑤能保持个性的完整与和谐。⑥具有从经验中学习的能力。⑦能保

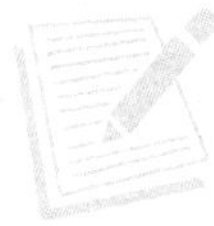

持良好的人际关系。⑧能适度地表达与控制自己的情绪。⑨在不违背集体意识的前提下有限度地发挥个性。⑩在不违反社会道德规范的情况下，能适当满足个人的基本需要。

### （二）国内标准

综合国内外心理学专家对老年人心理健康标准的研究，结合我国老年人的实际情况，2013年中华医学会老年医学分会和《中华老年医学杂志》编辑部拟定了“中国健康老年人标准（2013）”。

①重要脏器的增龄性改变未导致功能异常；无重大疾病；相关高危因素控制在与其年龄相适应的达标范围内；具有一定的抗病能力。②认知功能基本正常；能适应环境；处事乐观积极；自我满意或自我评价好。③能恰当处理家庭和社会人际关系；积极参与家庭和社会活动。④日常生活活动正常，生活自理或基本自理。⑤营养状况良好，体重适中，保持良好生活方式。

## 三、老年人心理健康促进

### （一）增进老年人心理健康的基本原则

**1. 适应原则** 心理健康强调人与环境能动地协调适应，达到动态平衡，以保持良好的适应状态。环境包括自然环境和社会环境。环境中随时都有打破人与环境协调平衡的各种刺激，尤其是社会环境中的人际关系，对老年人心理健康有较大影响。因而，老年人需要积极主动地调节环境和自身，减少环境中的不良刺激，学会协调人际关系，发挥自己的潜能，来追求心理的最佳状态，以获得快乐和稳定的情绪。

**2. 整体原则** 人是生理、心理、社会、精神、文化相统一的有机整体，人的生理、心理、社会等方面相互作用、相互影响，任何一方面的功能变化均可导致其他方面的功能改变；而各方面功能的正常运转，又能有力地促进整体功能的最大限度发挥，从而保持最佳的健康状态。因此，在维护老年人心理健康时，应从整体出发，不能单纯强调心理的重要性而否定其他因素如疾病对老年人健康的影响。帮助老年人建立良好的生活习惯，为老年人提供良好的社会支持，将有助于促进老年人的心理健康。

**3. 系统原则** 人是一个开放系统，人无时无刻不与自然、社会文化相互作用、相互影响。因此，增进心理健康要考虑到人既是生物的人、社会的人，也是具有自我意识、善于思考、情感丰富、充满内心活动的人。而人所生活的环境也是一个历史发展的综合体，所以只有从自然、社会文化、道德、生物、人际关系等多方面、多角度、多层次考虑和解决问题，才能达到内外环境的协调与平衡。

**4. 发展原则** 心理健康是一个发展的过程，老年人在不同身心状况下和不同环境中，其心理健康状况不是静止不变的，而是动态发展的。所以，促进老年人的心理健康，不仅要了解其目前的心理健康水平，而且要重视他们过去的经历，预测未来心理健康发展趋势。

### （二）促进老年人心理健康的措施

**1. 加强老年人自身的心理保健**

（1）指导老年人树立正确的健康观 老年人往往多病，并对自己的健康状况持消极评价，对疾病过分忧虑，不能实事求是地评价自己的健康状况，过度担心自己的疾病和不适，会导致神经

性疑病症、焦虑、抑郁等精神问题，加重疾病和躯体不适，更感衰老、无用，对老年人心理健康十分不利。因此，应指导老年人正确评价自身健康状况，对健康保持积极乐观的态度，采取适当的求医行为，促进病情的稳定和康复。

（2）*指导老年人树立正确的生死观*　死亡是生命的自然结果，当死亡的事实不可避免时应泰然处之。因此，只有树立正确的生死观，克服对死亡的恐惧，以无畏的勇气面对将来生命的终结，才能更好地珍惜生命，使生活更有意义和乐趣。

（3）*指导老年人做好离、退休的心理调适*　老年人随着年龄增加，从原来的职业岗位上退下来，这是一个自然的、正常的、不可避免的过程。只有充分理解新陈代谢、新老交替的规律，才能对离、退休这个生活变动泰然处之。离、退休必然会带来社会角色、地位的变化，对此，要教育老年人有足够的思想准备，必须认识与适应离、退休后的社会角色转变，才能生活得轻松愉快。

（4）*鼓励老年人勤用脑*　坚持适量的脑力劳动，使脑细胞不断接受信息刺激，对于延缓脑的衰老和脑功能的退化非常重要。勤用脑可以防止脑力衰退。研究表明，对老年人的视、听、嗅、味、触觉的器官进行适当的刺激，可增进其感、知觉功能，提高记忆力、智力等认知能力，减少老年期痴呆的发生。适当学习不仅是老年人的精神需要，而且可以增长知识、活跃思维、开阔眼界、端正价值观等，同时也有益于身心健康。

（5）*培养老年人良好的生活习惯*　帮助老年人建立规律的饮食和睡眠习惯，戒烟限酒，提高生活质量。老年人尤其是居住于高楼的老年人多参加社会活动，增加人际交往，邻里间加强交流，增进友谊，有利于老年人调适心理，消除孤寂感。鼓励老年人坚持适量运动，适量的运动有助于改善老年人的体质，增强脏器功能，延缓细胞代谢和功能的老化，并增加老年人对生活的兴趣，减轻老年人孤独、抑郁和失落的情绪。

**2. 指导家庭成员维护老年人的心理健康**

（1）*建立和谐的家庭氛围*　鼓励老年人主动调整自己与其家庭成员的关系，正确面对“代沟”，与子女间相互包容；家庭成员要为老年人的衣食住行等创造条件，为老年人提供便利和必要的情感、经济和物质上的帮助，共同建立良好和睦的家庭环境。

（2）*正确面对“空巢”家庭*　空巢家庭中，老年人应正确面对子女成家立业离开家的现实，不过高期望和依赖子女对自身的照顾，善于利用现代通信与子女沟通。作为子女应尽量与老年人一起生活或经常回家探望，使老年人精神愉快，心理上获得安慰。

（3）*认真对待老年人再婚问题*　和谐的婚姻对老年人至关重要，良好的夫妻关系是老年生活幸福的保障。丧偶对老年人的身心健康造成很大的影响。老年人丧偶以后，子女要正确看待老年人的再婚问题，理解、支持老年人再婚，给予老年人宽容的再婚环境，使老年人晚年不再孤寂。

**3. 改善和加强社会对老年人心理健康的服务**

（1）*发扬尊老敬老的社会风气*　尊老敬老是中华民族的传统美德，也是我国老年人心理健康的良好社会心理环境。社会应加强宣传教育，大力倡导尊老敬老。年轻人应学会谦让和尊重老年人，理解老年人的焦虑、抑郁的心理，鼓励和倾听老年人的内心宣泄，真正从身心上去关心体贴老年人。

（2）*尽快完善相关立法*　应加强老龄问题的科学研究，为完善立法提供依据，尽快完善相关法律，为增强老年人安全感、解除后顾之忧、安度晚年提供法律保障。

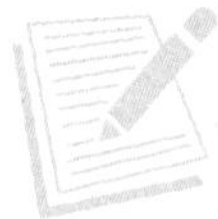

（3）*建立良好的社会支持系统*　老年期是许多危机和应激因素集中在一起的时期，因此，社会各界都应对老年人给予关心、安慰、同情和支持，为老年人建立起广泛的社会支持系统网，为

老年人提供良好的社会环境，为实现“健康老龄化”奠定基础。

# 第二节 老年人的心理特点及影响因素

## 一、老年人的心理特点

随着年龄的增长，老年人的各种生理功能都逐渐进入衰退阶段，同时也会产生种种心理变化。但由于个体的内外条件差异，不同年龄阶段老年人的心理变化有着各自特点。老年期心理变化的主要特点如下。

### （一）感知觉

感知觉是个体发展最早，也是衰退最早的心理功能，其衰退的主要表现是渐进性的感觉阈限升高。在各种感觉中，老化最明显的是对人的认识活动作用最大的视听觉，其次是味觉、痛觉等其他感觉。老年人由于相应的感知器官老化、功能衰退，如出现老视、听力下降、味觉减退等，从而引起反应迟钝、行为迟缓、注意力不集中、易跌倒等改变。这些都会给老年人的生活和社交活动带来诸多不便，例如由于听力下降，容易误听、误解他人的意思，出现悲观、孤独、冷漠、敏感、猜疑，甚至有心因性偏执观念，易产生丧失感、隔绝感、衰老感。

### （二）记忆

老年人记忆变化的总趋势是随着年龄的增长而下降的，但是记忆衰退的速度和程度也因记忆过程和个体因素的不同而存在着差异。一般来说，成人记忆从 50 岁就开始有明显减退，70 岁以后减退更显著，过了 80 岁，记忆减退尤其迅速。老年人的记忆具有以下特点：

**1. 初级记忆较好，次级记忆较差** 初级记忆是指老年人对于刚听过或看过、当时在脑子里还留有印象的事物记忆较好，属记忆减退较慢的一类记忆。初级记忆随增龄基本上没有变化，或者变化很少。次级记忆是指对已听过或看过一段时间的事物，经过编码储存在记忆仓库，以后需要加以提取的记忆，其减退程度大于初级记忆。由于大多数老年人在对信息进行加工处理方面不如年轻人主动，组织加工的效率也较差，所以记忆活动的年龄差异主要表现在次级记忆方面。次级记忆保持的时间可以从几天到数月、数年，甚至终身。表现为近事容易遗忘，远事记忆尚好的特点。

**2. 再认能力基本正常，再现或回忆明显减退** 由于再认时，原始材料仍在眼前，是有线索地提取，难度小些，所以，老年人再认能力的保持远比回忆好。老年人对看过、听过或学过的事物再次出现在眼前时能辨认（即再认）的记忆能力基本正常。而对刺激物不在眼前，要求将此物再现出来的记忆能力（即再现或回忆）明显减退，表现出命名性遗忘，即记不起或叫不出以往熟悉的人或物的姓名或名称。

**3. 机械性记忆较差，逻辑性记忆较好** 老年人对与过去经历和与生活有关的事物或有逻辑联系的记忆较好，而对生疏的或需要死记硬背的机械性记忆较差。老年人速记和强记虽然不如年轻人，在规定时间内记忆速度衰退，但理解性记忆和逻辑性记忆常不逊色。

### （三）智力

智力是学习的能力，是个体对环境的适应能力。智力可分为液态智力（fluid intelligence）和晶态智力（crystallized intelligence）两类。液态智力是指获得新观念、洞察复杂关系的能力，如知觉整合能力、近事记忆力、思维敏捷度及与注意力和反应速度等有关的能力。成年后，液态智力随着年龄增长减退较早，老年期下降更为明显。晶态智力与后天的知识、文化及经验的积累有关，如词汇、理解力和常识等。健康成年人晶态智力并不随增龄而减退，有的甚至还有所提高。晶态智力直到70岁或80岁以后才出现减退，且减退速度较缓慢。因此，随着知识和人生阅历的积累，有些老年人比青年人表现出了更多的智慧，对人生问题有着不同寻常的洞察力。

### （四）思维

思维是人类认知过程的最高形式，是更为复杂的心理过程。老年人由于感知和记忆力的减退，在概念形成、逻辑推理、解决问题的思维过程、创造性思维和逻辑推理方面都受到影响，尤其是思维的敏捷度、流畅性、灵活性、独特性及创造性比中青年时期下降明显，但个体差异很大。有些高龄的人思维仍很清晰，特别是对自己熟悉的、与专业有关的思维能力在老年时仍能保持，而有些年龄不大的人却有严重的思维障碍。

### （五）人格

人格是指个体在适应社会生活的成长过程中，在遗传与环境交互作用下，形成的独特的、相对稳定的心身结构。老年人的性格变化因人而异，一般既有稳定、连续的特点，又可由于生理因素、环境、社会心理因素、认知和人生阅历的影响而发生改变：逐渐由外向转为内向，容易以自我为中心、保守、猜疑、心胸狭隘、爱发牢骚。人格模式理论认为老年人会依照其不同的人格模式，有不同的社会适应状态。

**1. 整合良好型**　大多数老年人属于这一类型。其特点为：以高度的生活满意感、成熟度正视新的生活。有良好的认知能力、自我评价能力。根据个体角色活动特点又分为3个亚型。

（1）重组型　该人格型的老年人退而不休，继续广泛参加各种社会活动，是最成熟的人格特征。

（2）集中型　属于不希望完全退休的人格型，他们会选择和分配其资源，在一定范围内选择参加比较适合的社会活动。

（3）离退型　此类型老年人人格整合良好，会自愿从工作岗位离退下来，生活满意，但表现出活动低水平，满足于逍遥自在。

**2. 防御型**　这类老年人雄心不减当年，刻意追求目标，对衰老完全否认。

（1）坚持型　表现为继续努力工作和保持高水平的活动，活到老，干到老，乐在其中。

（2）收缩型　热衷于维持饮食保养和身体锻炼，以保持自己的躯体外观。

**3. 被动依赖型**

（1）寻求援助型　此型的老年人需要从外界寻求援助以帮助其适应老化过程，他们能成功地从他人处得到心理的支持，维持其生活的满足感。

（2）冷漠型　此型的老年人与他人没有相互作用的关系，对任何事物都不关心，通常对生活无目标，几乎不从事任何社会活动。

**4. 整合不良型**　有明显的心理障碍，需在家庭照料和社会组织帮助下才能生活，是适应老年期生活最差的一种人格模式。

### （六）情感

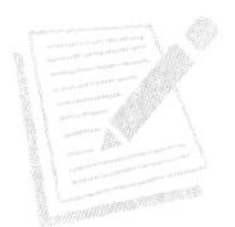

老年人的情感活动是相对稳定的，即使有变化，也是因为生活条件、社会地位的变化所造成

的，并非完全是年龄本身所致。老年人情感活动存在个体差异。常见的情绪变化有易消极、抑郁，易烦躁、害怕，容易对自己不熟悉的事物和领域畏惧，甚至拒绝等。对外界事物，对他人情感日渐淡漠，缺乏兴趣，不易被环境激发热情，可能出现消极言行。

### （七）意志行为

老年期人的意志力会发生一定的改变。部分老年人由于体力及精力的不足，又因社会活动、人际关系及生活社交范围的缩小等，会出现信心不足，意志消沉或自暴自弃等变化。

## 二、老年人心理变化的影响因素

### （一）生理功能减退

随着年龄的增加，各种生理功能减退，出现一些老化现象，如神经组织，尤其是脑细胞逐渐发生萎缩并减少，导致精神活动减弱、反应迟钝、记忆力减退，尤其表现在近期记忆方面。视力及听力也逐渐衰退，感知觉随之降低。

### （二）社会地位的变化

离退休对老年人来说是生活的重大转折。老年人因离、退休而从以往的社会工作、社会生活的积极参与者转变为旁观者，从紧张而有规律的工作状态转变为自由的赋闲状态。由于社会地位的改变，可使一些老年人发生种种心理上的变化，如孤独、自卑、抑郁、烦躁、消极等，从而加速了衰老的进程。特别是离、退休的老干部，从昔日紧张有序的工作中突然松弛下来，生活的重心变成了家庭琐事，使他们感到不习惯和不适应。

### （三）疾病

有些疾病会影响老年人的心理状态，如脑动脉硬化，使脑组织供血不足，脑功能减退，促使记忆力减退加重，晚期甚至会发生脑卒中、老年性痴呆等急慢性疾病，常可使老年人卧床不起，生活不能自理，以致产生悲观、孤独等心理状态。患病作为一种应激性事件，特别是老年人多患有慢性疾病，需要长期服药治疗、反复检查，容易使老年人产生沉重的心理压力，常会导致过分依赖、恐惧、焦虑、抑郁等心理反应。

### （四）家庭环境

家庭状况的变化，如子女独立、结婚、老年丧偶、亲人死亡、家庭纠纷及老年夫妇之间的关系等，都对老年人的心理产生明显的影响。

### （五）文化程度

老年人的文化程度、精神素养、政治信仰、道德伦理观点等对其心理状态影响很大，如信仰危机会使老年人产生空虚等负性心理。

### （六）营养缺乏

当人体缺乏某些物质时，可使组织细胞的功能失调，如维生素 C 严重缺乏时，不仅可引起坏血病，还可引起精神淡漠、遗忘与抑郁、意识障碍等；当维生素 $B_{12}$ 显著缺乏时，可引起脑、

脊髓或外周神经发生脱髓鞘现象，出现神经及精神症状。这些都给老年人的心理带来不良影响。

### （七）生活事件的影响

生活事件指与年代、社会变革、社会文化、历史事件、家庭事件等因素相关并对人们的生活产生重大影响的事件。如独特的家庭命运、搬迁、先天缺陷、生理创伤与疾病、重大事故、突发疫情、离婚及亲朋死亡等，这些因素会加剧负性心理变化。

## 三、老年人心理发展的主要矛盾

### （一）角色转变与社会适应的矛盾

老年人因为年龄到了一定程度而失去了原有的社会角色，这一变化可能会使老年人失去对生活的希望和信心。老年人的角色转变主要是由于离休或退休造成的。离休、退休虽然是一种正常的角色转换，但不同职业群体的老年人对此产生的心理感受是不同的。有些老年人在离、退休之前，有较高的社会地位和广泛的社会联系，其生活的重心是工作事业，离、退休以后，从昔日紧张有序的工作中突然松弛下来，整天面对的是家庭琐事，社会联系也骤然减少，这使他们感到不习惯、不适应，从而造成角色转变与社会适应的矛盾。

### （二）老有所为与身心衰弱的矛盾

价值观和理想追求较高的老年人，在离开工作岗位之后，通常都不甘于清闲，他们渴望能够再为社会多做一些工作，希望自己退而不休、老有所为。然而，身心健康状况并不理想，他们的机体衰老严重，使老年人在志向与衰老之间产生了矛盾，有些老年人还为此陷入深深的苦恼和焦虑中。

### （三）老有所养与经济保障不充分的矛盾

国外研究表明，缺乏独立的经济来源或可靠的经济保障，是老年人心理困扰的重要原因。一般来说，缺乏经济来源、社会地位不高的老年人容易产生自卑心理，而且他们的性情也比较郁闷，处事小心，易于伤感。所以，老有所养与经济保障不充分的矛盾既是社会矛盾，也是心理矛盾。

### （四）安度晚年与意外刺激的矛盾

老年人安度晚年、健康长寿的美好愿望与实际生活中的意外打击、重大刺激，往往形成强烈的对比和深刻的矛盾。人到老年不可避免地会面临一系列的矛盾，如突患重病、夫妻争吵、亲友亡故、婆媳不和等意外刺激，对老年人的心理打击十分严重。当老年人突然遇到丧偶的打击，若是缺乏足够的社会支持，会很快垮掉，甚至导致死亡。

## 四、老年人常见的心理需求

### （一）生存需求

**1. 健康需求**　随着年龄的增长，老年人常有恐老、怕病、惧死的心理。老年人普遍存在的一种心理状态是希望自己晚年身体健康。他们都希望自己能健康长寿，希望社会加强老年人医疗

保健，做到就医方便，老有所医。

**2. 依存需求** 《论语》有云："老者安之，朋友信之，少者怀之。""老者安之"，即让老年人过上安定的生活，使之老有所依。老有所依是指老年人丧失全部或部分劳动能力和经济来源时有子女等后代赡养和照顾。具体来说就是无衣食之忧，无住行之虑，生活上有人给予照顾和扶助。老有所依是老年人最基本、最低层次的心理需求。

### （二）社会需求

**1. 情感需求** 情感是老年人心理的第一需求。由于各种原因，老年人的情感生活不尽如人意，一些老年人为避免家庭冲突，隐忍自己的感情；有的老年人丧偶后一个人过着孤独寂寞的生活，虽子孙满堂，但晚景凄凉。让老年人度过幸福的晚年，不仅要让他们吃好、穿好，还应该让他们心情愉快，充分享受天伦之乐，拥有亲情的精神支持，是老年人最大的幸福。

**2. 交往需求** 老年人具有通过人际交往获得各种信息，取得与他人进行交流，并得到感情宣泄机会的需要。老年人离、退休后，由于人际交往的范围明显变窄，因而老年人期望能在自己的周围形成新的人际交往圈子，有可以说心里话的老友，更期望通过加强与老伴和子女沟通来满足相互作用需要。

### （三）自我价值需求

**1. 自主需求** 老年人大都沉着冷静、老成持重、阅历丰富，做事希望自作主张。这种心理上的自信、坚定和自主，正是老年人的自身需求，期望自己对他人和社会有价值。

**2. 求知需求** 老年人为了事业和生活而勤奋学习，力图做出成就的心理需求。老年人离开工作岗位后，也希望坐下来认真、系统地读书，为生活揭开新的篇章，这就是求知需求。

**3. 尊敬需求** 老年人都有受他人尊重的心理需要，但与中青年人那种因能力、业绩、财富而受他人羡慕和认同的心理需要不同，老年人更需要的是别人能够听取他的意见、看重他的经验、肯定他的过去，希望自己人生更有尊严。

# 第三节 老年人常见的心理问题及护理

## 一、焦虑

焦虑（anxiey）指一种缺乏明显客观原因的内心不安或无根据的恐惧，是人们遇到某些事情如挑战、困难或危险时出现的一种正常的情绪反应。适度的焦虑有益于个体更好地适应变化，有利于个体通过自我调节保持身心平衡等，但持久过度的焦虑则会严重影响个体的身心健康。

### （一）原因

**1. 体弱多病** 老年人体弱多病、行动不便、力不从心：如耳聋、眼花、躯体不适、手脚不灵活、疼痛、性功能障碍、社交障碍、沟通能力下降等。

**2. 各种应激事件** 离退休、丧偶、丧子（女）、经济困窘、家庭关系不和、搬迁、社会治安及生活常规被打乱时可能引起焦虑反应。

**3. 躯体疾病** 躯体疾病虽然不是引起焦虑的唯一原因，但是在某些情况下，老年人的焦虑症状可以由躯体因素引发，比如甲状腺功能亢进、肾上腺肿瘤等均可伴发焦虑。

**4. 药物副作用**　如抗胆碱能药物、咖啡因、β 受体阻滞剂、皮质类固醇、麻黄碱等均可引起焦虑反应。

### （二）表现

焦虑是一种适应性应激反应，包括认知、行为及生理方面三种反应。认知反应指认识到危险或有害刺激情境时体验到的恐惧感和受威胁感；行为反应指迅速逃避有害现场及手足无措、坐立不安等行为；生理反应则主要指自主神经系统活动增强、肾上腺素分泌增多、血压和心率增加、肌肉血糖大量分解和血中乳酸增多，表现为手掌出汗、脸色苍白、口干等症状。

焦虑反应强度存在个体差异，有的人只有认知反应，并无行为或生理的表现，有的人则表现为强烈的身心反应。一些神经质者较常人神经过敏，往往有严重的焦虑反应，甚至在并无威胁性刺激的情境时也会出现诸如心跳加剧、呼吸加速、肌肉紧张、昏厥、呕吐等身体症状。这时，焦虑反应就不再是适应行为而是病理性反应的焦虑症。

### （三）防护措施

**1. 评估焦虑程度**　可选用汉密顿焦虑量表和状态－特质焦虑问卷对老年人的焦虑程度进行评定。

**2. 针对原因处理**　指导和帮助老年人及其家属分析焦虑的原因和表现，正确对待离、退休等问题，尽快适应新生活、新角色；积极治疗原发病，尽量避免使用或慎用可引起焦虑症状的药物。

**3. 及时心理疏导**　老年人应学会自我疏导，自我放松，主动寻求帮助；对自己有正确的认识和评价，树立信心；培养新的兴趣，提高自我调节能力，使其心态保持稳定。

**4. 加强家庭支持**　帮助老年人子女学会谦让和尊重老年人，理解老年人的焦虑心理，倾听他们的心声，鼓励老年人宣泄内心的负性情绪，真正从心理精神上去关心体贴老年人。

**5. 做好用药指导**　指导老年人尽量避免使用或慎用可引起焦虑症状的药物。重度焦虑应遵医嘱应用抗焦虑药物，如地西泮、氯氮、多虑平等。

## 二、抑郁

抑郁（depression）是以情绪低落、悲观消极、少言少动、思维迟缓等为主要特征的一种老年人常见的精神心理问题。老年人自我意识和自我控制水平降低，抑郁如果持续的时间较长，则可使心理功能下降或社会功能受损，并可陷入孤独、悲观、厌世的阴影中。抑郁程度和持续时间不一。当抑郁持续 2 周以上，表现符合《心理疾病诊断统计手册》第四版（DSM-IV）的诊断标准时则为抑郁症。

抑郁症高发年龄大部分在 50 ～ 60 岁之间。抑郁症是老年期最常见的功能性精神障碍之一，抑郁情绪在老年人中更常见。老年人的自杀通常与抑郁有关。

### （一）原因

**1. 年龄**　增龄引起的生理和心理功能退化。

**2. 慢性疾病**　慢性疾病如高血压、低血压、冠心病、糖尿病及癌症等，躯体功能障碍，因病致残导致自理能力下降或丧失。

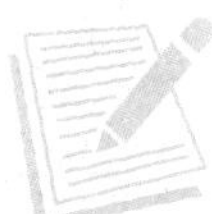

**3. 社会因素**　如离退休、丧偶、经济窘迫、家庭关系不和等。

**4. 消极的认知应对方式** 如罪恶感、没有价值感等。

### （二）表现

抑郁的发生是渐进而隐伏的，早期可表现为神经衰弱的症状，如头痛、头昏、食欲不振等。后期表现为：

**1. 情感障碍** 忧郁心境长期存在，大部分老年人表现为忧郁寡欢、内心沉重，对生活没有信心，对一切事物兴趣下降，有孤独感、失落感，自觉悲观失望，还有突出的焦虑烦躁症状。

**2. 思维障碍** 思维迟缓，反应缓慢，思考问题困难，主动性言语减少，痛苦的联想增多，常出现自责自罪和厌世，疑病症状较突出，可出现“假性痴呆”。

**3. 精神活动障碍** 出现比较明显的认知功能损害的症状，如记忆力显著减退，计算力、理解和判断力下降，动作迟缓，反应迟钝，缺乏积极性及主动性。严重时可不语、不动，生活需他人照顾。

**4. 意志行为障碍** 轻者依赖性强，遇事犹豫不决，稍重时活动减少，不愿社交，严重者可处于无欲状态，甚至有自杀企图和行为。老年患者一旦决心自杀，往往比年轻人更坚决，行为也更隐蔽，应引起高度重视。

**5. 躯体症状** 大多数老年人抑郁以躯体症状作为主要表现形式。经常感到疲乏，精力不足，失眠或睡眠过多，头痛，四肢痛，胸闷心悸，食欲差，消化不良，口干，便秘，体重减轻等，有时这些症状可能比较突出，冲淡或掩盖了抑郁心境，称之为隐匿性抑郁。

### （三）防护措施

老年抑郁的防护原则是减轻抑郁症状，减少复发，提高生活质量，促进健康状况，降低医疗费用和死亡率。

**1. 评估抑郁程度** 老年抑郁评定量表和Beck抑郁量表（Beck depression inventory，BDI）可用来进行老年抑郁症的筛查，汉密顿抑郁量表可用来评估老年抑郁的严重程度。

**2. 早发现、早诊断、早治疗** 尽早地识别抑郁症的早期表现，对患者自身的病情特点、发病原因、促发因素、发病特征等加以综合考虑，并制订出预防复发的有效方案，防患于未然。

**3. 心理干预** 对于病情趋于恢复者，应为其介绍卫生常识，进行多种形式的心理治疗。劝告老年人能正确对待自己，正确认识疾病，锻炼自己的性格，树立正确的人生观；面对现实生活，正确对待和处理各种不利因素，避免不必要的精神刺激。

**4. 严防自杀** 严重的抑郁，往往会产生自杀的念头，应主动热情地与老年人沟通交流，及时发现其自杀企图，从而进行有效干预，防止意外事件的发生。必要时可采用认知心理治疗、药物治疗等。

## 三、孤独

孤独（loneliness）是一种被疏远、被抛弃和不被他人接纳的情绪体验。孤独感在老年人中常见，我国60～70岁老年人中有孤独感的占1/3左右，80岁以上者占60%左右，独居者死亡率和癌症发病率比非独居者高出2倍。因此，解除老年人孤独感是不容忽视的社会问题。

### （一）原因

导致老年人孤独的可能原因：①离、退休后远离社会生活；②无子女或因子女独立成家后成为空巢家庭；③体弱多病，行动不便，降低了与亲朋来往的频率；④性格孤僻的老年人；⑤丧偶的老年人。

### （二）表现

孤独无助，寂寞，自尊降低，产生伤感、抑郁情绪，精神萎靡不振，常偷偷哭泣，顾影自怜。如体弱多病、行动不便时消极感会更加明显。久之，身体免疫功能降低，易致躯体疾病。有的老年人为摆脱孤独，会选择不良生活方式，如吸烟、酗酒等，严重影响身心健康，有的老年人会因孤独而转化为抑郁症，有自杀倾向。

### （三）防护措施

**1. 家庭支持**　子女必须从内心深处关心父母。和父母同住一城的子女，与父母房子的距离最好不要太远，方便经常回家看望、照顾；身在异地的子女，应尽量常回家探望，或经常通过电话、互联网等进行情感交流，将使老年人感到莫大的欣慰。

**2. 社会支持**　社会应给予老年人足够的关注和支持，为尚有工作能力和学习要求的老年人创造工作和学习的机会。社区组织开设老年活动室、老年日间服务中心等，为老年人提供生活照料、心理咨询、心理疏导等服务。

**3. 积极参与社会活动**　老年人应参与社会活动，积极而适量地参加各种有益于社会和家人的活动，在活动中扩大社会交往，既可消除孤独与寂寞，又能从心理上获得生活价值感的满足，增添生活乐趣。

## 四、自卑

自卑（inferiority）即自我评价偏低，就是自己瞧不起自己，它是一种消极的情感体验。当人的自尊需要得不到满足，又不能实事求是地分析自己时，就容易产生自卑心理。

### （一）原因

老年人产生自卑的原因有：老化引起的生活能力下降；疾病引起的部分或全部生活自理能力和适应环境的能力丧失；离、退休后角色转换障碍；家庭矛盾等。

### （二）表现

自卑的老年人往往从怀疑自己的能力到不能表现自己的能力，从与人交往胆怯到孤独地自我封闭。本来经过努力可以达到的目标，也会认为“我不行”而放弃追求。他们看不到人生的希望，领略不到生活的乐趣，也不敢去憧憬美好的明天。

### （三）防护措施

**1. 为老年人创造良好的社会心理环境**　倡导尊老敬老，鼓励老年人参与社会活动，做力所能及的事情，挖掘潜能，得到一些自我实现，增加生活的价值感和自尊。

**2. 鼓励老年人做力所能及的事情**　丰富晚年生活，开展琴、棋、书、画、烹饪、缝纫、养殖、栽种及工艺制作等活动以满足老年人自我实现的需要，增加生活的价值感和自尊。

**3. 保持乐观的生活态度**　人到暮年，做到安心处事、性格豁达，不自寻烦恼，不必和青壮年人相比，不争强好胜，始终保持泰然自若、心平气和、知足而常乐的心理。

## 五、脑衰弱综合征

脑衰弱综合征（asthenic syndrome）是指某些慢性躯体疾病所引起的类似神经衰弱的症候群。其发生、发展、病程经过及预后，均取决于躯体疾病本身。随着躯体疾病的好转及全身状况的恢复，类似神经衰弱的症状亦随之消失。

### （一）原因

长期烦恼、焦虑；老年人离、退休后，生活太闲，居住环境太静，与周围人群交往甚少，信息不灵；各种疾病引起的脑缺氧，如脑动脉硬化、脑损伤后遗症、慢性酒精中毒等。

### （二）表现

**1. 情感障碍** 表现为情绪不稳定，情感脆弱，克制、表达情感能力明显减弱，控制不住情感反应，无法做到喜怒不形于色。在微小的精神创伤刺激之下，即表现出明显的易伤感、易激动、易发怒、易委屈等。因此，有些患者为此而苦恼，病情严重的患者可有情感失禁，即强制性哭笑。情感障碍也是脑衰弱综合征的典型症状。

**2. 躯体不适症状** 表现为头痛、头晕、肢体麻木、走路向一侧倾倒感、肌震颤、睡眠障碍等，这些症状常常作为主诉症状。

**3. 思维能力下降** 表现为注意力不集中、思维迟钝、工作效率下降、主动性下降，感到学习新知识困难而不主动学习，记忆力下降，以近事记忆下降较明显。

### （三）防护措施

**1. 保持良好心态** 应当注意调节好老年人心理状态，帮助其进行角色转换。充实老年人的生活内容，重新建立离、退休后规律的生活作息制度，养成良好的起居、饮食等生活习惯，保证老年人睡眠充足。

**2. 加强人际交往** 鼓励老年人多参加一些有益的活动，丰富其老年生活。充分理解其情感，减轻其病痛，满足他们的需求。多与他们沟通，尊重他们的成就感和权威感，增加信任感。身体条件允许的情况下，扩大社交范围，增加人际交往。

**3. 指导合理用脑** 应指导老年人注意智力及感知活动的合理锻炼，加强脑的保健，延缓神经的衰老。

**4. 做好健康教育** 积极治疗心身疾病，定期进行体格检查，提高老年人对各种精神障碍性疾病的认识。教育其子女理解老年人，帮助老年人建立新的生活方式，培养新的兴趣，逐步适应离、退休后的新生活。用安慰、解释、启发、诱导等方法使老年人正确对待疾病，主动配合治疗。

## 六、离退休综合征

离退休综合征（retirement syndrome）是指老年人由于离、退休后不能适应新的社会角色及生活环境和生活方式的变化而出现焦虑、抑郁、悲哀、恐惧等消极情绪，或因此产生偏离常态行为的一种适应性心理障碍。这种心理障碍往往还会引起其他疾病的发生，影响身体健康。

据统计，约有 1/4 的离、退休人员会出现不同程度的离退休综合征，大多数老年人经过心理疏导或自我心理调试在 1 年内基本恢复常态，个别需较长时间才能适应，少数患者可能转化为严

重的抑郁症，或并发其他身心疾病。

### （一）原因

**1. 职业因素**　离、退休前后生活境遇反差过大，如社会角色、生活环境、家庭关系等的变化。据调查，离、退休前为领导干部者要比工人发病率高。

**2. 个性因素**　事业心强、好胜而善辩、拘谨而偏激、严谨且固执、人际交往不良、朋友少或者没有朋友的老年人离退休综合征发病率较高。

**3. 兴趣爱好**　离、退休前无特殊爱好的老年人容易发生离退休综合征，他们离、退休后失去了精神寄托，生活变得枯燥乏味、缺乏情趣。

**4. 性别因素**　通常男性比女性更难适应离、退休后的各种变化。男性离、退休后，活动范围由“外”转向“内”，这种转换的压力比女性明显，心理平衡因而也较难维持。

### （二）表现

离退休综合征是一种复杂的心理异常反应。主要表现为焦虑症状，如坐卧不安、心烦意乱、行为重复、无所适从，偶尔出现强迫性定向行走；由于注意力不集中而常做错事；性格变化明显，易急躁和发脾气，做事缺乏耐心，对任何事情都不满或不快，多疑，对现实不满，常怀旧，不能客观地评价事物甚至产生偏见；大多数患者出现失眠、多梦、心悸、阵发性全身燥热感等症状；自信心下降，有强烈的失落感、孤独感、衰老无用感，对未来生活感到悲观失望，无兴趣参加以前感兴趣的活动，不愿与人主动交往，懒于做事，严重时个人生活不能自理。

### （三）防护措施

**1. 正确认识，做好准备**　到了一定的年龄，退休是人生必然经历的过程，老年人必须在心理上认识和接受这个现实。消除“人走茶凉”的悲观思想和不良情绪，坚定美好的信念，将退休生活视为另一种绚丽人生的开始，重新安排自己的生活、学习和工作，做到老有所为、老有所学、老有所乐。

**2. 发挥余热，培养爱好**　离、退休老年人如果身体健康、精力旺盛，可积极寻找机会，做一些力所能及的工作，发挥余热，为社会继续做贡献，实现自我价值，完善并提升自己的人生价值。老年人应积极参加街道社区、各大公园、老年活动中心的文娱体育活动，也可以自由选择适合自己特点的棋牌类、球类、健身操、太极拳、歌舞等活动。

**3. 家庭关爱，社会支持**　家庭和社会应关心和尊重离、退休老年人的生活权益，包括精神和物质的关怀，家人要多陪伴老年人；单位要经常联络、看望离、退休老年人，使他们感到精神愉快、心情舒畅。作为老年人退休后的第二活动场所，社区应组织各种有益于老年人身心健康的活动，包括娱乐、学习、游戏、体育活动，或老有所为的公益活动，让老年人感到老有所用；对可能患有离退休综合征或其他疾病的老年人应提供特殊帮助。

**4. 出现不适，及时就医**　老年人出现身体不适、心情不佳、情绪低落时，应该主动寻求帮助，切忌讳疾忌医。对于患有严重的焦躁不安和失眠的老年人可在医生的指导下适当服用药物，以及接受心理治疗。

## 七、空巢综合征

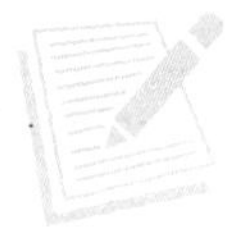

“空巢家庭”是指家中无子女或子女成人后相继离开家庭，只剩下老年人独自生活的家庭。

生活在空巢家庭的老年人常由于人际关系疏远、缺乏精神慰藉而产生被疏离、被舍弃的感觉，出现孤独、空虚、寂寞、伤感、精神萎靡、情绪低落等一系列心理失调症状，称为空巢综合征（empty nest syndrome）。这种症状属于“适应障碍”，是老年人群的一种心理危机。

美国学者 P.C. 格里克最早于 1947 年从人口学角度把家庭生命周期划分为形成、扩展、稳定、收缩、空巢与解体 6 个阶段。到了空巢阶段，家庭的代际关系发生了重要变化，父母和子女在居住上开始分离。随着社会老龄化程度的加深，空巢已经成为一个不容忽视的社会问题。

### （一）原因

**1. 传统观念冲击** 对子女情感依赖性强，有“养儿防老”的传统观念，儿女却因种种原因无法与老年人同住，部分子女家庭观念淡薄，长久不探望老年人，导致老年人产生孤苦伶仃、自卑、自怜等消极情绪。

**2. 不适应离、退休生活** 有些老年人对离、退休后的生活变化不适应，感到生活冷清、寂寞，甚至有无用感。

**3. 性格因素** 有些老年人由于本身性格方面的缺陷，对生活兴趣索然，缺乏独立自主、振奋精神、重新规划晚年美好生活的信心和勇气。

### （二）表现

空巢老年人普遍存在生活无人照料、生病无人过问、缺乏精神安慰、孤独寂寞等一系列问题，特别是高龄、独居、体弱多病的空巢老年人，这一现象更为明显。

**1. 消极情绪** 子女离家之后，父母从原来多年形成的紧张而有规律的生活状态，突然转入松散的、无规律的生活状态，他们无法很快适应，进而出现情绪不稳、烦躁不安、消沉抑郁等。在行为方面，表现为行为退缩，兴趣减退，不愿参加任何活动，不愿主动与人交往。

**2. 孤独悲观** 老年人一旦出现“空巢”，他们会在感情上和心理上失去支柱，感到寂寞和孤独，对自己存在的价值表示怀疑，陷入无趣、无欲、无望、无助状态，精神萎靡、抑郁焦虑、顾影自怜，部分老年人常偷偷哭泣，表现出老年抑郁症的症状，甚至出现自杀的想法和行为。如体弱多病、行动不便时，消极感会加重。

**3. 躯体症状** “空巢”应激影响产生的不良情绪，久之，会降低身体免疫功能，导致一系列的躯体症状和疾病，如失眠、早睡、头痛、乏力、食欲不振、心慌气短、消化不良、心律失常，甚至患高血压、冠心病、消化性溃疡等疾病。

### （三）防护措施

**1. 正确认识，调整生活格局** 随着竞争压力和人口流动性的增加，年轻人选择离开家庭来应对竞争，从前那种“父母在，不远游”的思想已经不再适用于今天的社会。孩子离开后，突然转入松散的、无规律的生活状态，导致老年人无法很快适应。做父母的要做好充分的思想准备，应在子女独立生活之前注意调整日常生活的格局、模式和规律，学会独处，寻找精神寄托，以便适应未来的“空巢”家庭生活。

**2. 夫妻相携，重建家庭关系** 对于进入老年的家庭应该及时将家庭关系的重心，由纵向的亲子关系转为横向的夫妻关系，夫妇之间给予更多的关心、体贴和安慰，并培养共同的兴趣与爱好，一同参与文娱活动或公益活动，增添新的生活乐趣，并保持和加强同亲友之间的往来，从而转移对子女的依恋心理。对离异或丧偶的老年人，可遵照其意愿，帮助其重新组建

家庭。

**3. 培养爱好，丰富晚年生活**　老年人应走出家门多参加社会活动、体育锻炼和培养业余爱好，如郊游、打球、阅读、写作、绘画、书法、舞蹈、园艺、棋类等，丰富自己的生活，开阔视野、陶冶情操，缓解孤独和思念情绪。

**4. 精神赡养，体现子女关心**　子女应该经常回家看望父母，与之交流，多关心父母的身心健康，并在生活上给予照顾，这是对孤独和空虚的老年人最大的安慰。年轻人与老年人虽然分开居住，但居住的距离最好是近一些，便于照看老年人；在异地工作的子女，应经常打电话问候，传递对老年人的关爱，避免老年人的家庭孤寂、空虚感，使老年人精神愉快，心理上获得安慰与满足。

**5. 政府扶持，提供社会支持**　充分发挥社会支持系统的作用，社会各界都应对老年人给予关心、关爱，提供支持，为老年人建立起广泛的社会支持网络，如老年大学、老年人活动中心等。政府提供社会性的服务，倡导尊老爱幼，维护老年人的合法权益；依托社区，组织开展各项活动，定期电话联系或上门看望空巢老年人，建立家庭帮扶制度，重点帮扶救助空巢老年人中的独居、高龄等弱势群体。

## 八、高楼住宅综合征

高楼住宅综合征（high-rise residential syndrome）指老年人因长期居住于城市的高层闭合式住宅里，很少与外界交往，也很少到户外活动，从而产生一系列生理和心理异常反应的一组综合征。由于目前城市高楼林立，老年人高楼住宅综合征发生率近年呈明显上升趋势，它是导致老年肥胖症、糖尿病、骨质疏松症、高血压及冠心病的常见原因。

### （一）原因

老年人由于住在高楼中，外界交往和户外活动减少，找不到聊天对象而产生孤寂感，不利于老年人的身心健康。

### （二）表现

**1. 生理方面**　单元式楼房封闭性强，邻居不相往来，长期生活在这种环境中，老年人心情压抑，又不想或不能下楼锻炼身体，长期宅在家中，感觉自己好像全身是病，出现四肢无力、脸色苍白、体质虚弱、消化不良、全身疼痛、周身不适，可导致老年肥胖症、高血压、冠心病、糖尿病和骨质疏松症等患病率增加。

**2. 心理方面**　长期生活在高楼封闭的环境中，老年人自感缺乏外界的信息，好像与世隔绝，可产生心理障碍，出现性情孤僻、急躁、精神空虚、无所事事、情绪不稳定、烦躁不安、注意力不集中、焦虑、忧郁等症状，严重时可因抑郁症加重导致自杀倾向。

**3. 社会方面**　居住在高楼住宅里，邻里陌生，没人聊天。长此以往，老年人不愿意或不能与邻居往来，不想参加老年团队的活动，不愿意与朋友相处，不爱活动，感觉很憋闷。由于长时间没有融入社会而自我封闭，这种老年人对外界适应能力越来越差，从而会引起一些生理上和心理上异常反应的疾病。

### （三）防护措施

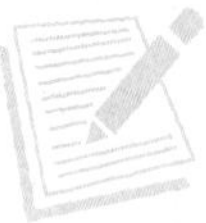

**1. 增加人际交往**　应与邻里经常走动、聊天，以增加相互了解，增进友谊，这样也有利于

独居高楼居室的老年人调适心理；和其他老年人交朋友，一起打太极拳、做老年操，既增进友谊，又锻炼身体，消除孤寂感；根据身体状况，积极参与社区、居委会等组织的老年活动，消除因居住高楼而不利于人际交流的弊端。

**2. 保持乐观情绪** 在平常生活中，不如意的事是常有的，怒、忧、悲、恐等不良情绪刺激不时发生，要创造良好心境，做到理智冷静，自我调节。

**3. 经常户外活动** 居住高楼的老年人，每天应下楼到户外活动 1 ～ 2 次，呼吸户外的新鲜空气，增加活动量，并持之以恒。

**4. 加强心理疏导** 对已发病的老年人应及时给予心理辅导和治疗，对严重抑郁或有自杀倾向的老年人应遵医嘱用药，避免各种不良后果发生。

# 第九章 老年常见疾病的护理

随着全球性人口老龄化趋势的日益突出，老年期延长，与年龄相关疾病随之而来，且老年人生理、心理等发生的一系列变化使其更易患病。目前，我国老年疾病的发病率日趋上升，因而做好老年疾病的预防、治疗、护理与康复，最大限度地促进疾病的康复，减少疾病致残率，增强老年患者的自理能力，提高其生活质量至关重要。为了突出老年病的流行特点，本章选择了 12 种老年常见疾病进行介绍，并在护理评估和护理计划中重点强调老年人的特点。

## 第一节 老年疾病特点概述

老年病（elderly disease）是指在老年群体中发病率明显增高的疾病。由于衰老、疾病、伤残而失去生活能力的老年人显著增加，60 岁以上的老年人在余寿中有 2/3 的时间处于带病生存状态，所以，充分了解老年人患病的流行病学、病因、临床表现、辅助检查、治疗和护理特点，成为做好老年常见疾病护理的前提。

### 【流行病学特点】

**1. 老年常见疾病患病特点** 老年人多患有慢性病，根据老年流行病学调查显示，老年人慢性病的患病率为 76% ～ 89%，明显高于中青年（23.7%）。我国老年人常见慢性病依次为高血压、糖尿病、高胆固醇血症、心肌梗死、脑梗死、慢性阻塞性肺疾病和恶性肿瘤。常有多种因素致病：城乡环境、地域气候条件、生活方式、医疗条件、脑力和体力劳动等。据调查，老年人常见疾病一般从 40 岁开始发病，75% 以上老年人都至少患有 1 种慢性病，因此需早期积极防治。

**2. 老年致死疾病特点** 老年人的死亡原因主要有心脑血管疾病、恶性肿瘤和肺部感染等，但存在地区差异。国外老年人死亡原因依次是心脏病、恶性肿瘤、脑血管病、流行性感冒和慢性阻塞性肺疾病等；国内老年人致死疾病主要有恶性肿瘤、脑血管病、心血管病和感染等，恶性肿瘤为老年人院内死亡的首要原因。随年龄增长，致死疾病的顺位发生变化：60 ～ 69 岁为恶性肿瘤；70 ～ 84 岁为脑血管病；80 岁以上高龄老年人的首位死因为肺部感染。

**3. 老年常见疾病防治特点** 老年常见疾病防治的主要目的是降低病残率、改善日常生活能力和提高生活质量。针对老年病的特点，防治应注意以下几个方面。

（1）分级预防　通过流行病学调查，掌握病因、发病规律和危险因素后积极拟定三级预防策略和措施，实践检验，并积极宣传推广。一级预防是指病因预防，强调开展群众性和经常性健康教育，加强对危险因素的干预，戒烟限酒、合理饮食、生活规律、情绪乐观和适度活动等。二级预防是指做好老年病筛查，做到“早发现、早诊断、早治疗”，如对胃黏膜重度异型增生的患者，

定期行纤维胃镜检查，及时发现癌变并进行早期手术。三级预防是指对症治疗，又称康复治疗，即最大限度恢复生活能力，防止恶化，减少伤残和提高生活质量。

（2）改善医疗条件　采取措施逐步解决农村老年人的医疗保障问题；改革和完善医疗保险制度，提高老年人生活质量；大力发展社区卫生服务；合理配置卫生资源；重视老年学的教育和科学研究。

## 【病因特点】

多因素致病是老年病的病因学特点。只有掌握其特点，才能有效地预防、控制和减少疾病的发生。

**1. 感染性疾病病因特点**

（1）革兰阴性杆菌为主　老年人感染性疾病病原菌中的46%是革兰阴性杆菌，且多耐药。血培养后发现，常见菌依次为：大肠埃希菌、克雷伯杆菌、变形杆菌及金黄色葡萄球菌。胆汁培养后，主要以大肠埃希菌和克雷伯杆菌为主。脓液及分泌物培养后，以变形杆菌为主，其次是铜绿假单胞菌、金黄色葡萄球菌、肠球菌及大肠埃希菌等。

（2）病原菌多为条件致病菌　寄居于人体皮肤、口腔、黏膜、肠道、泌尿生殖道等部位对机体无损害的正常菌群，随着老年人免疫力下降，其异常繁殖可导致疾病的发生。

（3）真菌感染较多　老年人因抗生素、激素、抗代谢类药物的应用，口腔、肺、肠道等部位容易发生真菌感染。

（4）混合感染多见　老年人混合感染多见于呼吸道、尿路、软组织等感染，可以是细菌、病毒和真菌多种病原菌感染。

**2. 非感染性疾病病因复杂**　非感染性疾病包括：与老化相关疾病，如白内障、阿尔茨海默病、高血压、冠心病、脑血管病、糖尿病等。此类疾病往往由多因素引起，病因复杂，导致临床无法对因治疗，对老年人健康构成巨大威胁。

**3. 发病易受诱因影响**　老年人因老化，机体对环境适应和调节能力降低，对外界刺激的耐受性降低，使其容易发病或加重病情变化，如老年人输液过快易诱发心力衰竭。此外，不良的心理素质、不端的社会行为、不适的社会和自然环境都可以导致疾病。

## 【临床表现特点】

由于老化，老年人机体内环境更容易失去稳定，极易患病，且患病后临床表现有其自身特点。

**1. 多病共存，病因复杂**　老年人常同时患多种疾病，随年龄增加患病种类数目也增加，我国一项多中心研究显示，在所有老年住院患者中，患两种或两种以上疾病老年患者占比为91.36%，平均患病4.68种，缺血性心脏病合并高血压的患者居于首位。共病的表现形式既可以是躯体－躯体疾病共存，也可以是躯体－精神心理疾病共存、精神心理疾病叠加或疾病－老年综合征共存。其主要原因：①机体各系统生理功能相互联系，一个系统发生异常，其他系统随之发生改变或导致其他系统疾病加重，如老年人患重症肺部感染时，可因呼吸衰竭发展为肺性脑病使患者进入昏迷脑功能衰竭状态，可诱发应激性胃溃疡而致上消化道大出血，还可导致心、肝、肾的功能衰竭等。②各种损伤的累积效应随年龄的增加而逐渐加强，如高血压、动脉硬化、糖尿病、肿瘤等常共存，使两种或两种以上的疾病损伤同一器官或同一系统。③老年人患病后，同时使用多种药物，由于药物动力学原因，可以导致医源性疾病。

**2. 起病隐匿，发展缓慢**　老年病起病缓慢，衰老又导致老年人机体的敏感性与反应性下降，

因而老年人患病后多数无明显症状，甚至疾病发展到严重程度仍无明显不适症状，起病隐匿，很难发现，易被误认为是正常老化，如帕金森病早期动作缓慢等容易被忽略，直至震颤十分明显才引起重视。多数老年病由中年期延至老年期，病程漫长，发展缓慢。但当疾病发展到一定程度后，机体的器官储备功能处于衰竭的边缘，一旦遭遇应激，病情可在短时间内迅速恶化，可使原来勉强维持代谢状态的器官迅速衰竭，严重危及患者生命。

**3. 临床表现不典型，诊治难度大**　由于老年人感受性和应激功能下降，对疾病的敏感性和反应性降低，因而患病后临床表现不典型，甚至完全不表现临床症状和体征。老年人同时患有多种疾病，由于临床表现不典型，导致一种疾病的症状可能被另一种疾病所掩盖或者相互影响。因此，老年人患病后常因临床表现不典型，易被漏诊或误诊。

如老年人急性心肌梗死时，常无心绞痛频繁发作、疼痛加剧等表现，而呈现无痛性急性心肌梗死；有的表现为呼吸短促和急性昏迷，甚至发生猝死；有的表现为恶心、呕吐、腹泻，容易被误诊为急性胃肠炎；有的仅感到头昏，或仅表现为心衰或心律不齐；有的突然出现不能解释的行为改变、不明原因的腹痛并伴有低血压等。

**4. 容易发生并发症，疾病恢复慢**　老年人机体代偿和抵抗能力减弱，治疗效果常不理想，恢复慢，随着疾病进程容易出现并发症，难以治愈。

（1）感染　作为导致老年患者病情恶化与多器官功能衰竭的主要原因，感染的主要危险因素有高龄、瘫痪、糖尿病、恶性肿瘤、长期卧床等，各类感染发生率由高到低依次为：尿路感染、肺炎、皮肤和软组织感染、带状疱疹、结核等。

（2）水、电解质和酸碱平衡紊乱　老年人参与代谢的组织、体细胞数量逐渐减少，导致其极易发生水、电解质和酸碱平衡紊乱，且大脑中枢对口渴的反应性差，容易因进水不足导致脱水，如再合并发热、频繁呕吐及腹泻，可以出现缺水性脱水，可诱发心律失常、意识障碍和心肌梗死，甚至死亡。

（3）意识障碍　老年人因脑卒中、脑水肿、阿－斯综合征等常见病的发生易导致血压下降、肺栓塞、败血症休克，甚至意识障碍。老年糖尿病患者易出现酮症酸中毒昏迷或高渗性昏迷、低血糖、胃肠道大量出血、肾功能衰竭、脱水及电解质紊乱等，均容易引起意识障碍。

（4）运动障碍　老年人肌肉及韧带老化，易患骨关节炎，如腰椎骨性关节炎，膝关节及其他关节退行性病变，以及各种骨关节疾病、痛风和足部疾患等，这些疾病可引起运动障碍。随着脑血管病发病率的上升，目前由脑血管意外导致的偏瘫成为老年人运动障碍的重要原因之一。此外，老年人肢体的灵活性差，并存骨质疏松症，极易发生骨折，亦可导致运动障碍的发生。

（5）多器官功能障碍综合征　多器官功能障碍综合征是导致老年患者死亡最常见的并发症之一，其发生的主要原因是感染，尤其是肺部感染。老年人在严重创伤、感染、中毒、大手术等应激状态下，易在短时间内同时或相继出现两个或两个以上的器官衰竭，因而病死率高达75%以上。

（6）出血倾向　多表现为紫癜，女性多见，常与血小板数量、毛细血管脆性、凝血功能、血浆纤维蛋白原等异常有关。此外，在多种老年性疾病的严重期易发生弥散性血管内凝血。

（7）血栓形成和栓塞　由于高血糖、高血脂、失水或高凝状态致血液黏稠度增加或长期卧床致血流缓慢等因素，老年患者易发生动脉血栓形成、深静脉栓塞和肺栓塞，严重者可发生猝死。

（8）大小便失禁　老年人随年龄增加易出现肛门括约肌功能障碍、膀胱容积变小、膀胱括约肌肌力减退，导致大小便失禁，尤其是在脑卒中的急性期和恢复期、各种疾病的终末期更为常见。

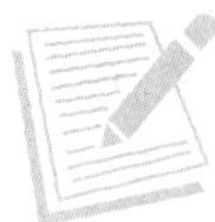

（9）心理障碍　研究表明，70%～80%的老年疾病与心理精神因素有关，综合医院内老年住院患者心理障碍的患病率高达60%。其中在患有高血压、糖尿病、冠心病、癌症的老年人中，抑郁发病率高达50%，在突然发病、病情反复发作、经久不愈、自理能力明显受限的患者中表现更为突出，焦虑还可增加心脑血管疾病的风险。

【辅助检查特点】

护理人员要结合病情变化正确解读和分析老年人的辅助检查结果，注意区别异常改变是由生理性老化引起，还是由病理性改变所致，以免延误诊断、治疗和护理。具体辅助检查的特点详见本书第四章第三节辅助检查相关内容。

【治疗特点】

老年疾病具有其生理、心理特点，这就要求医护工作者除了具备老年医学知识，还要熟悉不同老年病的临床特征和用药特点，提供个体化的治疗方案。

**1. 治疗依从性差**　治疗依从性是指患者对医嘱执行的程度。老年患者因记忆力差、视听能力减退、行动不便、用药复杂、易发生药物毒副作用等因素导致用药依从性差。因而，尽量简化治疗程序，减少用药种类和次数，详细讲解用药情况，利用服药提醒器等手段可提高患者的治疗依从性。

**2. 疗效反应差、不良反应率高**　药理学明确提出衰老是影响药物效应的重要因素之一。老年人用药较多，不良反应的发生率随年龄的增加而增加，主要原因是老年人肝脏对药物代谢功能下降；老年人肾脏功能明显减退，对药物的排泄减少。护理人员要做好用药前评估和用药后的观察，做好用药指导，保证疗效、减少或避免不良反应的发生。

**3. 手术风险大**　老年人由于衰老和疾病使器官功能减退，对手术和麻醉的耐受能力明显降低，术后发生并发症及意外的概率增加，手术危险性增大。因而，对于老年患者，术前应充分评估手术风险，做好术前准备，尽可能降低手术风险，提高手术安全性。

**4. 必须配合支持疗法**　老年人因其营养储备少，患病后机体的消耗增大，单靠药物治疗而不及时补充营养，会影响机体恢复。研究证实，支持疗法可使老年患者的体质增强，缓解症状，疾病的复发率下降，就诊次数和用药量减少。一般支持疗法主要包括饮食调配、短暂供氧和药物供给等。

【护理特点】

老年患者临床护理的根本目的是帮助老年人达到现存条件下的健康最佳状态，最大限度地发挥其自理能力，使老年人保持尊严和舒适，提高生活质量。

**1. 重视病情观察**　病情观察是发现老年患者症状和体征变化，使老年人能得到及时救治。因老年患者缺乏典型的症状和体征，护理人员除需仔细观察老年人的意识、生命体征、出入量等临床表现外，还应注意老年人水、电解质和酸碱平衡，血气分析，肝、肾功能等实验室指标的变化，同时要善于观察病情变化，及时发现不典型症状，准确评估老年患者的健康状况。树立整体观念，注意老年患者患病特点，不轻易用一种疾病解释所有临床表现，应综合考虑老年患者的特殊性，还要注意导致老年患者发生意外的情况，如误吸、窒息、跌倒等。

**2. 基础护理和专科护理并重**　除了关注老年患者的专科护理外，还应重视基础护理，做好饮食、口腔和皮肤清洁、协助大小便等生活护理，提高老年患者舒适度，促进康复，防止感染等

并发症的发生。加强安全护理，防止老年人受到意外伤害。

**3. 治疗、康复与护理相结合的多学科团队参与**　由于老年病的复杂性与特殊性，导致了老年病的诊治、康复与护理需要由多学科成员组成的团队共同参与，需要对老年病患者进行综合评估。通过多学科的评估过程，来确定老年人在躯体、精神心理、社会行为、生活环境及其功能状态等方面存在的问题。目的是为老年患者制订一个协调的、综合的短期或长期的照护计划，促使老年人在合理的护理照料中逐渐康复，恢复健康。多学科团队包括老年病医生、老年病护士、老年康复治疗师、社会工作者、营养师、临床药师、心理咨询师等。

**4. 身心护理并举**　老年患者身体疾病常常会导致心理问题的出现，心理问题又会加重躯体疾病。因而在护理过程中，既要关注老年人的躯体疾病，亦要关注老年人的心理状况，做好心理疏导。

**5. 加强出院指导**　患者出院不意味着护理工作的结束，要有针对性地做好老年患者和家属的出院健康宣教。有些老年人缺乏健康知识，长期以来养成了不良生活习惯，如高血压的老年患者，有烟酒嗜好，应劝其戒除。因而，护理人员应在全面系统评估的基础上，做好包括饮食、运动、睡眠和居住环境等内容的健康教育。对于视听说能力障碍的老年患者，应在出院前对其家属做好健康指导。

## 第二节　慢性阻塞性肺疾病

慢性阻塞性肺疾病（chronic obstructive pulmonary disease，COPD）是一种具有气流受限特征的疾病，气流受限不完全可逆，呈进行性发展，与肺部对有害气体或有害颗粒的异常反应有关。主要包括慢性支气管炎和阻塞性肺气肿，是老年人呼吸系统疾病中的常见病和多发病，患病率和病死率均居高不下，尤其是吸烟的老年男性，大部分都患有此病，表现为咳嗽、咳痰、呼吸困难等。近 20 年来，我国 COPD 的死亡率在下降，但仍高达 68/10 万，位居我国居民死亡原因的第 3 位。由于慢性阻塞性肺疾病病程长，到老年期才出现严重的肺功能损害，因此治疗困难，对老年人生活质量影响很大。如果能及早防控，完全可能有效控制病情，减缓疾病进展。因此目前认为慢性阻塞性肺疾病是一种可以预防、可以治疗的疾病。

### 【护理评估】

**1. 病因及危险因素评估**　COPD 是慢性炎症，发病因素很多，迄今为止，尚有许多发病因素不够明确，近年来认为，COPD 发病因素包括个体易感因素及环境因素两个方面。

（1）个体易感因素　老年人支气管和肺组织的老化、自主神经功能失调、$\alpha_1$- 抗胰蛋白酶（$\alpha_1$-AT）缺乏等。

（2）环境因素　吸烟是最重要的危险因素。此外，职业粉尘和化学物质的接触，如烟雾、工业废气；空气污染，如雾霾、烟尘污染等；感染，如肺炎链球菌、流感嗜血杆菌、病毒感染，可能在 COPD 的发生发展中起作用。

**2. 临床表现**　老年人 COPD 病程缓慢，多数起病隐匿，仅少数患者有急性支气管炎、流感、肺炎等病史，病程往往延续数年至数十年，迁延起伏，主要表现为咳嗽、咳痰、气促，病情较重的患者有体重下降、食欲下降等全身表现，在急性感染期可有间断发热。老年 COPD 与一般成人不同的特点有：

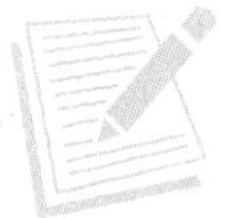

（1）呼吸困难更突出　随着病情进展，老年人气道阻力增加，呼吸功能减退，轻度活动即胸

闷、气短。

（2）症状、体征不典型　老年人机体反应能力差，如急性炎症期体温不升、白细胞数不增高、咳嗽不重，仅表现为厌食、少尿、胸闷等。体格检查：一般状况较差，精神萎靡、颜面发绀等。

（3）易反复感染　老年人由于机体抵抗力下降，免疫功能减退，易反复感染，而引起COPD急性加重，且电解质紊乱、呼吸性酸中毒、肺源性心脏病、休克等并发症较多。

**3. 辅助检查**

（1）肺功能检查　是判断气流受阻的主要客观指标，是诊断COPD的金标准，一般第一秒用力呼气容积（$FEV_1$）占用力肺活量（FVC）的百分比是评价气流受限的敏感指标，吸入支气管扩张药后 $FEV_1/FVC<70\%$ 及 $FEV_1<80\%$，可确定为持续的气流受限。但需要注意，采用 $FEV_1/FVC<70\%$ 作为判断标准，在老年人群中易发生COPD过度诊断。

（2）影像学检查　早期胸片无明显改变，之后出现肺纹理增多、紊乱，肺过度充气。CT不作为常规检查，当诊断有疑问时，高分辨CT有助于鉴别诊断。

（3）其他　血气分析有助于判断呼吸衰竭的严重程度，痰培养有助于检测病原菌。

**4. 心理－社会状况**　由于COPD迁延不愈，病情反复，老年人自理能力逐渐下降，从而产生焦虑、抑郁、失眠等消极反应，导致其对治疗缺乏信心。护理人员需评估患者有无上述心理反应，以及家属的心理状况及对疾病的认知。

## 【常见护理诊断/问题】

**1. 气体交换受损**　与通气不足、气道阻塞有关。

**2. 清理呼吸道无效**　与分泌物增多且黏稠，不能有效咳嗽有关。

**3. 睡眠形态紊乱**　与呼吸困难、病情反复发作有关。

**4. 活动无耐力**　与呼吸困难、氧供与氧耗失衡有关。

**5. 焦虑、抑郁**　与病情反复、迁延不愈有关。

**6. 潜在并发症**　水、电解质、酸碱平衡紊乱，肺源性心脏病，肺性脑病等。

## 【护理措施】

由于COPD致病因素多，且非特异性。治疗应重在预防，早期干预，主要措施是避免发病的高危因素、急性加重的诱发因素及增强机体免疫力。护理的主要目标是改善呼吸功能，缓解焦虑、抑郁情绪，减少并发症，根据老年人的特殊性提供相应的护理措施。

**1. 一般护理**　COPD急性期应卧床休息，协助患者采取舒适体位，常采用半卧位；保持呼吸道通畅，促进有效排痰，痰液黏稠的老年人，鼓励其多喝水，也可遵医嘱超声雾化吸入、体位引流、胸部叩击，促进痰液的排出。对于呼吸困难者，可给予氧疗，一般采用鼻导管持续低流量吸氧，氧流量1～2L/min，提倡进行每天持续15小时以上的长期家庭氧疗。

**2. 饮食护理**　患COPD的老年人多有体力消耗及慢性营养不良，急性发作期往往食欲不振，应及时给予高热量、高蛋白、高维生素、低碳水化合物饮食，加强营养。

**3. 维持水电解质平衡**　在COPD发作期，患者通气功能受限，若不及时处理，很容易继发肺炎，进一步发生呼吸衰竭。应增加补液量，纠正机体脱水，处理水、电解质与酸碱平衡失调。

**4. 用药护理**　治疗COPD常用的药物有支气管舒张剂、糖皮质激素、止咳药及祛痰药。合并感染时需要使用抗生素。遵医嘱用药，注意观察药物疗效和不良反应。老年人用药宜个性化，疗程较长，故治疗方案应根据检测结果及时调整。

（1）支气管舒张剂　这是控制 COPD 症状的主要治疗药物。包括 β2 肾上腺素受体激动剂、抗胆碱能药物和茶碱类药。β2 肾上腺素受体激动剂定量吸入作为首选，大剂量使用可引起心动过速、心律失常，长期使用可发生肌肉震颤；抗胆碱能药物同 β2 肾上腺素受体激动剂联合吸入可加强支气管舒张作用，如合并前房角狭窄的青光眼，或因前列腺增生而尿道梗阻者应慎用，常见不良反应有口干、口苦等；茶碱类药使用过程中应监测血药浓度，轻者可发生恶心、呕吐、易激动、失眠，也可出现心动过速、心律失常、发热、失水、惊厥等症状，严重者甚至呼吸、心跳停止致死。

（2）祛痰止咳药　原则上不宜单用止咳药物，祛痰有利于痰液引流，控制感染，一般止咳药如枇杷露等为常用祛痰止咳剂，近年来国外尤推崇以愈创木酚等为基本成分，并酌量加入小剂量的磷酸可待因的复方止咳露，对于多痰咳嗽具有较好的止咳效果，老年人使用时应适量，不宜长期服用。喷托维林是非麻醉性中枢镇咳药，不良反应有口干、恶心、腹胀、头痛等。盐酸氨溴索为润滑性祛痰药，不良反应轻，溴己新偶见恶心、转氨酶增高，胃溃疡患者慎用。

（3）糖皮质激素　COPD 加重期住院患者宜在应用支气管舒张剂的基础上，吸入、口服或静脉滴注糖皮质激素，剂量要权衡疗效及安全性，糖皮质激素长期使用后可引起老年人高血压、白内障、糖尿病、骨质疏松及继发感染等，故对 COPD 患者不推荐单独和长期使用糖皮质激素，长期吸入仅适用于有症状且治疗后肺功能有改善者；对于稳定期 COPD 或 COPD 长期 $FEV_1$ 下降速度的改善，其疗效甚为有限。慢性阻塞性肺疾病全球倡议（global initiative for chronic obstructive lung disease，GOLD）2020 版推荐将嗜酸性粒细胞数作为吸入糖皮质激素预防 COPD 加重的疗效评估标志物。

**5. 心理护理**　COPD 老年患者因长期患病，社会活动减少，与外界隔离，极易形成焦虑和抑郁的心理，生活满意度下降，严重的会导致失眠。护理人员应详细了解患者及家属对疾病的态度，与其共同制订和实施康复计划，帮助其建立社交网络，鼓励患者参加社交活动，教会患者缓解焦虑、抑郁的方法，必要时帮助其联系心理医生，增强其战胜疾病的信心。

**6. 中医护理**　COPD 多属于中医学的“咳嗽”“喘证”“肺胀”“痰饮”等范畴。COPD 急性发作期可选适当中药，对止咳、化痰、平喘有很好的疗效，偏热证者用麻杏石甘汤加减；偏寒证者用小青龙汤加减。中医常用疗法还有：①三伏贴：于夏季初、中、末伏 3 天中午各贴药 1 次，连续两年。②推拿法：仰卧位操作应顺时针摩腹、摩丹田，拿揉胸大肌、拇指平推胸大肌、掌根按压胸大肌等；俯卧位操作应随着患者的呼吸依次点按肺俞、肾俞、气海俞、关元俞，吸气时用力较轻，呼气时用力较重。③导引术：在全身放松的基础上，辅以导引姿势，吐故纳新，调整脏腑功能。

## 【健康教育】

**1. 知识宣教**　使患者了解 COPD 的相关知识，如诱发因素、临床表现、防治措施等；劝导患者戒烟；避免粉尘等刺激气体的吸入；了解及时就医及定期随访的重要性。学会有效排痰，如取坐位或卧位等舒适体位，先行 5 ～ 6 次深呼吸，于深吸气末屏气，继而用力咳嗽将痰液咳出；或患者取坐位，两腿上置一枕头，顶住腹部（促进膈肌上升），咳嗽时身体前倾，头颈屈曲，张口咳嗽将痰排出。

**2. 生活指导**　指导患者根据气候变化及时增减衣物；制订高热量、高蛋白、高维生素、低碳水化合物的饮食计划，少量多餐。腹胀的患者应进软食，细嚼慢咽，避免进食产气食物，如豆类、啤酒、马铃薯等；避免食用引起便秘的食物，如坚果、油炸食物。

**3. 康复训练指导** 充分发挥患者的主观能动性，使患者了解康复锻炼的意义。根据老年患者的具体情况，制订个体化的锻炼计划。主要包括骨骼肌运动训练和呼吸肌运动训练两个方面。骨骼肌运动训练项目包括步行、踏车、太极拳、体操等，注意训练强度应为无明显呼吸困难情况下接近患者的最大耐受水平。呼吸肌运动训练包括腹式呼吸、缩唇呼吸、对抗阻力呼吸、全身性呼吸操等。对病情较重、不能或不愿参加以上几种呼吸肌锻炼者，还可使用各种呼吸训练器，如膈肌起搏器等。

**4. 心理指导** 引导患者适应慢性疾病并以积极的心态面对，培养生活情趣，如养花、听音乐、茶艺等，分散注意力，减少孤独感，缓解焦虑。

**5. 用药指导** 指导老年患者遵医嘱按时、正规服药，教会老年患者观察药物的不良反应，掌握每种药物的用药途径、疗程及注意事项。

## 第三节 老年肺炎

老年肺炎（elderly pneumonia）是指发生于老年人的终末气道、肺泡和间质的炎症。由于老年人组织器官退化、呼吸道黏膜萎缩、机体储备能力下降，当受到细菌侵入和寒冷等刺激时易引起肺部感染。它是老年人的常见病、多发病，其肺炎的发病率和死亡率远高于中青年人，且随增龄几乎呈直线上升。老年肺炎病情复杂、进展快、病情重、临床症状多不典型，往往有“四高四低现象”，表现为高患病率、高致死率、高误诊率、高漏诊率及低体温、低血象、低治疗反应、低耐受性等特点。无论是发展中国家还是发达国家，肺炎均是导致老年人死亡的主要原因之一。

【护理评估】

**1. 病因与危险因素评估** 老年肺炎病因复杂，绝大多数老年肺炎由感染所致，病原体及老年人自身状况决定了病情的严重程度。主要有：

（1）感染 最常见的是细菌感染，易引起老年社区获得性肺炎（community acquired pneumonia，CAP）和老年医院获得性肺炎（hospital acquired pneumonia，HAP），前者以肺炎链球菌最为多见，其次为流感嗜血杆菌、金黄色葡萄球菌、克雷伯杆菌等；后者以革兰阴性杆菌最为常见。高龄、衰弱、意识或吞咽障碍的患者常因误吸而感染厌氧菌，引起厌氧菌肺炎。近年来金黄色葡萄球菌感染、肺炎球菌感染和真菌性感染在老年人群中有增多趋势，其中金黄色葡萄球菌感染增多最为明显。流感病毒感染在老年肺炎感染中也起到重要作用，可继发严重细菌感染。

（2）呼吸功能减退 老年人呼吸功能减退，出现呼吸道黏膜萎缩，纤毛运动减弱，细胞免疫功能减退，咳嗽、排痰能力下降等，易患肺炎。长期吸烟、饮酒等也增加了罹患肺炎的风险。

（3）口腔卫生状况差 如口咽部细菌密度升高，菌群平衡失调，则可通过吸入细菌而导致老年肺炎的发生。大部分虚弱高龄的慢性病患者口腔卫生状况较差，细菌滋生较快。据统计，65岁以上老年人口腔革兰阴性杆菌分离率较年轻人高10倍。

（4）吞咽障碍 行动障碍、长期卧床或吞咽动作不协调者，易误吸而致肺部感染。吞咽困难是引起吸入性肺炎的独立危险因素，尤其是口咽性吞咽困难，导致食物吞咽后残留，成为吞咽后吸入的重要因素。

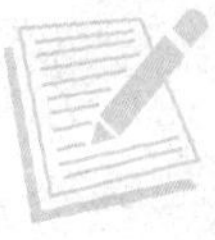

（5）医源性因素 包括长期住院，长期使用抗生素、糖皮质激素、细胞毒性药物、免疫抑制剂和制酸剂等；胸腹部手术、留置胃管、气管插管和气管切开等。不恰当地应用镇静剂也可诱发老年肺炎。

（6）合并症多　老年人常常合并各种慢性疾病，如神经系统疾病、糖尿病、营养不良、肿瘤等，可使机体免疫功能及上呼吸道防御功能下降。

**2. 常见老年肺炎的分类**　见表9–1。

**表9–1　常见老年肺炎分类**

| 分类 | 发生特点 |
|---|---|
| **根据发生机制分** | |
| 1. 坠积性肺炎 | 发生于长期卧床或久病体弱的老年患者。由于胸廓、膈肌运动受限，咳嗽反射减弱，使支气管分泌物随重力流向肺底，细菌生长繁殖引起肺炎 |
| 2. 吸入性肺炎 | 最常见，由于意识障碍、食管运动障碍、假性延髓性麻痹和咽部防护机制受损，将口咽部分泌物、食物及胃液误吸入支气管产生肺炎 |
| 3. 阻塞性肺炎 | 由于急性呼吸道感染，黏液分泌物阻塞支气管，产生肺不张，黏液中细菌生长繁殖引起感染 |
| 4. 终末期肺炎 | 指各种疾病晚期或长期卧床，机体功能极度衰竭导致的免疫功能低下和呼吸系统防御功能减退所致的肺炎，以合并感染为主，病原体繁多各异 |
| **根据发病地点分** | |
| 1. 医院获得性肺炎 | 指患者入院时不存在，也不处于感染潜伏期，而于入院48小时后发生的，也包括出院48小时内发生的肺炎，以呼吸机相关肺炎最为多见。可由细菌、真菌、支原体、病毒或原虫等多种病原体引起 |
| 2. 社区获得性肺炎 | 在医院外罹患的感染性肺实质炎症，包括有明确潜伏期的病原体感染，而在入院后平均潜伏期内发病的肺炎，以肺炎链球菌为最主要的病原体 |
| 3. 家庭护理相关性肺炎 | 在家庭、护理院等被长期护理的老年人所得的肺炎，应属健康护理相关性肺炎（health-care-associated pneumonia，HCAP）的概念范畴。其不同于一般的社区获得性肺炎，病原菌以革兰阴性菌或厌氧菌为主 |

**3. 临床表现**　老年肺炎的临床表现大多不典型，病情进展快，其表现因病原体毒力、身体状态不同而有较大差异。

（1）起病隐匿而缓慢　主诉较少而含混，多无明显咳嗽、发热、咳痰、胸痛等肺炎的典型呼吸道症状，有症状者仅占35%左右。

（2）首发症状　常以“肺外”症状突出。患者可首先表现为腹痛、腹泻、恶心、呕吐及食欲减退等消化道症状，或心悸、胸闷、气促、心律失常、血压下降等心血管症状，或精神萎靡、表情淡漠、烦躁不安、嗜睡、意识障碍等神经、精神症状。高龄老年人常出现老年病五联症（尿失禁、精神恍惚、不想活动、跌倒、丧失生活能力）中的一项或几项，也有个别老年人突发难以解释的败血症、休克或呼吸衰竭。

（3）缺乏典型体征　极少出现典型肺炎的语颤增强、支气管呼吸音等肺实变体征。可出现脉速、呼吸快、呼吸音减弱、肺底部可闻及湿啰音，但容易与并存的慢性支气管炎、心衰等相混淆。

（4）并发症多而重　老年人常多病共存，易发生多脏器功能衰竭。如易发生水电解质酸碱平衡紊乱、呼吸衰竭、心力衰竭、DIC、低蛋白血症、心律失常及休克等严重并发症，导致较高的死亡率。

（5）病程较长　老年肺炎常为多种病原菌合并感染，耐药情况多见，病灶吸收缓慢。

**4. 辅助检查**

（1）血液检查　白细胞总数增高不显著，约半数病例白细胞计数在正常范围（衰弱、重症和

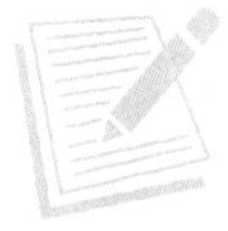

免疫功能低下的老年患者），但多有中性粒细胞总数升高或核左移、C反应蛋白阳性、血沉增快等炎症表现。

（2）影像学检查　X线胸片或CT检查表现呈多样性，缺乏特异性，绝大多数患者的胸片表现为支气管肺炎的改变，表现为中下肺内带肺纹理增多紊乱，沿肺纹理分布的小斑片状模糊影，密度不匀。老年人由于合并肺气肿，病灶呈斑片状、网状、条索状阴影居多。吸入性肺炎病变多位于上叶后段或下叶背段，以右肺多见，容易化脓、坏死，形成空洞，且常并发脓胸。另有10%～20%患者X线检查完全正常。如金黄色葡萄球菌与厌氧菌性肺炎，病菌易侵犯胸膜形成脓胸和脓气胸的影像学改变。

（3）细菌学检查　痰培养不仅能明确病因，而且是选择敏感抗生素的主要依据。但老年患者排痰能力弱，或者由于意识障碍，较难以获得适宜的痰标本。

（4）动脉血气分析　通过血气分析可以判断病情的轻重。监测血气变化，可以判断病情的转归。呼吸衰竭有$PaO_2$降低和（或）$PaCO_2$升高。氧合状况是老年肺炎严重程度最好的预测指标。

**5. 心理－社会状况**　老年肺炎患者的不适症状如呼吸困难、咳嗽等会影响老年人的睡眠，进而影响患者的生活质量。另外，部分老年患者基础病多，反复发作肺部感染、病程迁延，使得患者出现烦躁、焦虑、抑郁等不良情绪，孤独感和失落感与日俱增。因此，护士应仔细评估患者的心理精神状态和情绪反应，同时还应了解患者家属的心理状态及家属的关心和支持度，注意评估家属有无对患者病情和预后的担忧，家庭的照顾和经济能力能否应对等。

### 【常见护理诊断/问题】

**1. 清理呼吸道无效**　与肺部感染、分泌物增多、痰液黏稠、无效咳嗽等有关。

**2. 气体交换受损**　与肺炎所致有效呼吸面积减少有关。

**3. 体温过高**　与肺部感染有关。

**4. 焦虑**　与病情反复、疾病迁延、自理能力下降等有关。

**5. 潜在并发症**　呼吸衰竭、心力衰竭、水电解质酸碱平衡紊乱、感染性休克。

### 【护理措施】

治疗及护理目标：提高机体抵抗力，去除诱因，改善呼吸道的防御功能；积极防治并发症，促进康复，减少老年肺炎患者的死亡率。治疗原则：控制感染、促进排痰、纠正缺氧、防止误吸，以及重视并发症的观察和防范。除了常规护理外，还应根据老年人的特殊性提供相应的护理措施。

**1. 一般护理**　注意保持病室内空气新鲜、流通及适宜的温湿度。发热患者要卧床休息，减少活动。活动困难者应定时翻身，协助其取舒适体位；危重患者头偏向一侧，防止吸入性肺炎。鼓励老年患者经常漱口，必要时做好口腔护理，保持口腔清洁，防止继发感染。

**2. 饮食护理**　维持合理的饮食和水的摄入。应给予高热量、高蛋白、高维生素饮食，少量多餐，多进食新鲜的蔬菜、水果。避免油腻、辛辣、刺激性食物，戒烟酒，以免产生过度咳嗽。指导患者和家属进行正确的进食或喂食，进食或鼻饲均采取坐位和半卧位，休息时取患侧位或头高位，减少咽部刺激，防止误吸；食欲差或不能进食者，可遵医嘱静脉补液。保证水的摄入量，如建议每天饮水1500mL以上，以保证呼吸道黏膜的湿润和促进病变黏膜的修复，利于痰液的稀释和排出。

**3. 病情观察**　护士应注意密切观察：①患者的生命体征，有无精神和意识状态的改变，注

意患者的咳嗽咳痰情况。②有无早期休克征象发生，如烦躁不安、面色苍白、脉搏细速、血压下降等。③记录患者的出入量，注意出入量平衡。④监测血氧饱和度和动脉血气分析，综合评估患者的精神状况、尿素氮、血压、呼吸频率、氧合指数，及时监测病情的进展情况。

**4. 用药护理**　遵医嘱给予静脉点滴抗生素、止咳祛痰药物及气管解痉剂等。注意观察药物的疗效和不良反应，随时与医生沟通。对长期使用广谱抗生素的患者，应注意观察有无双重或多重感染或菌群失调的表现。使用糖皮质激素原则应是小量、短程，切忌大剂量和长疗程。慎用对肝、肾有损害的药物。由于老年肺炎患者的治疗疗程相对较长，要教育患者与家属坚持治疗，避免中途停药，导致细菌的耐药发生。对于年老体弱、肺功能不全者在应用镇静剂和镇咳药后，需密切观察用药后的反应，避免应用强效镇咳剂、麻醉剂、大剂量镇静剂，防止抑制呼吸中枢和咳嗽中枢。

**5. 对症护理**　保持呼吸道通畅，对痰多黏稠、不易咳出的老年患者指导其多饮水，或者遵医嘱进行雾化吸入，以达到湿化气道、稀释痰液的作用；指导患者进行有效咳痰，尤其是晨起和睡前，前者可以排出夜间积聚在肺内的痰液，后者则有利于患者睡眠；同时可以配合胸部叩击和体位引流的方法促进分泌物的排出；对于无力咳出痰液、意识不清或昏迷者，可考虑采用机械吸痰的方法排出痰液。合理氧疗，氧疗时要控制氧气的流量与浓度，如果患者存在低氧血症或高碳酸血症，通常使用低流量（1 ～ 2L/min）、低浓度（30%）、持续鼻导管或面罩给氧。老年患者不一定出现高热，一旦出现高热要尽量使用物理降温的方法逐渐降低体温，不宜大剂量使用阿司匹林或其他解热镇痛药物，防止患者大量出汗，造成虚脱。降温过程中注意及时为患者擦汗、更换衣服、避免受凉。

**6. 心理护理**　老年肺炎患者往往由于病程迁延，或有严重呼吸困难而出现焦虑与恐惧心理。这种不良的心理状态会使患者对呼吸困难的感觉阈值降低，还会使耗氧量增加，二氧化碳产生增多进而加重呼吸困难。护士除了要及时给予缓解呼吸困难、促进呼吸功能的措施外，还应注意主动倾听患者的主诉，理解患者的需要，及时提供支持与帮助。大部分生命终末期的老年患者会发生肺炎，患者生命的能量将枯竭，抗感染治疗很难奏效，往往是致死的重要原因或诱因。因此，重视和识别终末期肺炎非常重要，需要与患者家属沟通，让家属有一个清楚的认识和接受的心理准备。

**7. 中医护理**　一般用疏风清热、解毒消肿、散结利咽等治则，根据症状采用中医护理技术，如咳嗽、咳痰，可遵医嘱耳穴贴压，取肺、气管、神门、皮质下等穴位，也可采用中药雾化吸入等。

【健康教育】

**1. 知识宣教**　向患者及其家属讲解老年肺炎的基本知识，劝忌烟酒；在呼吸道传染病流行期间，减少去公共场所等人员密集的地方；雾霾天气减少外出或戴口罩外出，避免吸入粉尘或刺激性的气体。

**2. 生活指导**　指导老年人保持生活规律，劳逸结合。保持口腔清洁，特别是发热期间，因口咽部细菌吸入可大大增加肺炎的发生概率，故应鼓励患者坚持晨起及睡前刷牙、进餐前后漱口。口唇发生疱疹时，局部涂抗病毒软膏，防止继发感染。避免食用刺激性的食物，进食时要求细嚼慢咽，以免食物误吸入肺内。避免受凉、过度劳累、酗酒等诱因，平时应根据气候变化，注意防寒保暖，随时添加衣褥，预防肺炎发生。

**3. 康复指导**　指导老年人适当锻炼身体，坚持呼吸功能锻炼，如有效咳嗽、腹式呼吸、缩

唇呼吸、呼吸操等训练，改善肺功能。此外，可配合步行、登楼梯、做体操等全身运动，以提高老年人的通气储备。指导长期卧床的老年人应经常变换体位，创造条件去户外呼吸新鲜空气和晒太阳。

**4. 定期随访** 嘱老年患者及其家属在老年患者出现发热、咳嗽、咳痰、胸痛，或出现不明原因的消化道症状、乏力、呼吸加快、心率加快、意识改变等时应及时就医。

## 第四节 老年胃食管反流病

胃食管反流病（gastroesophageal reflux disease，GERD）是指过多的胃、十二指肠内容物反流至食管引起不适症状和（或）并发症的一种常见的慢性、复发性疾病。其病因繁多、发病机制复杂。GERD 分为非糜烂性反流病（non-erosive reflux disease，NERD）、糜烂性食管炎（erosive esophagitis，EE）和 Barrett 食管（Barrett's esophagus，BE）三种类型。EE 可合并食管狭窄、溃疡和消化道出血；BE 则有可能进展为食管腺癌，典型症状为烧心和反流。但老年人胃肠神经末梢感觉迟钝等原因导致其临床表现常较轻微，缺乏特异性，容易延误诊断。同时，老年人多合并心肺疾病，且用药复杂，发生胸痛等表现时常难以鉴别。老年人因膈肌、韧带松弛等原因，食管裂孔疝的发生率较高，所以 GERD 的发生率也明显提高，我国人群中老年人的发病率为 5% ～ 10%，并呈明显上升趋势。

### 【护理评估】

**1. 病因与危险因素评估**

（1）胃衰老及抗反流机制减弱 GERD 的发病机制与老化后胃食管功能退化、抗反流机制减弱有关。①胃食管抗反流屏障功能降低：老年人由于生理退行性改变，胃食管连接处解剖和生理抗反流屏障的破坏，可使反流频率及反流量增加。②食管体部廓清能力下降：食管的廓清能力主要是依靠食管的推进性蠕动、食团的重力及唾液的中和作用，老年人食管蠕动能力降低，口腔唾液分泌减少，导致廓清能力不足，食管过度暴露于反流物中，从而引起食管黏膜损伤。③食管壁抵抗力下降：老年人的细胞代谢降低，修复和增生能力下降，食管黏膜具有防御能力的上皮细胞随年龄增长而退化，导致黏膜屏障的抵抗力下降，加重了食管黏膜的损伤。④药物不良反应：许多用于老年患者的药物直接损害食管黏膜或者使食管下括约肌压力减弱而导致胃食管反流，如阿司匹林、非甾体类抗炎药（non-steroidal anti-inflammatory drugs，NSAIDs）等。

（2）疾病原因 ①消化性疾病病史：食管裂孔疝可导致压力性反流增多，少数高酸性疾病，如胃泌素瘤、十二指肠溃疡常有胃酸分泌过多，幽门梗阻使一过性食管下括约肌松弛增多；各种非器质性病变，如非溃疡性消化不良、肠易激综合征常有食管异常运动，以上原因均可引起 GERD。②全身性疾病病史：糖尿病并发神经病变致胃肠自主神经受累，进行性系统硬化症使食管平滑肌受累，均可引起食管、胃肠道蠕动减弱，导致 GERD 的发生。

（3）其他危险因素 GERD 相关危险因素包括男性、年龄、种族、吸烟、辛辣饮食、便秘、BMI 增加、过度饮酒、过度体力劳动、压力、心身疾病、家族史等。吸烟、饮浓茶及有些饮料可降低食管下括约肌的压力，高脂肪可延缓胃的排空，有些药物可松弛食管下括约肌，如抗胆碱能药物。

**2. 临床表现**

（1）典型的食管症状 反流和烧心是胃食管反流病最常见、最典型的症状。伴随反酸、反食、反胃、嗳气等表现，餐后明显或加重，平卧或弯腰时易出现。反流较烧心症状出现早。烧心多在餐后1小时出现，卧位、前倾或腹压增高时加重。老年人烧心的发生率比年轻人低，与老年人胃肠神经末梢感觉迟钝，疼痛敏感性降低，食管对反流刺激的敏感性下降有关，但老年人反流性食管炎的程度要比年轻人严重。

（2）非典型的食管症状 GERD有许多非典型症状，如胸痛、吞咽困难、吞咽疼痛、腹胀、上腹不适等。胸痛为胸骨后或剑突下疼痛，常为绞榨样或烧灼样疼痛，严重时可为剧烈刺痛，可放射至后背、胸部、肩部、颈部、耳后，有时酷似心绞痛，因此应与心源性胸痛鉴别。吞咽困难呈间歇性，进食固体或液体食物均可发生。严重食管炎或食管溃疡者可有咽下疼痛。

（3）食管外症状 表现为慢性咳嗽、咽炎、哮喘及声音嘶哑。咳嗽多在夜间，呈阵发性，伴有气喘。

**3. 辅助检查**

（1）X线钡餐检查 可见钡剂频繁地反流入食管下段，食管蠕动有所减弱，食管下段痉挛及运动异常；有时见食管黏膜不光滑，有龛影、狭窄及食管裂孔疝的表现。

（2）内镜检查 食管黏膜可有损伤、炎症或狭窄，同时，结合病理活检，可确定是否为Barrett食管。

（3）其他 24小时食管pH监测可确定胃食管反流的程度、食管清除反流物的时间及胸痛与反流之间的关系。食管酸灌注（Bernstein）试验可区分胸痛为食管源性还是心源性。食管测压试验可确定食管下括约肌的基础压力及动态变化，了解食管蠕动波幅、持续时限及食管清除功能。

**4. 心理–社会状况** 饮食在生活中呈现的意义不只是营养供给，更是一种享受，而患本病的老年人由于进食及餐后的不适，会对进餐产生恐惧。同时会因在食物选择方面的有限性而减少与家人、朋友共同进餐的机会，减少正常的社交活动。老年患者更易产生抑郁、焦虑、紧张、悲伤等负面情绪，这些不同程度的心理障碍会影响疾病的治疗和预后。

## 【常见护理诊断/问题】

**1. 慢性疼痛** 与反酸引起的烧灼及反流物刺激食管痉挛有关。

**2. 营养失调，低于机体需要量** 与畏食和吞咽困难导致进食少有关。

**3. 焦虑** 与疼痛、吞咽困难、限制饮食类型、改变生活方式有关。

**4. 潜在并发症** 食管炎。

## 【护理措施】

老年GERD治疗及护理的总体目标：缓解症状、愈合食管破损黏膜、预防和治疗并发症、防止复发，提高生活质量。治疗原则：减少胃食管反流、避免反流物刺激损伤的食管黏膜及改善食管下括约肌的功能状态，对一般老年人通过内科保守治疗就能达到治疗目的，对重症患者经内科治疗无效者，可采用抗反流手术治疗。具体护理措施如下：

**1. 一般护理** 避免餐后平卧，每餐后散步或采取直立位；睡前2小时不进食，平卧位时抬高床头20cm或将枕头垫在背部以抬高胸部，借助重力作用，促进睡眠时食管的排空和饱餐后胃的排空。避免右侧卧位、反复弯腰及抬举动作。

**2. 饮食护理**

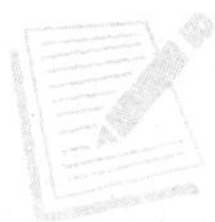

（1）进餐方式 协助老年人采取高坐卧位，给予充分的时间，并告诉老年人或其家属进食速度要慢，注意力要集中，每次进少量食物，且在一口吞下后再给另一口。应以少量多餐取代多量

的三餐制。

（2）饮食要求　为防止呛咳，食物的加工宜软而烂，多采用煮、炖、熬、蒸等方法烹饪，且可将食物加工成糊状或肉泥、菜泥、果泥等，忌煎、炸、熏烤及腌制食品。另外，应根据个体的饮食习惯，注意食物的色、香、味、形等感观性状，尽量刺激食欲，食物的搭配宜多样化，主副食合理，粗细兼顾。

（3）饮食禁忌　胃容量增加能促进胃反流，因此应少量多餐、避免进食过饱，尽量减少脂肪的摄入量。高酸性食物可损伤食管黏膜，应限制柑橘汁、西红柿汁等酸性食品。刺激性食品可引起胃酸分泌增加，应减少巧克力、洋葱、大蒜、咖啡、浓茶、烟酒、可口可乐等的摄入。

**3. 用药护理**

（1）维持治疗　常用药物有：①抑制胃酸分泌药：包括 $H_2$ 受体拮抗剂（如雷尼替丁、西咪替丁）和质子泵抑制剂（如奥美拉唑和兰索拉唑）；②促胃肠动力药（如西沙必利）；③黏膜保护剂（如硫糖铝）。食管反流病易反复发作，故需维持治疗，药物以质子泵抑制剂为好。剂量应个体化，最适剂量为调整至患者无症状之最低剂量。维持治疗分长程维持和按需维持两种。前者用于停药后短时间内症状再次反复者及出现食管狭窄等并发症的 RE 患者，后者则用于无食管黏膜损害但有反流症状的非 RE 患者。由于随着年龄的增加老年人发生 GERD 的危险因素增多，容易复发，因此，老年人 GERD 更需要维持治疗，甚至终身治疗。

（2）用药指导　护士应指导患者正确的服药时间和方法，如提醒老年人口服药应在餐后直立吞服，有利充分吸收，至少饮水 150mL，以防止因服药所致的食管炎及其并发症；胃肠动力药和黏膜保护剂应在餐前服用；抑酸药在睡前服效果更好；凝胶服后不宜立即喝水等。

（3）观察反应　在用药过程中应注意观察药物的疗效，同时注意药物的副作用，如使用西沙必利时注意观察有无腹泻及严重心律失常的发生；使用硫糖铝时应警惕老年人便秘，肾功能不全时慎用。若病情必须使用其他对消化道有刺激的药物时，宜餐后服，避免刺激黏膜，加重副作用。抗酸分泌治疗可能掩盖上消化道肿瘤的预警临床表现，成为不利于肿瘤早期诊断的危险因素。因此，在老年人抗酸分泌治疗过程中需加强随访观察，并在抗酸治疗过程中适当补充叶酸。

（4）慎用药物　避免应用降低食管下括约肌压力的药物，如抗胆碱能药、肾上腺能抑制剂、地西泮、前列腺素 E 等。对合并心血管疾病的老年人应避免服用硝酸甘油制剂及钙拮抗剂，合并支气管哮喘则应尽量避免应用茶碱及多巴胺受体激动剂，以免加重反流。也应慎用损伤胃黏膜的药物，如阿司匹林、非激素类抗炎药等。

**4. 围手术期护理**　老年人常因合并心肺等系统疾病，存在一定的手术禁忌证，因此，目前对老年人 GERD 的手术治疗应严格掌握手术适应证。BE 的早期癌变及中重度不典型增生可行内镜下治疗。

对手术老年人应于术前做好心理疏导，减轻老年人的心理负担；保证老年人的营养摄入，维持水、电解质平衡；保持口腔卫生，积极防治口腔疾病；练习有效咳嗽和腹式深呼吸；术前 1 周口服抗生素；术前 1 日经鼻胃管冲洗食管和胃。手术后严密监测生命体征；持续胃肠减压 1 周，保持胃肠减压管的通畅；避免给予吗啡，以防老年人术后早期呕吐；胃肠减压停止 24 小时后，如无不适，可进食流质饮食；1 周后，逐步过渡到软食；避免进食生、冷、硬及易产气的食物。严密观察术后有无并发症。

**5. 心理护理**　耐心细致地向老年人解释引起胃部不适的原因，教会其减轻胃部不适的方法和技巧，减轻其恐惧心理。与家人协商，为老年人创造参加各种集体活动的机会，如家庭娱乐、朋友聚会等，增加老年人的归属感。注意自我情绪管理和自我减压，做到劳逸结合，保证充足的睡眠。

**6. 中医护理**　烧心、反酸者，遵医嘱可穴位按摩，取内关、胃俞、合谷、膈俞等穴。胸骨后灼痛者，取膻中、中脘、胃俞等穴进行穴位按摩可缓解症状。根据疾病进行辨证施膳，肝胃郁热证宜食疏肝解郁、和胃清热的食品，如金橘根、猪肚。肝气犯胃者宜食疏肝理气的食品，如萝卜、佛手、生姜等。胆热犯胃证宜食疏肝利胆、清热和胃的食品，如猕猴桃、甘蔗（不宜空腹食用）、白菜、蚌肉、生姜等。

【健康教育】

**1. 知识宣教**　根据情况告知老年人 GERD 的原因、主要的临床表现及并发症、实验室检查结果及意义，使老年人明确自己的疾病类型及严重程度。

**2. 生活指导**　改变生活方式及饮食习惯是保证治疗效果的关键。指导老年人充分休息、适当运动、合理饮食。保持口腔卫生，避免一切增加腹压的因素，教会患者降低胃内压或腹腔内压的方法，嘱患者不宜穿过紧的内衣和系过硬过紧的腰带；避免经常弯腰和举重物；保持大便通畅，便秘时不要用力排便，可根据医嘱给予缓泻剂帮助排便，必要时可在睡前按摩腹部，从上到下缓缓按摩，每日 3 ～ 4 次，每次约 5 分钟，可缓解便秘。夜间睡眠时可垫高床头 20 ～ 30cm，以减少反流发生。肥胖者要适当减肥，控制体重。

**3. 用药指导**　指导老年人掌握促胃肠动力药、抑酸药的种类、剂量、用法及用药过程中的注意事项，需坚持遵医嘱长期甚至终身服药。

## 第五节　老年高血压

老年高血压（elderly hypertension）是指年龄大于 65 岁的老年人在未使用抗高血压药物的情况下，非同日 3 次测量收缩压（systolic blood pressure，SBP）≥140mmHg（18.7kPa）和（或）舒张压（diastolic blood pressure，DBP）≥90mmHg（12.0kPa）；曾明确诊断为高血压且正在接受降压药物治疗的老年人，血压虽低于 140/90mmHg，但也应诊断为（老年）高血压。年龄≥80 岁的高血压为高龄老年高血压。SBP≥140mmHg 和 DBP<90mmHg 则可定义为单纯收缩期高血压（isolated systolic hypertension，ISH）。老年 ISH 超过半数。老年高血压发病隐匿、缓慢、症状多不典型或无明显自觉症状，常在体检或并发心脑血管病时才发现；部分患者是由老年前期高血压过渡而来。据最新数据显示，我国年龄≥ 65 岁老年人高血压患病率为 53.5% ～ 60.2%，其患病率随年龄的增长逐年增加。它是老年人最常见疾病之一，也是导致老年人脑卒中、冠心病、心肾衰竭及致残、致死的主要危险因素之一。

【护理评估】

**1. 病因与危险因素评估**

（1）老化因素　如血管粥样病变与纤维性硬化、激素反应性减低及压力感受器功能减退与失衡的变化等。

（2）危险因素　缺乏体育锻炼、超重或肥胖、中度以上饮酒、高盐或高脂饮食、长期精神紧张、压力、焦虑、长期环境噪声等。

（3）既往健康史　老年人以往健康情况、活动情况及有无心、脑、肾等脏器并发症；有无高血压家族史；是否服用可能增高血压的药物，如口服避孕药、非甾体消炎药、甘草等。

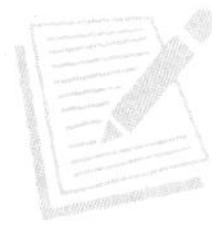

**2. 临床表现** 老年高血压的表现与中青年有所不同，有以下几方面特点。

（1）以ISH多见 65岁以上高血压患者中，ISH占60%～80%。收缩压随着年龄增长而增高，舒张压降低或不变，出现收缩压和舒张压分离现象，致脉压增大，这是老年ISH的另一个重要特征；脉压越大，动脉硬化程度可能越严重，它是反映动脉损害程度的重要标志，比收缩压或舒张压更能预测心血管事件的发生。

（2）血压波动大 老年人血压易随情绪、季节、昼夜的变化而出现明显波动，其收缩压、舒张压和脉压的波动均明显增大，尤其是收缩压，1天内波动达40mmHg，且80岁以上高龄老年人血压的昼夜节律减弱或消失，夜间血压下降幅度小于20%，甚至不降反升，晨峰高血压现象明显；约1/3的患者表现为冬季高、夏季低。血压波动大，老年人易发生直立性低血压，且恢复的时间长，它是心血管疾病死亡独立相关的危险因子。

（3）症状少而并发症多 在靶器官明显损害前，半数以上老年高血压患者无症状，因而缺乏足够重视，导致病情进展和并发症的发生。而脏器老化、长期高血压加重了对靶器官的损害，所以老年高血压患者的并发症发生率高达40%，其中冠心病、脑卒中为常见且严重的并发症，收缩压升高10～12mmHg或舒张压升高5～6mmHg，脑卒中的危险就增加35%～40%，冠心病意外增加20%～25%。

（4）合并多种疾病 老年高血压常与糖尿病、高脂血症、高尿酸血症、动脉粥样硬化、肾功能不全、前列腺增生等疾病共存并相互影响，从而加速动脉硬化的进程，引起心、脑、肾等重要脏器的并发症，使其治疗变得更为复杂，致残、致死率增高。

**3. 辅助检查** 老年高血压患者在心电图、胸部X线、眼底检查等方面表现与一般成人高血压没有区别。但在以下方面有其特殊性。

（1）24小时动态血压监测 老年患者血压波动性较大，有些高龄老年人血压昼夜节律消失。

（2）血脂、血糖监测 老年高血压患者常合并高血脂、高血糖。

（3）内分泌检测 老年高血压多为低肾素型，表现为血浆肾素活性、醛固酮水平、β受体数目及反应性均低。

**4. 心理-社会状况** 我国老年人高血压知晓率、治疗率和控制率比较低，由于高血压是一种慢性病，患者需要长期维持治疗或需经常住院治疗，应评估老年人有无对疾病发展、治疗方面的焦虑和猜疑；有无对终生用药的担心和忧虑；评估患者是否为A型性格，是否长期处于精神紧张状态，有无负性生活事件，人际关系如何；靶器官受损的程度是否影响到老年人的社交活动；老年人的家庭和社区支持度如何。

### 【常见护理诊断/问题】

**1. 疼痛** 与血压升高所致的脑供血不足有关。

**2. 活动无耐力** 与血压升高所致的心、脑、肾循环障碍有关。

**3. 知识缺乏** 缺乏自我保健知识及疾病相关知识。

**4. 有外伤的危险** 与视物模糊、低血压反应、意识障碍有关。

### 【护理措施】

治疗及护理的主要目标：将血压调整至适宜水平，保护靶器官，改善生活质量，最大限度地降低心血管事件、死亡和致残的风险，延长老年高血压患者的生命。中国老年高血压管理指南建议，老年高血压降压治疗应强调收缩压达标。年龄≥65岁，血压≥140/90mmHg，血压应降至＜

140/90mmHg；年龄≥ 80 岁，血压≥ 150/90mmHg，首先应将血压降至＜ 150/90mmHg，若耐受性良好，则进一步将血压降至＜ 140/90mmHg；衰弱的高龄高血压患者，血压≥ 160/90mmHg，收缩压控制目标为＜ 150mmHg，但尽量不＜ 130mmHg。如果患者对降压治疗耐受性良好，应继续降压治疗。

**1. 一般护理**　不良环境刺激可加重老年高血压患者的病情，应保持良好的生活环境，如环境安静整洁、温湿度适宜、光线柔和等，以利于老年人充分休息。护理操作应相对集中，动作轻巧，尽量避免影响老年人休息。保持适当运动，根据老年高血压危险性分层确定活动量。极高危组患者需绝对卧床休息；高危组以休息为主，可根据身体耐受情况，指导其做适量的运动；中危及低危组患者应选择适合自己的运动方式，坚持运动，运动量及运动方式的选择以运动后自我感觉良好、保持理想体重为标准。

**2. 病情观察**　老年人血压波动较大，所以应每日定时、多次测量血压，注意监测晚上和次晨血压，关注晨峰高血压。又因为老年人易发生直立性低血压，测血压时必须强调测量立位血压。同时注意观察有无靶器官损伤的征象。

**3. 用药护理**

（1）老年高血压的药物治疗原则　①治疗前检查有无直立性低血压。②从小剂量开始，逐渐递增。③尽可能使用每日 1 次、24 小时持续降压作用的长效药物，有效控制夜间和清晨血压。④若单药治疗疗效不满意，可采用两种或多种低剂量降压药物联合治疗以增加降压效果，单片复方制剂有助于提高患者的依从性。但不推荐衰弱老年人和年龄≥ 80 岁高龄老年人初始联合治疗。⑤避免药物间的相互作用，尤其诸如非甾体抗炎药等非处方药。⑥为防止血压降低过快、过低或波动过大，应随时监测血压。采用 24 小时血压监测评价药物疗效。

（2）药物使用及不良反应观察　降压治疗应强调个性化，根据患者的个体特征及危险分层、合并症来选择降压药，利尿剂、钙拮抗剂、血管紧张素转换酶抑制剂、血管紧张素受体拮抗剂及单片固定复方制剂均可作为老年高血压降压治疗的初始用药或长期维持用药。无并存疾病的老年高血压患者不宜首选 β 受体阻滞剂。对于老年 ISH，DBP ＜ 60mmHg 的患者如 SBP ＜ 150mmHg，可不用药物；如 SBP 为 150 ～ 179mmHg，可用小剂量降压药；如 SBP ≥ 180mmHg，应积极给予降压药治疗。在考虑药物作用及老年人自身情况的前提下，需密切观察降压药的不良反应（表 9–2）。

（3）药物治疗并发症观察　老年人因各系统器官老化，又并存多种疾病，在使用降压药时，需要考虑药物治疗可能产生的并发症及其影响因素，应该在治疗过程中仔细观察病情变化，防止并发症的出现（表 9–3）。

**表 9–2　老年高血压患者常用降压药物的适应证及不良反应观察**

| 名称 | 适应证 | 不良反应 |
| --- | --- | --- |
| 利尿剂 | 低剂量利尿剂，噻嗪类是治疗老年高血压的首选药物，特别适用于 ISH 患者 | 低钾血症、胃肠道反应、高血糖、高尿酸血症等，痛风者禁用 |
| 钙拮抗剂（CCB） | 对老年高血压尤其有效，可作为一线降压药物，作为联合用药的首选 | 下肢水肿、头晕、头痛、心动过速等。心脏传导阻滞和心力衰竭者禁用非二氢吡啶类钙拮抗剂，非二氢吡啶类钙拮抗剂避免与 β 受体阻滞剂常规合用 |
| 血管紧张素转换酶抑制剂（ACEI） | 用于老年高血压，可降低心脏前后负荷、不增加心率、不降低心脑肾血流、不引起直立性低血压、无停药反跳现象 | 皮疹、咳嗽、血管性水肿、味觉异常等。高钾血症、肾动脉狭窄者禁用，应谨慎同时使用保钾利尿剂。血肌酐水平＞ 3mg/dL 者禁用。不宜与 ARB 合用 |

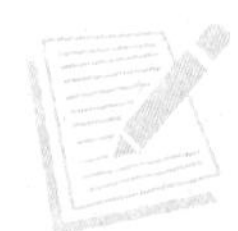

续表

| 名称 | 适应证 | 不良反应 |
|---|---|---|
| 血管紧张素Ⅱ受体拮抗剂（ARB） | 具有强效、长效、平稳降压的特点，对老年 ISH 有效 | 不良反应少，极少发生咳嗽。高钾血症、肾动脉狭窄者禁用，应谨慎同时使用保钾利尿剂。不宜与 ACEI 合用 |
| β 受体阻滞剂 | 老年高血压疗效差。但适用于老年高血压合并心绞痛且心率偏快者，尤其是心肌梗死的二级预防 | 疲乏、耐力降低。心脏传导阻滞、周围血管病、呼吸道阻塞性疾病、哮喘慎用或禁用 |
| α 受体阻滞剂 | 适用于老年高血压合并血脂异常、糖耐量异常及周围血管病，尤其是有前列腺增生、排尿障碍者 | 直立性低血压、晕厥、心悸等 |

**表 9-3　老年高血压药物治疗的影响因素及其潜在并发症**

| 影响因素 | 潜在并发症 |
|---|---|
| 压力感受器活动减弱 | 直立性低血压 |
| 脑自主调节受损 | 收缩压轻度下降即可诱发脑缺血 |
| 血容量减少 | 直立性低血压、低钠血症 |
| 对低钾血症敏感 | 心律失常、肌无力 |
| 中枢神经系统改变 | 抑郁、精神错乱 |
| 肝肾功能减退 | 药物蓄积所致的毒性反应 |
| 服用多种药物 | 药物间相互作用所致不良反应 |

**4. 对症护理**　老年人在降压治疗时极易发生直立性低血压，它是导致老年人晕厥、跌倒、骨折和死亡增加的主要原因。表现为乏力、头晕、心悸、出汗、恶心、呕吐等，护理人员应告知患者预防直立性低血压的方法：

（1）服药后卧床 0.5 ～ 1 小时，测量并记录卧、立位血压，注意两者是否相差过多，以警惕直立性低血压的发生。若发生时，应采取下肢抬高位平卧，屈曲股部肌肉和摇动脚趾，以促进脚部血流，减少血液淤积在下肢，增加有效循环血量。经常发生者，指导患者起床活动时应先穿上弹力袜再下床活动。

（2）指导患者避免长时间站立；改变姿势时，尤其是从卧、坐位起立时动作应缓慢；如在睡前服药，夜间起床排尿时需防止血压下降引起昏厥而发生意外。沐浴时避免水温过高，避免饮浓茶、饮酒，避免过度用力增加腹腔压力而影响静脉回流。

**5. 心理护理**　老年高血压患者的情绪波动会进一步加重病情，应告知患者情绪变化对疾病的影响，鼓励老年人保持良好的心态，使用正向的调适方法，学会自我控制和自我减压。创建适合老年人的和谐家庭和社会环境，建立和谐的人际关系，鼓励适当参加一些力所能及的社会活动。

**6. 中医护理**　中国传统中药、针灸、推拿、气功等对老年高血压患者的康复有一定疗效。如轻揉腹部就是一种简单的推拿方法：患者取仰卧位，术者用掌根轻揉、按摩整个腹部，顺时针转动，期间患者自然呼吸，每次持续约 5 分钟。可进行穴位按摩，缓解患者头痛症状。

## 【健康教育】

**1. 知识宣教**　对老年人进行面对面宣教，使其了解高血压的有关知识，提高防治高血压的技能和自信心，让老年人明确监测血压、坚持治疗的重要性，避免出现不愿服药、不难受不

服药、不按医嘱服药的三大误区，养成定时、定量服药，以及定时、定体位、定部位测血压的习惯。

**2. 生活指导**　①减轻体重：超重或肥胖老年高血压患者可通过减少总热量摄入和增加体力锻炼的方法减重。减重速度因人而异，首次减重最好能达到5kg以增加信心，维持理想体重指数20.0～23.9。②膳食调节：减少膳食脂肪，补充优质蛋白，增加含钾多、含钙高的食物。减少烹饪用盐及含盐量高的调料，少食各种盐腌食品，多食蔬菜和水果，每餐不宜过饱。戒烟限酒，老年人应用酒精量应＜25g/d（男性）、＜15g/d（女性）。③精神调适：保持乐观心态，提高应对突发事件的能力，避免情绪过分激动。④劳逸结合：生活规律，保证充足的睡眠，避免过度脑力劳动和体力负荷。

**3. 运动指导**　适当运动有利于血压下降，提高其心肺功能。运动方式要选择有氧运动，强调中小强度、较长时间、大肌群的动力性运动，建议≥5天/周，≥30分钟/天，如步行、慢节奏的交谊舞、重心不太低的太极拳等比较适合老年人，以自我感觉良好为度。

**4. 定期随访**　最好家庭自备血压计，每天由家人定时测量血压并记录，尤其是在有自觉症状或情绪波动时，应及时测量，发现血压高于正常应及时补充必要的药物或到医院就诊。另外，还需定期复诊检查尿常规、血液生化、心电图及眼底等。

# 第六节　老年脑卒中

脑卒中（stroke）又称“中风”“脑血管意外（cerebral vascular accident，CVA）”，是指由各种原因导致急性脑局部血液循环障碍而引起的神经功能缺损综合征（症状持续时间至少24小时）。脑卒中已成为我国严重危害老年人生命与健康的主要公共卫生问题，在城市居民死因中居首位，农村居第二位。脑卒中的高患病率、高死亡率、高致残率不仅严重危害人民的健康和生活质量，而且也给国家带来沉重的医疗、经济和社会负担。脑卒中包括缺血性和出血性两大类，缺血性分为短暂性脑缺血发作（transient ischemic attack，TIA）和脑梗死，出血性分为脑出血和蛛网膜下腔出血，老年人脑卒中以脑梗死和脑出血为主。

## 一、老年脑梗死

脑梗死（cerebral infarction，CI）是指由脑部血液循环障碍，缺血、缺氧后所致局限性脑组织缺血性软化或坏死，包括脑血栓形成和脑栓塞。脑梗死发生率占脑血管病的60%～80%，以腔隙性脑梗死最为多见，是老年人致死、致残的主要疾病之一。

### 【护理评估】

**1. 病因及危险因素评估**

（1）*动脉粥样硬化*　脑动脉粥样硬化是老年脑梗死最常见原因和脑血栓的首发病因。脑栓塞最常见病因是主动脉弓及分支大动脉的粥样硬化斑块及血栓脱落。

（2）*神经系统疾病因素*　有些疾病是老年人脑梗死的危险因素，如短暂性脑缺血发作，尤其是椎－基底动脉系的短暂性脑缺血发作。

（3）*其他因素*　包括高血压、糖尿病、高脂血症、冠心病、吸烟及肥胖等。

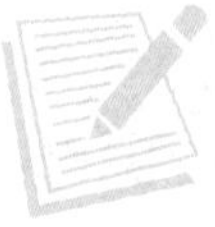

**2. 临床表现**　老年脑梗死患者由于多病共存，心肺功能较差，常出现各种并发症，如肺部感染、心力衰竭、肾衰竭、应激性溃疡等，使病情进一步加重。

（1）脑血栓形成　多数老年人发病前有TIA发作史，睡眠或安静状态下起病，发病时一般神志清楚，多在数小时或2～3天内局灶性神经系统损伤的表现达高峰，因不同动脉阻塞表现各异，以大脑中动脉闭塞最常见，可出现典型的“三偏”症状，即对侧偏瘫、偏身感觉障碍、同向偏盲；若主干急性闭塞，可发生脑水肿和意识障碍；若病变在优势半球，常伴失语。

（2）脑栓塞　老年脑栓塞发展急骤，多在活动中，无前驱症状，意识障碍和癫痫发生率高，且神经系统体征不典型，部分患者有脑外栓塞史，如肺栓塞、肾栓塞或下肢动脉栓塞等。

**3. 辅助检查**

（1）血液检查　包括血常规、肾功能、离子、血糖和血脂检查，这些检查有利于发现脑梗死的危险因素。

（2）头颅CT　急性脑卒中患者，头颅CT平扫最常用，它对于发病早期脑梗死与脑出血识别很重要。梗死24小时后，梗死区出现低密度影，可显示梗死的具体部位、大小和数量等。

（3）MRI　脑梗死发病数小时后，即可显示$T_1$低信号，$T_2$高信号的病变区域。与CT相比，MRI可发现脑干、小脑梗死及小灶梗死。

**4. 心理－社会状况**　脑梗死多数起病急骤，老年人常在几小时或几天内突然出现偏瘫、失语、吞咽困难等神经功能障碍，且疗效慢，恢复时间长，患者及其家属很难接受，加之长期治疗和护理会给家庭生活带来影响，加重经济负担，因而老年人可出现不同程度的心理和社会问题，如焦虑、自卑、悲观等。

## 【常见护理诊断/问题】

**1. 躯体活动障碍**　与偏瘫或平衡能力降低有关。

**2. 语言沟通障碍**　与意识障碍或病变累及语言中枢有关。

**3. 吞咽障碍**　与意识障碍或延髓麻痹有关。

**4. 焦虑**　与偏瘫、失语、生活不能自理有关。

**5. 潜在并发症**　肺炎、泌尿系统感染、消化道出血、压疮、失用综合征。

## 【护理措施】

老年脑梗死的治疗原则：急性期维持呼吸、血压、血容量及心肺功能稳定，酌情选用改善脑循环、抗脑水肿、降低颅内压等措施；恢复期改善脑梗区的血液循环，尽可能恢复神经功能，预防急性期并发症的发生和脑卒中复发。护理的目标：患者能掌握肢体功能锻炼的方法并主动配合康复训练，躯体活动能力逐步增强；能采取有效的沟通方式表达自己的需求，能掌握语言功能锻炼的方法并主动配合康复活动，语言表达能力逐步增强；能掌握恰当的进食方法，并主动配合进行吞咽功能训练，营养需要得到满足，吞咽功能逐渐恢复，具体措施如下。

**1. 一般护理**　提供安静舒适的环境，老年患者注意良肢位的摆放，仰卧位和侧卧位交替，昏迷者尽量减少搬动，以利于休息。

**2. 饮食护理**　宜选用低盐、低脂、低热量、高蛋白的清淡饮食，多食新鲜蔬菜、水果、谷类、鱼类。使能量的摄入与需求达到平衡。为保证营养摄入充分，对吞咽困难者可给予半流饮食，且速度应缓慢。因意识不清不能进食时，可通过静脉或鼻导管供给营养。

**3. 病情观察**　急性脑梗死的老年人应进入脑卒中单元重点监护，密切观察意识、瞳孔、生命体征、肌力的变化，加强血气分析、心电图、血压的监测，防止低氧血症、心律失常及高血压的发生。间歇给氧，呼吸不畅者尽早采用气管插管或气管切开术。

**4. 用药护理**　常联合应用溶栓、抗凝、脑代谢活化剂等多种药物进行治疗，护理人员应熟悉老年患者所用药物的药理作用、观察要点、注意事项和不良反应，遵医嘱正确用药。

（1）*溶栓和抗凝药物*　应严格掌握药物剂量，监测出凝血时间和凝血酶原时间，观察有无黑便、牙龈出血、皮肤瘀点瘀斑等出血倾向。密切观察症状和体征的变化，如患者原有症状和体征加重，或出现严重头痛、血压增高、脉搏减慢、恶心呕吐等，应考虑继发颅内出血，立即停用溶栓和抗凝药物，协助患者进行紧急头颅 CT 检查。观察有无栓子脱落所致其他部位栓塞的表现，如肠系膜上动脉栓塞引起腹痛、下肢静脉栓塞所致皮肤肿胀、发红及肢体疼痛和功能障碍，发现异常应及时报告医生处理。

（2）*甘露醇*　选择较粗大的静脉给药，以保证药物能快速静滴（250mL 在 15 ～ 30 分钟内滴完），注意观察用药后患者的尿量和尿液颜色，准确记录 24 小时出入量；定时复查尿常规、血生化和肾功能，观察有无药物结晶阻塞肾小管所致少尿、血尿、蛋白尿及血尿素氮升高等急性肾衰竭的表现；观察有无脱水速度过快所致头痛、呕吐、意识障碍等低颅压综合征的表现，并注意与高颅压进行鉴别。

**5. 对症护理**

（1）*意识障碍*　做好日常生活护理，保持床单位清洁、干燥，定时翻身、拍背，按摩骨突处，预防压疮；做好大小便护理，防止泌尿系统感染；注意口腔卫生，预防感染。谵妄躁动者，应加强护栏防护，以防坠床，必要时使用约束带。慎用热水袋，以防烫伤。

（2）*肢体活动障碍*　加强患肢保护，置患肢于功能位，指导患者或其家属协助患肢的被动运动。注意活动时的安全防护，地面要防滑防湿，走廊、卫生间设置扶手，防止患者跌倒。外出时要有人陪护。

（3）*语言沟通障碍*　护理人员与患者交流时，语速要慢，仔细倾听。鼓励患者通过多种方式向医护人员或家属表达自己的需要，可借助卡片、笔、本、图片、表情或手势等方式。对于运动性失语的患者尽量提出简单的问题，让患者回答“是”“否”或点头、摇头示意。鼓励患者开口说话，语言功能训练时，可先从单音节开始，逐步过渡到多音节发音的训练，先练习单词的语音，再读复杂词组，最后到简单句子的练习，循序渐进，直到发音准确。

（4）*吞咽障碍*　进食时宜取坐位或半卧位，药物和食物宜压碎，以糊状缓慢从健侧喂入，必要时鼻饲流质。床旁备吸引装置，如果患者误吸或呛咳，应立即让患者头偏向一侧，及时清理口鼻分泌物和呕吐物，预防窒息和吸入性肺炎。

（5）*预防并发症*　指导老年人在急性期生命体征平稳时就进行被动运动，鼓励早期离床活动，日常生活活动尽量自己动手，必要时予以协助，尤其做好个人卫生，积极预防坠积性肺炎、泌尿系统感染、失用综合征等并发症的发生。

**6. 心理护理**　同情理解老年人的感受，鼓励老年人表达内心的情感，指导并帮助老年人正确处理面临的困难，对任何一点进步都要予以肯定，通过问题的解决证实老年人的能力和价值，增强战胜疾病的信心。教会家属照顾老年人的方法和技巧，引导家属为老年人提供适于交流的氛围。

**7. 中医护理**　急性期过后要尽早进行偏瘫肢体和语言的康复训练，从被动锻炼开始，循序渐进，增加训练强度，并逐渐过渡到主动运动。对中风语言謇涩或失语患者，应指导语言训练，可配合针灸、循经推拿、按摩等综合康复治疗护理方法。尿潴留患者，可艾灸关元穴、中极穴。

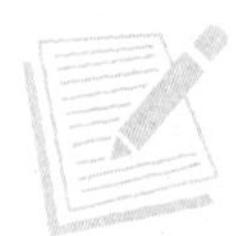

【健康教育】

**1. 知识宣教** 向患者及其家属讲解脑梗死的病因、表现、就诊时机、治疗及预后关系。解释药物的使用方法及副作用。心房纤颤是老年脑栓塞的常见病因，故对心房纤颤的老年人可遵医嘱长期预防性使用抗凝剂或抗血小板聚集药。

**2. 生活指导**

（1）饮食 应限制脂肪、糖和盐的摄入，少喝咖啡，每餐七八分饱。为保证营养摄入充分，吞咽困难者可进半流质饮食，速度应缓慢，进食后保持坐位或半坐卧位 30 ～ 60 分钟，防止食物反流。因意识不清不能进食时，可通过静脉或鼻导管供给营养。为防止食物误入气管引起窒息，进食前要注意休息，避免疲劳，减少误吸的风险；进餐时告诉老年人尽量不要讲话；用杯子饮水时杯中水不宜太少，防止杯底抬高，增加误吸危险。

（2）穿衣 指导患者穿宽松、棉质、柔软、穿脱方便的衣服，穿衣顺序是先患侧后健侧，脱衣则相反。不宜穿系带的鞋子。

（3）如厕 训练患者养成定时排便的习惯，若活动障碍，可利用便器在床上排便。可自行如厕者，要有人陪护，以便帮助患者穿脱裤子和观察病情。

**3. 康复指导**

（1）运动 运动功能的训练要循序渐进，对肢体瘫痪患者在康复早期即开始做关节被动运动，幅度由小到大，由大关节到小关节，以后应尽早协助患者下床活动，先借助平行木练习站立、转身，后逐渐借助拐杖或助行器练习行走。

（2）语言 可根据患者喜好选择合适的图片或读物，从发音开始，按照字、词、句、段的顺序训练老年人说话，训练时护理人员应仔细倾听，善于猜测询问，为患者创造良好语言环境。

（3）协调 协调能力训练主要是训练肢体活动的协调性，先集中训练近端肌肉控制力，后训练远端肌肉控制力，训练时注意保证患者安全。

## 二、老年脑出血

脑出血（cerebral hemorrhage，CH）是指原发非外伤性脑实质内出血。目前报道年发病率为（60 ～ 80）/10 万人，且随年龄增加发病率和病死率增加，存活者中 80% ～ 85% 遗留神经功能损害。

【护理评估】

**1. 病因及危险因素评估**

（1）基础疾病 80% ～ 90% 的老年脑出血患者有高血压史，长期高血压可使脑小动脉管壁玻璃样变或纤维素样坏死，弹性降低，脆性增高；长期高血压还可使大脑中动脉的深支豆纹动脉、椎 – 基底动脉的旁正中动脉等形成微动脉瘤，当血压骤升，会引起小动脉或动脉瘤破裂出血。动 – 静脉畸形血管破裂亦是老年脑出血的基础病因。少数血液病、动脉炎、淀粉样血管病等也会导致老年脑出血的发生。

（2）用药情况 评估是否使用影响凝血的药物，如患者使用溶栓药、抗凝剂或抗血小板药物，可在跌倒、外伤后引起老年脑出血的发生。

（3）诱发因素 用力排便、寒冷、情绪激动、饮酒过度等均可诱发脑出血。

**2. 临床表现** 由于老年人脑细胞的代偿能力差，在出血范围相同的条件下，老年患者临床表现较中青年患者严重，恢复差，死亡率高。老年脑出血可引起下丘脑、边缘系统、血管调节中枢受累，同时作为应激反应可使交感神经刺激强化，导致老年人心血管功能紊乱进一步加重，在急性期常出现心肌梗死、心律失常表现。另外，脑出血可影响到内分泌和凝血功能，可出现非酮症高渗性昏迷、血栓性静脉炎、应激性溃疡等并发症。

（1）*神经功能缺失严重*　老年人由于脑动脉硬化和脑组织萎缩，导致脑部供血不足。一旦脑出血，可产生更严重的神经功能缺损，多见意识障碍，癫痫发作。据报道，老年人脑出血后60%～80%有意识障碍，约50%出现昏迷。

（2）*颅内高压症不典型*　老年人因脑组织萎缩，对额外颅内容物提供了场所，导致小到中量脑出血不会出现颅内高压的症状。

**3. 辅助检查**

（1）*头颅CT*　作为脑出血的首要检查，能清楚、准确地显示血肿的部位、大小、形态及周围组织情况。脑出血为边界清楚、均匀的高密度影。

（2）*MRI*　对急性期的幕上及小脑出血诊断价值不如CT，对脑干出血诊断率高。

**4. 心理－社会状况**　同老年脑梗死。

## 【常见护理诊断/问题】

**1. 意识障碍**　与脑出血引起的大脑功能缺损有关。

**2. 清理呼吸道无效**　与意识障碍有关。

**3. 潜在并发症**　脑疝、上消化道出血、心肌梗死、肺部感染、压疮。

## 【护理措施】

治疗及护理的目标：防止继续出血，降低颅内压，防治并发症，通过康复训练减少神经功能残疾程度和降低复发率。

**1. 一般护理**　保持环境安静，患者床头抬高15°～30°，以减轻脑水肿。绝对卧床休息，发病24～48小时内避免搬动，有烦躁、谵妄时加保护性床栏，必要时适当使用约束带约束。卧床期间保持大小便通畅，意识障碍者留置导尿管，注意保持导尿管的清洁和通畅。保持呼吸道通畅，必要时行气管插管或气管切开术。用鼻导管或面罩吸氧，维持动脉血氧饱和度在90%以上。发热者可通过戴冰帽、大血管处放置冰袋等方法物理降温，低温可降低脑代谢率，延迟ATP的消耗，并减少酸性代谢产物的堆积。

**2. 饮食护理**　意识障碍、消化道出血的老年人应禁食24～48小时后，通过鼻饲保证每日营养需要量，同时每日输液量在2000mL左右，速度不能太快，每日补充氯化钾1～3g。

**3. 病情观察**　持续心电监护，密切观察瞳孔、意识、生命体征、尿量等变化，警惕脑疝发生。

**4. 用药护理**

（1）*降颅压药*　常用降低颅内压的药物是甘露醇，若患者合并心肾功能不全可用呋塞米。出血量较大、颅内压增高明显、意识障碍较重或发生脑疝时还可选用地塞米松，但合并糖尿病、消化道出血或严重感染的患者禁用。药物使用注意事项同老年脑梗死。

（2）*降压药*　要根据高血压原因决定是否使用降压药，如原来血压高、发病后血压更高者才使用降压药。收缩压控制在180mmHg以内或舒张压在105mmHg以内可观察，不使用降压药，血压不能降至太低，降压速度也不可过快，以免影响脑灌注压。

（3）止血药　多数高血压性脑出血不主张使用止血药，若是凝血机制障碍引起的脑出血或伴有消化道出血时可使用止血药，使用过程中应防止深静脉血栓的形成。

**5. 对症护理**

（1）意识障碍　做好日常生活护理，保持床单位清洁、干燥，定时翻身、拍背，按摩骨突处，预防压疮；做好大小便护理，防止泌尿系统感染；注意口腔卫生，预防感染。谵妄躁动者，应加强床栏防护，以防坠床，必要时使用约束带。慎用热水袋，以防烫伤。

（2）脑疝　脑疝是脑出血的主要死亡原因之一，应严密观察患者有无意识障碍加重、躁动不安、血压升高、脉搏减慢、呼吸不规则、两侧瞳孔大小不等、剧烈头痛、喷射性呕吐等脑疝的先兆表现，一旦出现，立即报告医生，并积极配合抢救。抢救措施包括：防止舌后坠和窒息，保持呼吸道通畅，及时清除呕吐物和口鼻分泌物；迅速吸氧；建立静脉通路，遵医嘱给予快速脱水、降颅压药物，如 15 ～ 30 分钟静脉滴注甘露醇；备好气管切开包、脑室穿刺引流包、监护仪、呼吸机和抢救药物等。

（3）上消化道出血　急性期应注意观察有无上腹部饱胀不适、呕血及便血；鼻饲患者，每次鼻饲前要回抽胃液，若胃液的颜色为咖啡色或血性，大便呈黑色，应立即报告医生并协助止血、抗休克处理。遵医嘱禁食，或给予清淡、易消化、富营养的流质饮食，给予保护胃黏膜和止血的药物，并密切观察用药后反应。

**6. 心理护理**　及时安慰和鼓励患者，减轻应激反应。同时做好家属心理疏导，通过相关知识和技能的讲解增强患者战胜疾病的勇气和信心。

**7. 中医护理**　同老年脑梗死。

【健康教育】

1. 知识宣教：向患者及其家属介绍可加重病情和引起复发的诱因，指导在生活中尽量避免；指导患者及其家属预防和治疗引起脑出血的原发疾病，如高血压、高脂血症、糖尿病、肥胖症等。

2. 生活指导、康复指导同老年脑梗死。

## 第七节　老年冠心病

冠状动脉粥样硬化性心脏病简称冠状动脉性心脏病或冠心病（coronary heart disease，CHD），是指冠状动脉粥样硬化使管腔狭窄或阻塞导致心肌缺血、缺氧而引起的心脏病。老年冠心病患者临床表现的特点：①病史长、病变累及多支血管，常有陈旧性心肌梗死，且伴有不同程度的心功能不全。②表现为慢性稳定性心绞痛，也以急性冠脉综合征（包括不稳定性心绞痛、急性心肌梗死及冠心病猝死）为首发症状。③常伴有高血压、糖尿病、阻塞性肺气肿等慢性疾病。④多存在器官功能退行性病变，如心脏瓣膜退行性变、心功能减退等。心绞痛是冠心病最常见的类型，而老年急性心肌梗死（acute myocardial infarction，AMI）的发病率较一般成人高，且老年 AMI 的病死率较高，故本节重点介绍老年心绞痛和老年心肌梗死的护理。

### 一、老年心绞痛

心绞痛（angina pectoris）是指冠状动脉机械性或动力性狭窄致冠状动脉供血不足，心肌急剧、暂时的缺血、缺氧所导致的以短暂胸痛为主要表现的临床综合征。90% 的老年心绞痛是由冠

状动脉粥样硬化引起，也可由冠状动脉狭窄或两者并存引起。

## 【护理评估】

**1. 病因及危险因素评估**　老年心绞痛的发病与成人有所不同，应注意评估高血压、肺部感染、血糖控制不良等疾病因素，以及饱餐、受寒、酷热、情绪激动等危险因素。

**2. 临床表现**　老年人心绞痛临床表现多不典型，以不稳定性心绞痛为多见。

（1）*疼痛部位*　可表现为牙部、咽喉部、下颌部、左肩部、背部、上腹部及上肢等部位疼痛。

（2）*疼痛性质*　老年人由于痛觉不敏感，其疼痛程度往往较轻，而疼痛以外的症状如气促、疲倦、喉部发紧、左上肢酸胀、烧心等表现较多，且也会有无症状心肌缺血的发生。

**3. 辅助检查**

（1）*心电图*　是发现心肌缺血，诊断心绞痛最常用的检查方法。老年心绞痛的心电图异常是非特异性 ST–T 改变，即心绞痛发作时一过性的完全左束支传导阻滞，常提示多支冠状动脉病变或左心功能不全。24 小时动态心电图可显著提高缺血性心脏病的检出率。

（2）*放射性核素检查*　利用放射性铊心肌显像提示灌注缺损，心肌供血不足或血供消失，对心肌缺血诊断较有价值。

（3）*冠状动脉造影*　不仅具有确诊价值，而且也是明确病变部位和是否进行冠状动脉血运重建的参考指标。

（4）*其他检查*　二维超声心电图可探测到缺血区心室壁的运动异常；多排螺旋 CT 对诊断具有价值。

**4. 心理 – 社会状况**　评估老年人有无因对病情和预后不理解引起的焦虑、恐惧等心理障碍，老年人的家属是否能支持配合医护方案的实施。

## 【常见护理诊断/问题】

**1. 疼痛**　与心肌缺血、缺氧有关。

**2. 活动无耐力**　与心肌氧供需失衡有关。

**3. 知识缺乏**　缺乏控制诱发因素及预防心绞痛发作的知识。

**4. 潜在并发症**　心肌梗死。

## 【护理措施】

老年心绞痛的治疗及护理目标：控制心绞痛发作，提高运动耐量，延缓冠状动脉粥样硬化的进程，改善生活质量。

**1. 一般护理**　心绞痛发作时应立即停止原有活动，取舒适体位休息，给予氧气吸入。

**2. 病情观察**　严密监测患者疼痛的部位、性质、程度、持续时间，给予心电监测，描记疼痛发作时的心电图，观察生命体征、面色和心电图，注意有无急性心肌梗死的可能。

**3. 用药护理**

（1）*硝酸酯类*　心绞痛急性发作时舌下含服硝酸甘油，用药后注意观察患者胸痛变化情况，如服药后 3 ～ 5 分钟仍不缓解可重复使用，每隔 5 分钟 1 次，连续 3 次仍未缓解者，应考虑急性冠脉综合征的可能，及时报告医生。对于频繁发作者，可遵医嘱给予硝酸甘油静脉输液，但应控制滴速，并告知患者及其家属不可擅自调节滴速，以防低血压发生。部分患者用药后出现面部潮

红、头痛、头晕、心动过速、心悸等不适，应告知患者是由于药物产生的血管扩张作用导致，以解除其顾虑。

（2）β受体阻滞剂　遵循个体化原则，从小剂量开始，使心率维持在55次/分以上。老年人用药剂量较中年人要小。伴有慢性阻塞性肺疾病、心力衰竭或心脏传导病变的老年人对β受体阻滞剂很敏感，易出现不良反应，故应逐渐减量停药。

（3）钙拮抗剂　可引起老年人低血压，应从小剂量开始，长效制剂氨氯地平血药浓度与肾功能损害无关，故可适用于老年心绞痛合并高血压的患者。维拉帕米有明显的负性肌力和负性传导作用，用于老年心绞痛治疗时应密切观察其不良反应。

（4）他汀类降脂药　应严密监测转氨酶及肌酸激酶等生化指标，及时发现药物可能引起的肝功能损害和疾病，采用强化降脂治疗时，应监测药物的安全性。

**4. 心理护理**　安慰患者，解除其紧张不安情绪，以减少心肌耗氧量。

**5. 中医护理**　传统中医药对老年心绞痛的康复有一定效果，如适合于老年人的气功强调"放松、入静、意守丹田"和"意到、气到、力到"等原则，可使神经系统的兴奋和抑制得以平衡，对心绞痛老年人十分有益。在心绞痛康复早期应练习静气功，每次练10分钟，每日2～3次，逐渐增加至每次20～30分钟。病情稳定后可改练动气功。

### 【健康教育】

**1. 知识宣教**　通过宣教使患者及其家属了解老年心绞痛的发生、病因、护理与康复等知识，控制病情发展，恢复、维持和增强患者躯体社会功能。

**2. 生活指导**　生活方式的改变是治疗的基础，应指导患者合理膳食、戒烟限酒、适量运动和自我心理调适等。告知患者及其家属过劳、饱餐、情绪激动、用力排便、寒冷刺激等都是心绞痛发作的诱因，应注意尽量避免。

**3. 用药指导**　指导患者出院后遵医嘱服药，不可擅自增减药量，自我监测药物不良反应。外出时随身携带硝酸甘油以备急需。硝酸甘油见光分解，应置于棕色瓶内存放于干燥处，以免潮解失效，且开封后6个月需更换1次。

**4. 定期随访**　教会患者及其家属心绞痛发作时的缓解方法，胸痛发作时应立即停止活动且舌下含服硝酸甘油。如连续含服硝酸甘油3次仍不缓解，或心绞痛发作比以往频繁、程度加重、疼痛时间延长，应及时就医，警惕心肌梗死的发生。定期复查心电图、血压、血糖等。

## 二、老年急性心肌梗死

急性心肌梗死（acute myocarsial infarction，AMI）是指心肌长时间缺血导致心肌细胞死亡，即在冠状动脉病变基础上，发生冠状动脉血供急剧减少或中断，使相应心肌严重而持久地急性缺血导致心肌细胞死亡。老年人急性心肌梗死的发生率明显高于中青年人，且年龄是影响其预后的重要因素。

### 【护理评估】

**1. 病因及危险因素评估**

（1）外部因素　与中青年人不同，缺乏体育锻炼及社交活动是老年心肌梗死的主要危险因素。老年人心肌梗死发作的诱因少于中青年人，常可在休息或睡眠过程中发生。此外，发热和感染（大多数为呼吸道感染）也是老年人，尤其是高龄老年人发生心肌梗死的常见诱因。

（2）内在因素 大部分老年心肌梗死患者存在多支血管严重病变，3/4 粥样斑块有破溃出血，继发血栓形成。另外，老年患者因神经体液调节障碍，导致代谢产物血栓素 $A_2$ 增多，其可诱发冠状动脉强烈痉挛。

（3）发病特点 老年心肌梗死患者发病表现差异较大，1/3 的患者发病急骤，约 1/2 症状轻微，应仔细评估，防止延误病情。

**2. 临床表现**

（1）症状不典型 有典型临床症状的老年心肌梗死患者不到 1/3，胸痛轻微，伴有糖尿病的高龄老年人可无胸痛，有的老年人甚至出现异位疼痛，表现为牙、肩、腹等部位的疼痛，或出现胸闷、恶心、休克、意识障碍等表现。临床上易出现误诊或漏诊。

（2）复发性 老年心肌梗死患者以非 Q 波性心肌梗死较多，再梗及梗死后心绞痛发生率高，且易发生心肌梗死面积扩展。

（3）并发症多 老年心肌梗死患者各种并发症的发生率明显高于中青年人，其中室壁瘤的发生率是中青年人的 2 倍，70 岁以上的心肌梗死患者心脏破裂的发生率较中青年人高 3 倍，水电解质失衡发生率为 56.7%（中青年 31.3%），院内感染发生率为 20.4%（中青年 5.7%）。

**3. 辅助检查**

（1）心电图 除特征性、动态心电图的改变外，老年心肌梗死患者的心电图可仅有 ST–T 改变，且无病理性 Q 波检出率较高。

（2）心肌酶 老年心肌梗死患者的心肌酶可显示不同于中青年人的特点，如肌酸激酶（creatine kinase，CK）、天门冬酸氨基转移酶（aspartate aminotransferase，AST）及乳酸脱氢酶峰值延迟出现，CK 和 AST 峰值持续时间长，CK 峰值低。

（3）冠状动脉造影 对判断病变部位、程度、侧支循环建立情况及选择治疗方案具有重要价值。

（4）其他 血常规、血沉检查可反映组织坏死和炎症反应情况。

**4. 心理 – 社会状况** 老年心肌梗死，尤其是急性起病时会造成患者及家属强烈的恐惧和慌乱，患者可表现为语调低沉、不敢活动，担心死亡降临；家属常常神情紧张、手足无措。有的患者及家属外表看似平静，但实际内心充满恐惧。

## 【常见护理诊断/问题】

**1. 疼痛** 与心肌缺血坏死有关。

**2. 活动无耐力** 与心排量减少有关。

**3. 恐惧** 与病情危重有关。

**4. 潜在并发症** 心源性休克、心力衰竭、心律失常、猝死。

## 【护理措施】

老年心肌梗死的治疗及护理目标：挽救濒死的心肌，防止梗死面积扩大，保护和维持心脏功能，减少并发症危害，使老年人度过急性期后尽可能保持有功能的心肌。

**1. 一般护理** 老年心肌梗死患者饮食、给氧等一般护理与中青年相似，但对于高龄、体弱及有严重并发症的患者应适当延长卧床时间，下床活动需有人监护。

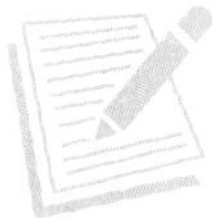

**2. 病情观察** 严密监测患者心电改变，及时发现心律（率）的变化，谨防并发症的发生。

**3. 用药护理** 根据老年人的用药特点进行护理。

（1）镇痛剂 老年患者对吗啡耐受性降低，使用时应密切观察有无呼吸抑制等不良反应的发生，对伴有阻塞性肺气肿等肺疾病患者忌用。

（2）抗凝制剂 阿司匹林能降低心肌梗死的死亡率，大于70岁的老年人受益更大，已成为老年心肌梗死的标准治疗，但使用过程中要观察胃肠道反应及有无出血倾向。

（3）β受体阻滞剂 早期应用可降低老年心肌梗死的死亡率，可选用对心脏有选择性的比索洛尔或美托洛尔，从小剂量开始逐渐增加，以静止心率控制在60次/分为宜。

（4）ACEI 可有头晕、乏力、肾功能损害等不良反应，故老年心肌梗死患者应使用短作用制剂，从小剂量开始，几天内逐渐加至耐受剂量，且用药过程中要严密监测血压、血清钾浓度和肾功能。

**4. 对症护理**

（1）心律失常 老年心肌梗死窦性心动过缓发生率高于中青年，而老年人多患有前列腺增生或青光眼，阿托品治疗易发生尿潴留和青光眼急性发作；用异丙肾上腺素治疗可导致室性心律失常甚至扩大梗死面积，故应慎重并密切观察。

（2）心力衰竭 对心肌梗死伴中度心力衰竭患者，利尿剂有较好疗效，但老年人过度利尿可引起头晕、心慌等不良反应，故应尽量口服给药。老年人易发生洋地黄中毒，故在选用快速制剂和控制剂量的基础上，还应动态监测肾功能和电解质。老年患者对多巴胺易产生依赖性，不宜长期使用。

（3）心源性休克 有适应证者应立即溶栓或介入治疗，可明显降低死亡率。高龄不作为溶栓的禁忌证，关键在于有无除年龄外导致脑出血的危险因素，对有适应证的老年心肌梗死患者应积极、谨慎地开展溶栓治疗。溶栓护理中，应密切观察有无头痛、意识改变及肢体活动障碍，注意心率的变化，及时发现脑出血的征象。

**5. 经皮冠状动脉介入治疗** 经皮冠状动脉介入治疗（percutaneous coronary intervention，PCI）是用心导管技术疏通狭窄甚至闭塞的冠状动脉管腔，从而改善心肌血流灌注的一组治疗技术。老年心肌梗死患者介入治疗围手术期护理如下：

（1）术前护理 口服抗血小板聚集药物，拟行桡动脉穿刺者做Allen试验，积极完善术前准备。

（2）术中配合 告知患者如有心悸、胸闷等不适时立即通知医生。重点监测导管定位时、造影时、球囊扩张时极有可能出现再灌注心律失常时心电及血压的变化，发现异常及时报告医生采取措施。

（3）术后护理 24小时监测心电、血压和心电图变化，鼓励老年人多饮水，遵医嘱应用抗生素预防感染，密切观察有无并发症的发生。

**6. 心理护理** 若老年人入住监护室应及时给予心理安慰，告知其医护人员会随时监测其病情变化并及时治疗处理。医护人员工作应紧张有序，避免因忙乱带给老年人及其家属不信任和不安全感。

**7. 中医护理** 康复期同老年心绞痛。

【健康教育】

老年心肌梗死健康教育的大部分内容与老年心绞痛相同，不同点主要体现在以下两个方面。

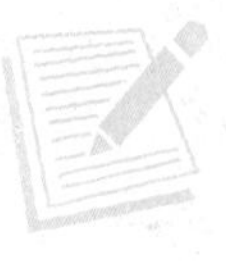

**1. 紧急处理** 因心肌梗死是心脏性猝死的高危因素，应教会老年心肌梗死照顾者心肺复苏的技术，以便紧急情况下在家庭实施抢救。

**2. 康复运动**　美国学者 Wenger 提出心肌梗死后急性期的康复模式可适用于老年心肌梗死患者，其将心脏康复分为 4 个阶段：急性期，即患者从入院到出院；恢复期，即患者在家延续急性期的训练直至心肌梗死瘢痕成熟；训练期，即心肌梗死愈合后的安全有氧训练阶段；维持期，即终生有规律的运动。急性期按表 9–4 的七步康复程序安排运动，恢复期后可参照心绞痛康复训练进行。

**表 9–4　急性心肌梗死住院阶段七步康复程序**

| 步骤 | 康复运动 | 自理活动 | 健康教育 |
|---|---|---|---|
| 第一步 | 床上做四肢关节的主动、被动运动，非睡眠时间每小时 1 次 | 部分活动自理。自己进食，垂腿于床边，使用床边便盆。每日坐椅子 1～2 次，每次 15 分钟 | 介绍病房环境、个人急救和社会支援 |
| 第二步 | 坐于床边做四肢关节的主动运动 | 床上活动完全自理。每日坐椅子 2～3 次，每次 15～30 分钟 | 帮助戒烟，介绍康复程序，需要时给予健康材料 |
| 第三步 | 做 2MET 的伸展运动；慢速行走 5m 并返回 | 在病房里走动；随时坐椅子；坐轮椅在病房邻近区域活动 | 介绍心脏解剖和功能，讲解动脉硬化、心肌梗死的发病机制 |
| 第四步 | 做 2.5MET 的体操；中速行走 23m 并返回 | 监护下在病房邻近区域走动 | 介绍心肌梗死的危险因素及其控制方法，教会测脉搏 |
| 第五步 | 做 3MET 的体操；走 92m，每天 2 次；试着下几级台阶 | 随时在病房、走廊走动；走到距离病房较远的区域 | 介绍健康饮食和节省体力的方法 |
| 第六步 | 继续以上活动；走 153m，每天 2 次；下楼（乘电梯返回）；介绍家庭运动 | 监护下温水淋浴 | 介绍医护方法：药物、手术、运动、家庭及社区调节 |
| 第七步 | 继续以上活动；上楼；继续介绍家庭活动 | 继续以前所有活动 | 出院计划：提供教育资料和药物卡；指导院外药物使用、活动、饮食、娱乐、随诊等 |

注：代谢当量（metabolic equivalent，MET）常用于评价有氧训练的强度和热量消耗，1MET 被定义为每千克体重每分钟消耗 3.5mL，相当于一个人在安静状态下坐着，没有任何活动时，每分钟氧气消耗量。

## 第八节　老年糖尿病

老年糖尿病（elderly diabetes mellitus，EDM）是指年龄在 60 岁以上的老年人，由于体内胰岛素分泌不足或胰岛素作用障碍，引起内分泌失调，从而导致物质代谢紊乱，出现高血糖、高脂，蛋白质、水与电解质等紊乱的代谢异常综合征。其患病率随年龄增加而上升，我国老年糖尿病以 2 型为主。根据《中国老年糖尿病诊疗指南（2021 年版）》，65 岁以上老年糖尿病患者数约 3550 万，居世界首位，占全球老年糖尿病患者的 1/4，且呈现上升趋势。

### 【护理评估】

**1. 病因及危险因素评估**　老年糖尿病的发生与遗传、免疫、生活方式和生理性老化有关，尤其是老年人的生活方式和生理变化。

（1）生活方式　老年人因基础代谢率低，葡萄糖代谢与在周围组织的利用能力都明显下降，而进食过多和运动不足容易发胖，肥胖使细胞膜上的胰岛素受体减少，加重胰岛素抵抗。

（2）生理老化　国内外研究表明，空腹和餐后血糖均随增龄而有不同程度升高，平均每增

10岁，空腹血糖上升0.05～0.11mmol/L，餐后2小时血糖上升1.67～2.78mmol/L。此外，衰老所致体内胰岛素作用活性下降，也是导致老年人血糖升高的因素。

**2. 临床表现**

（1）起病隐匿且症状不典型　多数老年糖尿病患者临床表现不典型，仅有1/4或1/5老年患者有多饮、多尿、多食及体重减轻的症状，多数患者是在例行查体或治疗其他疾病时发现患有糖尿病。

（2）多病并存　老年人易并存各种慢性非感染性疾病，如心脑血管病、缺血性肾病、白内障等。

（3）易发生低血糖　自身保健能力及依从性差，可使血糖控制不良或用药不当，引起低血糖的发生。

（4）并发症多　老年糖尿病患者易并发皮肤、呼吸、消化、泌尿生殖等各系统的感染，且感染可作为首发症状出现。另外，老年糖尿病患者更易发生高渗性非酮症糖尿病昏迷和乳酸性酸中毒，其中乳酸性酸中毒的常见诱因是急性感染，苯乙双胍的过量使用可导致乳酸堆积，引起酸中毒。老年糖尿病患者还易并发各种大血管或微血管症状，如高血压、冠心病、脑卒中、糖尿病肾脏病变、糖尿病视网膜病变、皮肤瘙痒等。

**3. 辅助检查**

（1）血糖监测　这是诊断糖尿病的唯一标准，有明显“三多一少”症状者，只要1次血糖异常即可诊断。

（2）尿糖监测　血糖浓度超过1.6mg/L时尿糖阳性。但尿糖测定并不作为诊断标准。

（3）胰岛素和胰岛素释放试验　老年人多存在胰岛素功能低下和胰岛素抵抗。

（4）糖化血红蛋白　这是血糖与血清蛋白非酶促反应结合的产物，反映取血前1～2个月内的平均血糖水平。

**4. 心理－社会状况**　老年人在诊断初期会表现为精神高度紧张；在治疗阶段会因为症状较轻而对诊断持怀疑态度，治疗依从性差；随着各种严重并发症的出现，有些老年人会自暴自弃，甚至出现悲观厌世。此外，老年糖尿病患者的注意力、对新知识的回忆能力和想象力均较同年龄组非糖尿病患者差，因此更应耐心细致地予以帮助和支持。

### 【常见护理诊断/问题】

**1. 营养失调，低于或高于机体需要量**　与胰岛素分泌或作用缺陷有关。

**2. 有感染的危险**　与血糖增高、脂代谢紊乱、营养不良、微循环障碍等因素有关。

**3. 潜在并发症**　糖尿病足、低血糖、酮症性酸中毒、高血糖高渗状态。

### 【护理措施】

老年糖尿病患者治疗及护理目标：按照老年人的血糖标准控制，防止及延缓各种并发症的发生，提高老年人的生活质量。

**1. 一般护理**　适当运动有利于控制体重，提高组织对胰岛素敏感性，改善血糖和脂代谢紊乱，预防并发症或减慢并发症的发生发展进程，还可减轻患者的压力和紧张情绪，即使是轻度运动，也有助于维持和改善患者生活质量。糖尿病患者如果伴有骨关节疾病、缺血性心脏病、肺部疾病等，应当在运动前进行详细检查。老年人运动应量力而行、持之以恒，餐后散步20～30分钟是改善餐后血糖的有效方法。运动不宜在空腹时进行，防止低血糖等意外发生。

**2. 饮食护理**　饮食控制是治疗糖尿病的基础。轻型糖尿病患者以食疗为主即可收到较好的效果，中重型患者必须在食疗基础上合理应用运动和药物疗法，只有饮食控制好，口服降糖药或应用胰岛素才能发挥好的疗效。应根据患者年龄、身高、体重、职业及活动强度计算每日所需总热量。老年人的饮食宜低盐、低脂、低糖、高维生素、富含蛋白质，多食粗纤维食物，忌食含糖丰富的食物。老年人除一日三餐外，可在早餐和午餐之间，午餐和晚餐之间及夜间临睡前适当加餐，但加餐的食物量应在中餐和晚餐中扣除。肥胖者应严格控制体重。

**3. 用药护理**　由于老年人肝肾功能减退，自主神经功能异常，药物代谢延迟，血药浓度较高等原因，很容易发生低血糖。因而采用药物治疗时，尤其要注意药物的相互作用和影响，以免影响疗效。护理人员应掌握各类降糖药的剂量、作用、用法、不良反应和注意事项：磺脲类降糖药物治疗时，从小剂量开始，于早餐前半小时服用，该药的主要不良反应是低血糖，少见有肠道反应、皮肤瘙痒、胆汁淤积性黄疸、肝功能损害等；双胍类药物不良反应有腹部不适、口中金属味、恶心、畏食、腹泻等，严重时可发生乳酸性酸中毒，应从小剂量开始，餐中或餐后服药，可减轻不适症状；α 葡萄糖苷酶抑制剂应与第一口饭同时服用，服用后常有腹部胀气等症状；瑞格列奈应餐前服用，不进餐不服药；噻唑烷二酮主要不良反应为水肿，有心力衰竭倾向和肝病者应注意观察。老年人用药应避免使用经肾脏排出、半衰期长的降糖药物，加用胰岛素时，应从小剂量开始逐步增加。血糖控制不可过分严格，空腹血糖宜控制在 9mmol/L 以下，餐后 2 小时血糖在 12.2mmol/L 以下即可。胰岛素使用详见《内科护理学》。

**4. 对症护理**

（1）酮症酸中毒、高渗性昏迷　由于老年人口渴中枢功能减退，行动不便，饮水相对减少，易引起脱水。加之老年人容易合并心血管疾病、感染，使用利尿剂及类固醇药物，能量摄取过量等，很容易发生糖尿病酮症酸中毒、高渗性昏迷。应定期监测血糖，了解血糖控制水平；合理用药，不要随意减量或停用药物；鼓励患者多饮水，特别是发生腹泻和呕吐时，保证充足的水分摄入；需脱水治疗时，应检测血糖、血钠和渗透压。对有可能或已发生酮症酸中毒、高渗性昏迷的老年人，应密切观察并记录患者生命体征、神志、24 小时液体出入量等变化，如有异常，及时报告医生处理。急救配合与护理：立即开放两条静脉通道，准确执行医嘱，确保液体和胰岛素的输入；患者绝对卧床休息，注意保暖，给予持续低流量吸氧；加强生活护理，应特别注意皮肤、口腔护理；昏迷者按昏迷常规护理。

（2）低血糖　指导老年人及其家属了解低血糖反应的诱因及临床表现，如一旦出现心悸、头晕、出汗、软弱无力、肌肉颤抖等低血糖反应时，应尽快补充糖分，如随身携带的糖果、巧克力等，以解除脑细胞缺糖的症状。对于健康状态差的老年糖尿病患者可适当放宽血糖控制目标。

（3）糖尿病足　详见《内科护理学》。

**5. 心理护理**　对诊断早期精神紧张的老年人可鼓励其多参加户外运动，以转移其对疾病的高度关注；对拒绝治疗者可通过真诚交流了解其顾虑，逐步引导老年人正确认知疾病，对自暴自弃者应多提供积极的信息使其看到希望，增强战胜疾病的信心。

**6. 中医护理**　对老年糖尿病患者不宜针刺，可做按摩。肾阴亏虚患者可按摩足少阴肾经、足厥阴肝经及任督二脉，取肾俞、关元、三阴交等穴。用红外线灯理疗温度不宜过高，以防烫伤。

【健康教育】

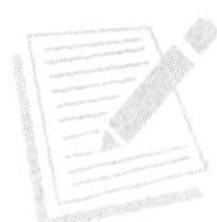

**1. 知识宣教**　糖尿病是慢性全身性疾病，很难被根治，其治疗是一个长期的过程，这就需要糖尿病患者做好自我管理，做到自我心理调整、病情监测、饮食控制、体育锻炼与药物治疗。

考虑到老年人理解力差、记忆力减退，应注意用通俗易懂的语言耐心细致地向老年人讲解糖尿病的病因、临床表现、治疗和护理方法等。

**2. 生活指导**　教会老年人饮食和运动治疗实施的原则和方法，足部护理的方法和技巧及正确处理精神压力、保持平和心态的方法。

**3. 用药指导**　向老年人及其家属详细讲解口服降糖药的种类、剂量、给药时间和方法，教会观察药物的不良反应。使用胰岛素应配合各种教学辅助工具，教会老年人及其家属正确的注射方法。指导老年人掌握血糖、血压、体重指数监测方法。

**4. 康复指导**　糖尿病周围神经病变可引起感觉和运动功能障碍。感觉功能的康复可通过经皮神经电刺激疗法、磁疗、红外线治疗等物理方法缓解疼痛和促进保护性感觉的恢复。运动功能康复包括平衡训练和耐力训练，平衡训练通过刺激足底触觉感和本体感觉达到改善平衡障碍的目的，中等强度耐力训练可改善周围神经病变。

## 第九节　老年骨质疏松症

骨质疏松症（osteoporosis，OP）是一种以低骨量和骨组织微结构破坏为特征，导致骨质脆性增加和易于骨折的代谢性疾病。OP 可分为原发性和继发性两类。老年骨质疏松症属于原发性骨质疏松症Ⅱ型，是机体衰老在骨骼方面的一种特殊表现，也是使骨质脆性增加导致骨折危险性增大的一种常见病。患 OP 的老年人极易发生股骨颈骨折、脊椎骨折，尤其是老年女性患者，发生髋部骨折后一年内可有 15% 死亡，其余 50% 残疾，因此 OP 是引起老年人卧床率和伤残率增高的主要因素。我国是目前骨质疏松症患者最多的国家，根据国家卫生健康委员会发布的最新流行病学数据显示，我国约有 1.4 亿人患有骨质疏松症，其发病率达 14.62%。骨质疏松症是一种与年龄增长相关的骨骼疾病，其中 50 岁以上人群 OP 患病率为 19.2%，65 岁以上人群患病率达到 32%，女性患病率尤为突出。随着老龄化日趋加重，骨质疏松症已成为世界面临的重要公共健康问题。

### 【护理评估】

**1. 病因及危险因素评估**　老年人随着年龄的增长，骨代谢中骨重建处于负平衡状态。主要是因为：一方面破骨细胞的吸收增加，另一方面成骨细胞的功能衰减。另外，老年骨质疏松的发生还与多种因素有关。

（1）遗传因素　多种基因（如维生素 D 受体、雌激素受体、$\beta_3$ 肾上腺素能受体的基因）的表达水平和基因多态性可影响骨代谢，另外，基质胶原和其他结构成分的遗传差异与骨质疏松性骨折的发生有关。

（2）性激素　性激素在骨生成和维持骨量方面起着重要的作用。老年人随着年龄的增长，性激素功能减退，激素水平下降，骨的形成减慢，吸收加快，导致骨量下降。

（3）甲状旁腺激素（parathyroid hormone，PTH）和细胞因子　PTH 作用于成骨细胞，通过其分泌的细胞因子促进破骨细胞的作用。随着年龄的增加，血 PTH 逐年增高，骨髓细胞的护骨素表达能力下降，导致骨质丢失加速。

（4）营养成分　钙是骨矿物中最主要的成分，维生素 D 有促进骨细胞活性作用，磷、蛋白质及微量元素可维持钙、磷比例，有利于钙的吸收。这些物质的缺乏都可使骨的形成减少。

（5）生活方式　体力活动是刺激骨形成的基本方式，故长期卧床及活动过少易于发生骨质疏松。此外，吸烟、酗酒，高蛋白、高盐饮食，大量饮用咖啡，光照减少均是骨质疏松的易发因素。

（6）多重用药　老年人通常合并多种慢性疾病，需要服用药物种类繁多，诸如糖皮质激素、抗凝药物、质子泵抑制剂、甲状腺激素、蛋白酶抑制剂、肿瘤化疗药等药物中的某些成分可破坏骨质结构，导致骨量流失，从而造成骨质疏松。

（7）低体重　低体重是 OP 发生的危险因素之一。骨骼重力负荷以及肌肉的收缩可影响骨细胞的功能和代谢，能刺激骨生成。

**2. 临床表现**

骨质疏松早期可没有明显的临床症状，部分老年患者在发生脆性骨折后被直接诊断为骨质疏松症。

（1）疼痛　疼痛是老年骨质疏松症患者较早出现的症状，表现为腰背疼痛或全身骨痛，疼痛为弥漫性，无固定部位。但由于老年人机体感觉功能退化，骨痛症状可不明显。

（2）肌无力　老年 OP 患者常于劳累或活动后加重，负重能力下降或不能负重。

（3）身长缩短　骨质疏松非常严重时，可因椎体骨密度减少导致脊椎椎体压缩变形，每个椎体缩短 2cm，身长平均缩短 3 ～ 6cm，严重者伴驼背。

（4）骨折　骨折是导致老年骨质疏松症患者活动受限、寿命缩短的最常见和最严重的并发症，以脆性骨折最常见。常因轻微活动或创伤诱发，如打喷嚏、弯腰、负重、挤压或摔倒等。多发部位在老年前期以桡骨远端最为多见，老年期以后以腰椎和股骨上端多见。脊柱压缩性骨折可导致胸廓畸形，使肺活量、肺最大换气量下降，心血管功能障碍，引起胸闷、气短、呼吸困难，甚至发绀等表现。

**3. 辅助检查**

（1）生化检查　包括骨形成指标、骨吸收指标及血、尿骨矿成分。老年人发生改变的主要有以下检查：①骨钙素是骨更新的敏感指标，可有轻度升高。②尿羟赖氨酸糖苷是骨吸收的敏感指标，可升高。③血清镁、尿镁均有所下降。

（2）X 线检查　当骨量丢失超过 30% 时才能在 X 线片上显示出骨质疏松，表现为皮质变薄、骨小梁减少变细，骨密度减低、透明度加大，晚期出现骨变形及骨折。其中锁骨皮质厚度下降至 3.5 ～ 4.0mm 时易伴有椎体压缩性骨折。

（3）骨密度检查　按照 WHO1994 年的诊断标准，采用单光子骨密度吸收仪、双能 X 线吸收仪（DXA）、定量 CT 检查，其中 DXA 做骨密度测量是 OP 诊断的金标准。骨密度低于同性别峰值骨量的 2.5SD 以上可诊断为骨质疏松。

**4. 心理 – 社会状况**　除了机体的不适，身体外形的改变会进一步加重老年人的心理负担，严重挫伤老年人的自尊心。老年人可能因为外形改变而不愿进入公共场合，也会因身体活动不便或担心骨折而拒绝锻炼，从而不利于身体功能的改善。

## 【常见护理诊断/问题】

**1. 有受伤的危险**　与骨质疏松导致骨骼脆性增加有关。

**2. 骨痛**　与骨质疏松有关。

**3. 躯体活动障碍**　与骨骼变化引起活动范围受限有关。

**4. 营养失调，低于机体需要量**　与饮食中钙、蛋白质、维生素 D 的摄入不足有关。

## 【护理措施】

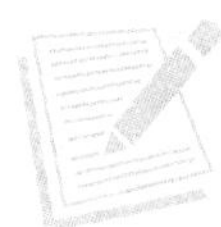

本病主要通过补充钙剂及使用钙调节剂进行药物治疗，同时结合光疗、高频电疗、运动及营

养疗法可进一步提高治疗效果，对骨折老年人应积极实施手术治疗。治疗及护理的总体目标是：老年人能正确使用药物或非药物的方法减轻或解除疼痛，增加舒适感；老年人能按照饮食及运动原则，合理进餐和活动，维持躯体的功能；无骨折发生或骨折老年人未因限制活动而发生有关的并发症；老年人能正视自身形象的改变，情绪稳定，无社交障碍。

**1. 一般护理**　根据个体情况选择合适运动，如负重训练及肌肉功能训练，可改善身体灵活度、增加肌肉力量及提高身体平衡情况，从而增加骨强度并降低跌倒及骨折风险。身体功能较好，无骨质疏松骨折风险及无明显活动受限的老年人首选陆地运动；身体基本条件差、骨质疏松骨折高风险及不能耐受较高强度运动的老年人可以选择较低冲击性训练，如太极拳、水上运动、平衡及步态训练；因为疼痛而活动受限的老年人，指导其维持关节的功能位，每天可进行肌肉等张收缩训练，以保持肌肉的张力；因为骨折而固定或牵引的老年人，应在医护人员的指导下，根据不同的骨折部位进行针对性的功能锻炼。

**2. 饮食护理**　合理的营养对于预防骨质疏松有重要意义，其中充足的钙和维生素D至关重要。相关指南推荐老年骨质疏松症患者钙剂摄入量为1000～1200mg/d，维生素$D_3$摄入量为800～1200IU/d。与骨营养有关的每日营养素的供应量为：蛋白质60～70g，胆固醇<300mg，蔬菜350～500g，维生素A 800μg，维生素D 10μg（400IU），维生素E 15mg，维生素C 60mg，钙1500～2000mg，食盐<5g，铁12mg，锌15mg。特别要鼓励老年人多摄入含钙和维生素D丰富的食物，含钙高的食品有牛奶、乳制品、大豆、豆制品、芝麻酱、海带、虾米等，富含维生素D的食品有禽、蛋、肝、鱼肝油等。同时，应定期监测体重，警惕体重下降。

**3. 用药护理**　目前治疗老年骨质疏松症的药物主要有：①钙制剂：如碳酸钙、葡萄糖酸钙等，注意不可与绿叶蔬菜一起服用，防止因钙赘合物形成降低钙的吸收，使用过程中要增加饮水量，通过增加尿量减少泌尿系统结石形成的机会，并防止便秘。②钙调节剂：包括降钙素、维生素D和雌激素，使用降钙素时要观察有无低血钙和甲状腺功能亢进的表现，在服用维生素D的过程中要监测血清钙和肌酐的变化，对使用雌激素的老年女性患者，应详细了解家族中有关肿瘤和心血管方面的病史，严密监测子宫内膜的变化，注意阴道出血情况，定期做乳房检查，防止肿瘤和心血管疾病的发生。③二膦酸盐：如依替膦酸二钠、帕米膦酸钠、阿仑膦酸钠等，此类药物的消化道反应较多见，故应晨起空腹服用，同时饮清水200～300mL，至少半小时内不能进食或喝饮料，也不能平卧，以减轻对消化道的刺激。静脉注射要注意血栓性疾病的发生，同时应监测血钙、血磷和骨吸收生化标志物。

**4. 对症护理**

（1）*减轻或缓解疼痛*　骨质疏松引起疼痛的原因主要与腰背部肌肉紧张及椎体压缩性骨折有关，故通过卧床休息，使腰部软组织和脊柱肌群得到松弛可显著减轻疼痛。休息时应卧于加薄垫的木板或硬棕床上，仰卧时头不可过高，在腰下垫一薄枕。必要时可使用背架、紧身衣等限制脊柱的活动度。也可通过洗热水浴、按摩、擦背以促进肌肉放松。应用音乐治疗、暗示疏导等方法对缓解疼痛也是很有效的。对疼痛严重者可遵医嘱使用止痛剂、肌肉松弛剂等药物，对骨折患者应通过牵引或手术方法最终缓解疼痛。

（2）*预防并发症*　尽量避免弯腰、负重等动作，同时为老年人提供安全的生活环境或装束，防止跌倒和损伤，如光线应充足，地面避免光滑或潮湿，卫生间和楼道安装扶手等；指导老年人选择舒适、防滑的平底鞋，裤子或裙子不宜过长，以免上下楼梯时踩地摔倒；日常用品放在方便拿取之处。对已发生骨折的老年人，应每2小时翻身1次，保护和按摩受压部位，指导老年人进行呼吸和咳嗽训练，做被动和主动的关节活动训练，定期检查，防止并发症的出现。

**5. 心理护理**　老年骨质疏松症患者往往会出现身高缩短、驼背等现象，护士应配合家属密切注意其情绪变化，指导其穿宽松的上衣以掩盖形体的改变。强调老年人在资历、学识或人格方面的优势，使其认识到个人的力量，增强自信心，逐渐适应形象的改变。鼓励患者积极参加各种娱乐活动，向患者传递社会信息，鼓励患者之间的交往，可进行音乐疗法、冥想疗法等，以消除心理压力，舒缓情绪，减轻症状。

**6. 中医护理**　骨质疏松症属于中医学"骨痿""骨痹"范畴。《素问·阴阳应象大论》云："肾生骨髓……在体为骨，在脏为肾。"病因以肾虚为主，与肝、脾、瘀等密切相关，证属本虚标实。2018 年版《中国老年骨质疏松诊疗指南》推荐采取中药治疗，中药可与钙剂、维生素 D 及其他抗骨质疏松药物合用。此外也可以采取中药熏蒸、穴位贴敷等方式辅助治疗。

【健康教育】

**1. 知识宣教**　随着年龄的增长，骨量均有不同程度的丢失，骨质疏松的预防应在达到峰值骨量前就开始，以争取获得较理想的峰值骨量。包括指导青少年养成良好的生活方式和饮食习惯，其中运动、保证充足钙摄入较为可行有效。成年后的预防主要是尽量延缓骨量丢失的速度和程度，除一般生活、运动指导外，对绝经后骨质疏松患者还应指导其早期补充雌激素或雌、孕激素合剂。

**2. 生活指导**　提供老年人每天的饮食计划单，学会各种营养素的合理搭配，尤其要指导老年人多摄入含钙及维生素 D 丰富的食物。戒烟酒，避免咖啡因的摄入，少饮含碳酸饮料，少吃糖和食盐。加强跌倒预防的宣传教育和防护措施，如家庭、公共场所的无障碍设计。指导患者维持良好姿势，改变姿势时动作应缓慢，必要时建议患者使用手杖或助行器，以增加其活动时的稳定性。衣服和鞋穿着要合适，且利于活动。

**3. 用药指导**　指导老年人服用可咀嚼的片状钙剂，且应在饭前 1 小时及睡前服用，钙剂应与维生素 D 同时服用。嘱老年人按时服用各种药物，学会自我检测药物不良反应。应用激素治疗的患者应定期检查，早期发现可能出现的不良反应。

**4. 运动指导**　运动时肌肉收缩是增加骨质的重要因素，负重运动对发展和维持骨质量和骨密度很重要。多晒太阳可促进肠对钙的吸收及肾小管对钙、磷的重吸收，因此增加户外活动、多晒太阳可生成更多可利用的维生素 D，有利于预防骨质疏松症。

## 第十节　退行性骨关节病

退行性骨关节病（degenerative osteoarthritis，OA）是一种常见于老年人的慢性退行性骨关节疾病，指由多种因素引起关节软骨纤维化、皲裂、溃疡、脱失而导致的以关节疼痛为主要症状的退行性疾病。一般多发生于 50 岁之后，发病率随着年龄增长而增加，65 岁以上的人群中 50% 以上有退行性骨关节病，且女性多于男性。该病主要累及膝关节、髋关节、指间关节以及颈椎和腰骶椎等负重关节，其中膝关节炎是临床上退行性骨关节病中最常见的一种，该病可使累及关节变形及功能障碍，严重影响老年人的生活质量。

【护理评估】

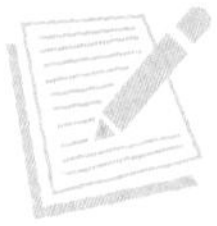

**1. 病因及危险因素评估**　本病由多种原因所致，按致病因素不同可分为原发性与继发性两类。

（1）原发性 人体关节因经常性和持续性的不均衡受力作用而引起退行性变的骨关节病，随着年龄的增长，结缔组织易发生退行性改变，软骨的变化最为显著。老年人绝大部分为原发性退行性骨关节病。

（2）继发性 常见于关节创伤、畸形和疾病等原因导致的关节软骨破坏，关节结构异常，且以后发生退行性变者均属此范畴。

**2. 临床表现**

（1）关节疼痛 疼痛是本病最主要的症状，疼痛在各关节均可出现，其中以髋、膝及指关节最为常见，初期为关节隐痛或胀痛。早期较轻，随时间发展，疼痛次数逐渐增加，间隙期缩短，多在活动时或运动后疼痛增加，休息后可缓解，随着病情进展，休息时也可出现疼痛。疼痛有时与气候变化有关，如气温骤降、潮湿可诱发或加重关节疼痛。膝关节病变表现为上下楼梯时疼痛明显，久坐或下蹲后突然起身，可表现为剧痛。

（2）关节肿胀、畸形 特别是伴有滑膜炎时，关节内可有关节积液。关节肿胀常见于膝关节，往往伴有疼痛及关节周围压痛和肌肉痉挛。关节畸形一般出现在晚期，与关节软骨破坏、肌痉挛等有关。膝关节出现内翻或外翻畸形，关节骨缘增大。有些严重的患者膝关节不能完全伸直，膝关节呈屈曲挛缩畸形，髋关节呈屈曲、外旋和内收畸形，患者采取此体位使关节囊最松弛、容积最大、关节腔内压力低，可使疼痛减轻。

（3）关节僵硬 关节活动不灵活，特别是关节活动时有各种响声。休息后不能立即活动，关节呈僵硬状态，需活动一段时间后才较灵活、舒适。如老年膝关节退行性骨关节病患者表现为渐进性的膝关节活动受限。早期关节僵硬在活动后可缓解，且持续时间一般不超过半小时，或者表现为长时间保持同一姿势后改变姿势时关节活动困难。中晚期关节活动受限明显加重，严重者出现关节绞锁，甚至致残。

（4）骨摩擦音（感） 常见于膝关节退行性骨关节病。由于关节软骨破坏，关节面不平整，活动时可以出现骨摩擦音（感）。

（5）肌肉萎缩 常见于膝关节退行性骨关节病，老年人常有关节疼痛而活动减少，患肢功能水平也会下降，从而导致患肢肌肉萎缩、力量下降，而肌肉萎缩和肌肉力量下降使得活动量更少，从而陷入恶性循环，严重影响老年人的生活质量。

**3. 辅助检查**

（1）X线 关节X线检查为退行性骨关节病明确诊断的金标准，该病的X线典型表现为关节边缘有骨赘形成，关节间隙变窄，软骨下骨质硬化和囊腔形成。后期，骨端变形，关节面凹凸不平，边缘有骨质增生。

（2）MRI 表现为受累关节的软骨厚度变薄或缺损、骨髓水肿、半月板损伤及变性、关节积液及腘窝囊肿。MRI对OA的早期诊断具有一定价值，目前多用于退行性骨关节病的鉴别诊断或临床研究。

（3）CT 常表现为受累关节间隙狭窄，软骨下骨硬化、囊性变和骨赘增生，多用于该病的鉴别诊断。椎间盘检查CT效果好于X线片。

（4）实验室检查 血常规、蛋白电泳、免疫复合物及血清补体等指标一般在正常范围内。若同时有滑膜炎症，可出现C反应蛋白和红细胞沉降率轻度增高。

**4. 心理－社会状况** 长期反复的关节疼痛、肿胀、畸形，严重影响老年人的生活质量，老年人行动不便，无法进行正常的社交活动；若老年人关节畸形则自卑感加重；疾病的迁延不愈使老年人对治疗失去信心，从而产生焦虑、悲观的情绪。

## 【常见护理诊断/问题】

**1. 疼痛**　与关节软骨及骨质破坏有关。

**2. 活动障碍**　与关节疼痛、畸形等有关。

**3. 有跌倒的危险**　与关节破坏导致的肢体功能受限有关。

**4. 焦虑**　与躯体活动受限无法进行正常社交活动及自我形象受损有关。

## 【护理措施】

随着年龄的增长，退行性变不断加重，自然病程、病变不能逆转。治疗及护理目标是：减轻或消除症状，改善关节功能，减少致残。

**1. 一般护理**　本病急性发作期应注意休息，一般不需卧床，只需限制关节活动。根据老年人的体质和条件在医护人员的指导下选择正确的运动方式，注意在运动过程中避免剧烈活动和过度负重，以减少反复损伤。此外，肥胖者应控制饮食，减轻体重。必要时可使用手杖或拐杖。可进行的运动锻炼：①低强度有氧运动：应依据发病部位及程度，在医护人员的指导下选择运动方式。常用训练方法：步行、游泳、骑脚踏车、打太极拳等。②关节周围肌肉训练：加强关节周围肌肉力量，但应注重关节活动度及平衡的锻炼。常用训练方法：股四头肌等长收缩、直腿抬高股四头肌强化训练、臀部肌肉训练、静蹲训练以及抗阻力训练等。③关节功能训练：主要指膝关节在非负重位的屈伸活动，以保持关节最大活动度。常用训练方法有关节被动活动、牵拉及关节主动运动等。

**2. 减轻疼痛**　膝关节病变的老年人尽量减少上下楼梯，以减轻膝关节的负荷，如出现大量积液，应卧床休息。髋关节病变的老年人，减轻关节负重及适当休息是缓解疼痛的重要措施，严重者可卧床牵引限制关节活动。理疗及推拿按摩等物理疗法也可有效缓解骨关节炎的疼痛。

**3. 用药护理**

（1）非甾体类药物　非甾体类药物具有很强的抗炎、解热和镇痛作用，但是可导致不同程度的胃肠功能紊乱及损伤肾脏的不良反应。根据对软骨的影响，可分为三类：①对关节软骨有损害作用，如阿司匹林、水杨酸、保泰松等。②对关节软骨无损害作用，如吡罗昔康。③对软骨代谢和蛋白聚糖合成具有促进作用，如双氯芬酸。所以，临床医生在选用该类药物时应慎重，症状缓解后即停止用药。此外，药物的使用方式分为局部外用药物和全身应用药物：①局部外用药物：需注意局部皮肤不良反应的发生。②全身应用药物：最为常用的是口服药物。用药前进行危险因素评估，根据个体情况，剂量个体化；尽量使用最低有效剂量，避免过量用药及同类药物重复或叠加使用；用药 3 个月后，根据病情进行相应的实验室检查。

（2）关节腔内用药　主要应用于膝关节。①激素类药物：采用 0.5% 普鲁卡因 5 ～ 10mL，加入 12.5mg 醋酸氢化可的松，关节腔内注射，每周 1 次，3 次为 1 个疗程，注射次数不宜过多，以免发生类固醇诱导的骨关节病。②透明质酸钠：透明质酸钠 2.5mL，关节腔内注射，每周 1 次，5 次为 1 个疗程，可起到润滑关节及保护软骨表面的重要作用，有效率达 90% 以上，属于安全有效的关节腔内注射。

**4. 手术护理**　如患者持续疼痛、进行性关节畸形，可选择手术治疗，一般多行人工关节置换术。根据部位不同，术后护理有所区别。如髋关节置换术后患肢需皮牵引，应保持有效牵引，同时要保证老年人在牵引状态下的舒适和功能；膝关节置换术后患肢用石膏托固定，应该做好石膏固定及患肢的护理。详见《外科护理学》。

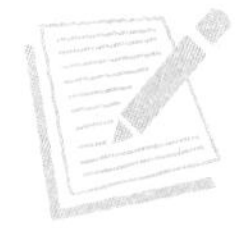

**5. 心理护理**　患者由于疼痛、行走困难，从而产生焦虑、抑郁等心理。应为老年人安排有利于交流的环境，增加与外界互动的机会。通过多种宣教形式，使老年人接受自身的身体现状，适应生活，积极面对。

**6. 中医护理**　通过辨证施治，合理使用中药，除此之外，针刺疗法、灸法、推拿手法及针刀治疗对退行性骨病有很好的疗效。

【健康教育】

**1. 知识宣教**　通过口头或书面形式进行知识宣教并帮助老年人建立长期监测及评估机制，注意采用通俗易懂的语言，介绍本病的病因、临床表现、X 线拍片结果、药物及手术注意事项等。进食含钙食物，保持理想体重，按医嘱合理用药等。

**2. 生活指导**　避免潮湿，注意保暖，尽量用大关节而少用小关节，如屈膝下蹲代替弯腰弓背，转身代替突然扭转腰部。选用有靠背和扶手的高脚椅就座，避免从事可诱发疼痛的工作或活动，如长期站立、爬山、骑自行车等。

**3. 饮食指导**　饮食宜清淡，进食高钙食品，以确保骨质代谢的正常需要，宜多食牛奶、蛋类、豆制品、鱼、虾、蔬菜和水果，必要时补充钙剂；增加多种维生素的摄入；适当增加矿物质镁、硒、锌及胶质食品的摄入量；烹饪食物时应避免使用动物油。

**4. 用药指导**　做好标记，保证老年人定时、定量、准确用药，告知药物可能的不良反应，并教会老年人监测方法。

**5. 运动指导**

（1）急性发作期应休息。适当的关节活动是必要的，它可增强肌力，改善关节的稳定性，防止骨质疏松和关节僵硬，参加体育锻炼时要做好准备活动，应量力而行。有氧运动如游泳、散步、骑脚踏车、仰卧直腿抬高或抗阻力训练及不负重的关节屈伸活动等都是适宜老年人的锻炼项目。

（2）建议骨关节炎患者在自行开始锻炼计划前应该先咨询理疗、康复医生。如果锻炼的方法不正确，结果只能是弊大于利。提倡我国传统的养生保健方法，如气功、太极拳、五禽戏等能增强体质和抗病能力。

## 第十一节　帕金森病

帕金森病（Parkinson’s disease，PD）是一种常见的神经系统变性疾病。PD 是一种以静止性震颤、肌强直、运动迟缓和姿势步态异常为主要临床特征的常见的中老年人神经系统变性疾病。由于其突出特点是静止性震颤，故又称震颤麻痹（paralysis agitans），老年人多见。我国 65 岁以上人群 PD 的患病率大约是 1.7%，大部分帕金森病患者为散发病例，仅有不到 10% 的患者有家族史。

【护理评估】

**1. 病因及危险因素评估**　PD 的确切病因目前仍不清楚，遗传因素、环境因素、年龄老化、氧化应激等均可能参与 PD 多巴胺能神经元的变性死亡过程。

（1）遗传因素　目前发现至少有 6 个致病基因与家族性帕金森病相关。但帕金森病中仅 5% ～ 10% 有家族史。

（2）环境因素　20世纪80年代美国学者Langston等发现一些吸毒者会快速出现典型的帕金森病样症状。研究发现，吸毒者吸食的合成海洛因中含有一种1–甲基–4–苯基–1，2，3，6–四氢吡啶（MPTP）的嗜神经毒性物质。环境中一些类似MPTP的化学物质，如除草剂、杀虫剂等，有可能是PD的致病因素之一。

（3）老化因素　PD的发病率和患病率均随年龄的增高而增加。PD多在60岁以上发病，这提示衰老与发病有关。研究发现，随年龄增长，正常成年人脑内黑质多巴胺能神经元呈渐进性减少。

**2. 临床表现**　帕金森病起病缓慢，症状逐渐加重。首发症状通常是一侧肢体的震颤或活动笨拙，进而累及对侧肢体。临床上主要表现为静止性震颤、肌强直、运动迟缓和姿势步态障碍，以及自主神经功能紊乱。近年来发现抑郁、便秘和睡眠障碍等非运动症状也是帕金森病患者常见的主诉，有时它们对患者生活质量的影响超过运动症状。

（1）静止性震颤　约70%的患者以静止性震颤（static tremor）为首发症状。震颤多始于一侧上肢远端，静止时出现或明显，随意运动时减轻或停止，精神紧张时加剧，入睡后消失。手部静止性震颤在行走时加重。典型的表现是频率为4～6次/秒的"搓丸样"震颤，部分患者可合并姿势性震颤。早期震颤仅限于肢体静止时明显，运动时减轻或停止。情绪激动或精神紧张时加剧，睡眠中可完全消失。

（2）肌强直　肌强直（myotonia）多自一侧上肢近端开始，逐渐蔓延至远端、对侧及全身。由于伸肌和屈肌的肌张力都增高，四肢关节在做被动运动时，增高的肌张力始终保持一致，这种阻力的增加呈现各方向均匀一致的特点，类似弯曲软铅管的感觉，故称为"铅管样强直"。患者合并有肢体震颤时，可在均匀阻力中出现断续停顿，如转动齿轮，故称"齿轮样强直"。面肌强直使表情和瞬目动作减少，造成"面具脸"。

（3）运动迟缓　运动迟缓（bradykinesia）指动作变慢，始动困难，主动运动丧失，随意动作减少。患者的运动幅度会减少，尤其是重复运动时。根据受累部位的不同运动迟缓可表现在多个方面。说话声音单调低沉、吐字欠清。写字可变慢变小，称为"小写征"。洗漱及其他精细动作可变得笨拙、不灵活。行走的速度变慢，步距变小。手臂摆动幅度会逐渐减少甚至消失。因不能主动吞咽致唾液不能咽下而出现流涎。夜间可出现翻身困难。

（4）姿势步态障碍　姿势反射消失往往在疾病的中晚期出现，患者不易维持身体的平衡，稍不平整的路面即有可能跌倒。帕金森病患者行走时常常会越走越快，不易止步，称为慌张步态。晚期帕金森病患者可出现冻结现象，表现为行走时突然出现短暂的不能迈步，双足似乎黏在地上，须停顿数秒钟后才能继续行走或无法再次启动。冻结现象常见于开始行走时（始动困难）、转身时、接近目标时或担心不能越过已知的障碍物时（如穿过旋转门时）。

**3. 辅助检查**　本病实验室检查可无异常。脑脊液检查可发现脑脊液中多巴胺的代谢产物高香草酸含量降低。尿中多巴胺及高香草酸含量亦降低。脑CT检查显示部分患者可有脑萎缩。核磁共振可在$T_2$图像见到中脑黑质区变薄、大小不规则、尾核变小及密度减低。

**4. 心理–社会状况**　帕金森病患者可出现情绪低落、焦虑、睡眠障碍、认知障碍等非运动症状。疲劳感也是帕金森病常见的非运动症状。帕金森病患者容易发生跌倒等意外事件，需要对其评估家庭社会关系及居室环境的不安全因素等。

【常见护理诊断/问题】

**1. 躯体活动障碍**　与黑质病变、锥体外系功能所致震颤、肌强直、体位不稳、随意运动障碍有关。

**2. 营养失调，低于机体需要量** 与吞咽困难、饮食减少和肌强直震颤所致能量消耗增加有关。

**3. 自尊低下** 与震颤、流涎、面肌强直等身体形象改变和语言障碍有关。

**4. 家庭应对无效** 与疾病进行性加重、患者需要长期照顾，经济和人力困难有关。

**5. 焦虑** 与病情反复、病情迁延、自理能力下降等有关。

【护理措施】

帕金森病的治疗及护理目标：改善症状、促进生活自理、提高生活质量。不追求症状完全缓解，尽量保持用药的最低维持量。权衡利弊、选用适当药物小剂量联合应用，充分利用药物的协同效应，发挥最佳疗效，维持更长时间，使急性不良反应和运动并发症发生率更低。

**1. 一般护理** 对于晚期运动障碍严重的卧床患者应加强基础护理，鼓励其在床上锻炼，尤其是加强患者深呼吸训练及会阴部肌肉训练。

**2. 饮食指导** 由于患者肌张力增加，胃肠蠕动能力相对减弱，应指导患者平衡膳食，不偏食、细嚼慢咽、食物品种多样化，防止便秘。

**3. 用药护理**

（1）用药原则 ①从小剂量开始逐步缓慢加量直至有效维持，尽可能减少药物的不良反应和运动并发症。②个体化治疗，用药选择需综合考虑患者的年龄、疾病特点、严重程度、有无认知障碍、有无共病、药物不良反应、患者意愿及经济承受能力等因素。③不可突然停药，特别是使用左旋多巴及大剂量多巴胺受体激动剂时，以免发生撤药恶性综合征。

（2）观察疗效及不良反应 观察患者服药期间震颤、肌强直及其他运动功能症状及语言功能的改善程度。及时发现不良反应如恶心、呕吐、眩晕、便秘及精神症状等。注意观察运动并发症的发生，如症状波动和异动症，症状波动包括“开关”现象和剂末恶化。当发生运动并发症时，可将左旋多巴安排在餐前 1 小时或餐后 1.5 小时服用，避免与高蛋白食物一起服用，并通过调整服药次数、剂量或添加药物等加以改善。

**4. 对症护理** 由于晚期帕金森病患者肌张力明显增强，且药物治疗效果差，可能并发吞咽困难、呼吸困难。如呼吸困难、大量流涎立即紧急给予高浓度吸氧（4 ～ 6L/min），及时吸痰以保证呼吸通畅。为防止误吸、肺部感染，应及早留置鼻饲管。督促患者坚持锻炼呼吸肌，协助其翻身拍背。给予腹部按摩和热敷处理，养成定时排尿排便的习惯，以缓解便秘或尿潴留等症状。

**5. 心理护理** 帕金森病作为一种慢性进展性变性疾病，不仅可导致功能障碍，也可产生外源性抑郁、恐惧和失落等心理障碍。护士应配合家属密切注意其情绪变化，及时解除其心中负性情绪，与患者交流，分散其注意力，并针对不同年龄、职业、文化水平和心理需求，因人施教。建立良好的护患关系，耐心倾听患者的诉求，细心解释病因、发病过程、转归。尊重患者，鼓励其积极参与各种娱乐活动，向患者传递社会信息，鼓励患者之间的交往，树立战胜疾病的信心，提高其生活质量。

**6. 康复锻炼** 指导肢体功能的康复，帮助并指导其学会轻揉按摩面部、四肢、腹部肌肉及足底、手掌穴位，每日 4 ～ 6 次，每次 30 分钟。锻炼呼吸肌，如每日练习深呼吸 4 ～ 6 次，每次 5 分钟。提肛法锻炼会阴部肌肉等。按摩后肌张力减低，可进行运动锻炼。如练习四肢联带运动，尽量加大步距。鼓励患者独立完成日常生活，如洗脸、刷牙、进食等。

**7. 安全护理** 由于患者均存在不同程度的肌肉张力增强，导致不同程度的运动迟缓、肌肉强直和姿势步态的异常，且老年患者大多存在不同程度的骨质疏松。晚期帕金森病患者容易产生

自杀、悲观、自卑等。针对这些问题可采取以下安全措施：①行走、运动前充分做好准备工作，如帮助其按摩下肢肌肉或鼓励其自行按摩。②减少障碍物，加用防护栏，防跌倒及坠床，鼓励使用拐杖。避免使用易碎的日常用品。③建议穿着宽大衣物，选用按扣、拉链、自粘胶代替纽扣以避免外伤。

【健康教育】

**1. 知识宣教**　指导患者正确认识老年帕金森病的首发症状。老年帕金森病常以少动为首发症状，如行走等动作缓慢。而有些老年人常因肩胛带和骨盆带肌强直而引起关节疼痛，易被误诊为骨关节病。

**2. 生活指导**　日常生活中鼓励老年人完成力所能及的事，如穿衣、沐浴等。鼓励患者保持规律的生活及充足的睡眠，避免过度紧张和劳累，注意保暖防止受凉，加强安全防护。①选择容易穿脱的拉链衣服，拉链与纽扣可用尼龙粘链代替，尽量不穿系带鞋。②在浴盆内或淋浴池板上铺防滑橡胶垫，并可在浴盆内放置一把矮凳，以便让患者坐着淋浴，保证安全。③由于患者容易患支气管炎或肺炎。在其出现咳嗽或发热时应立即治疗，以免导致感染加重。

**3. 饮食指导**　帕金森病患者饮食宜给予低脂、富含高纤维、易消化吸收的食物。避免高蛋白饮食，因其可影响左旋多巴药物的疗效。保持大便通畅。对于吞咽困难者，注意避免误吸，进食时取半坐位或侧卧位。患者肌肉不协调，不要催患者快吃快喝，应缓慢进食，必要时鼻饲流质食物。

**4. 用药指导**　药物治疗从小剂量开始，缓慢增加剂量，以最小的剂量获得最好的效果。指导患者及其家属认真记录用药情况（如药名、剂量、用药时间），症状缓解方式、时间，副作用时间、类型等。

**5. 康复指导**　①平衡训练：双足分开 25 ～ 30cm 向左右前后移动重心，保持平衡，躯干和骨盆左右旋转，并使上肢随之进行大幅度摆动，以此姿势锻炼平衡能力。②步态训练：患者双眼直视前方，身体直立，起步时足尖要尽量抬高，先足跟着地，再足尖着地，跨步要尽量慢而大，同时两上肢前后摆动。③手部锻炼：经常伸直掌指关节，展平手掌，将手掌放在桌面上，尽量使手掌接触桌面，反复练习手指分开和合拢的动作。④语言训练：坚持练习舌头重复地伸出和缩回，快速地左右移动，并沿口唇环行尽快地运动舌尖，重复数次，反复地做张嘴闭嘴动作。鼓励患者坚持进行大声朗读和唱歌练习。⑤面部动作锻炼：帕金森病患者面部肌肉僵硬，导致面部表情呆板，可以尽量做皱眉动作，然后用力展眉。也可以做鼓腮锻炼，反复做露齿和吹口哨动作，或者对着镜子，做微笑、大笑等动作。⑥其他：如呼吸和身体放松锻炼，每晚用温水泡脚 15 ～ 20 分钟。为晚期卧床患者做被动肢体活动和肌肉、关节按摩等。

**6. 定期随访**　本病逐渐进展，病程可长达数年至数十年。让患者了解疾病特点，树立信心，定期随访，积极治疗，减轻症状和预防并发症。

## 第十二节　老年抑郁症

老年抑郁症（ceriatric depression）是指首发于老年期，以持续至少 2 周的情绪低落为主要临床症状的一组精神障碍。症状以情绪低落、焦虑、迟滞和繁多的躯体不适为主，一般病程较长，具有反复发作倾向。老年抑郁症是老年期十分重要的社会问题，老年人的自杀与抑郁症具有密切的关系，且年龄越大，抑郁症的患病率越高。国外 65 岁以上老年人抑郁症患病率在社区为

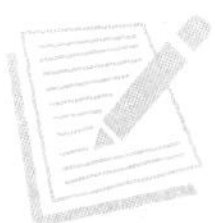

8% ～ 15%，在老年护理机构约为 30%。我国老年人抑郁症患病率可达 7% ～ 10%。在患有高血压、冠心病、糖尿病、癌症等疾病的老年人中，抑郁症发病率高达 50%。老年抑郁症已经成为全球性的重要精神卫生保健问题，被世界卫生组织列为各国的防治目标之一。

【护理评估】

**1. 病因及危险因素评估** 影响老年抑郁症发生的因素有很多，生物、心理、社会因素均起到一定的作用，研究结果尚无一致意见，或者说抑郁症尚没有明确的病因。

（1）老化性生物因素 老化对神经递质的活性和代谢具有十分重要的影响，随着年龄的增加，蓝斑核、海马等部位神经细胞减少，中枢肾上腺素能神经元代谢障碍，致去甲肾上腺素的合成与储存下降，苍白球、壳核、前额叶等部位的 5- 羟色胺受体减少。伴随年龄而发生的睡眠节律紊乱也可能是抑郁症发生的病因之一。

（2）心理 - 社会因素 由于心理和生理功能的老化，致使老年人承受和缓冲精神创伤的能力日趋减弱，加之老年期遭受各种各样心理社会应激事件的机会增加，均增加了患抑郁症的风险。丧偶、子女分离、退休、社交减少、经济困窘、疾病缠身等负性生活事件都可导致或加重老年人的孤独、寂寞、无用、无助、无望感，成为心理沮丧或抑郁的根源。由于老化造成了心理防御和心理适应能力下降，一旦遇到负性生活事件，不易重建心理上的平衡和稳定。若缺乏社会支持，心理平衡则更难维持。

**2. 临床表现** 老年抑郁症患者的临床表现具有与青壮年人不同的特点，在表现中加入了老化的成分，但其基本的临床表现仍然是一样的。

（1）情感障碍 情绪异常往往并不表现为情绪的低落，而是以无精打采、郁郁寡欢、自觉悲观或绝望等抑郁心境的持续存在为表现形式，多有兴趣下降和孤独感。近 70% 以上的患者有突出的烦躁、焦虑症状，常表现出烦躁不安、坐卧不宁、终日担心家庭将来发生什么不幸，追忆以往的失败和不称心的事情，并致捶胸顿足、唉声叹气，或者对人敌意或易激惹。

（2）思维障碍 以反应迟钝、应答缓慢为主要思维障碍形式，表现为自感脑力迟钝，思考问题困难，注意力难以集中，常回忆一些不愉快的往事，自我评价降低，在心境抑郁的基础上无端丑化自己和否定自己，甚至自责自罪、悲观厌世。思维内容的障碍主要是疑病妄想、贫穷妄想和被害妄想；虚无妄想、嫉妒妄想等也可发生。

（3）记忆障碍 80% 的老年抑郁症患者有记忆减退的主诉。主要表现为注意力的减退、注意力集中困难。

（4）认知功能障碍 老年抑郁症患者有 10% ～ 15% 有严重的认知功能损害，表现类似痴呆，也称"假性痴呆"。其计算能力、记忆力、理解力和判断力均显著下降，智力检测达轻中度异常。

（5）意志活动减退 轻者表现为主动性下降，依赖性增强，遇事优柔寡断、犹豫不决；稍重时表现为活动减少，回避社会交往，行动迟缓，卧床增加；严重时则处于无欲状态，日常生活完全不能自理，对外界的变化无动于衷。

（6）自杀观念和行为 老年期抑郁症发作最危险的病理意向活动是自杀企图和行为，且自杀观念和行为发生率较高，多发生在凌晨。其一旦决定自杀，常常表现得更坚决，行为更隐秘，成功率也更高，约达 20%。孤独、酒精中毒、疑病状态、激越和谵妄等往往是导致自杀的危险因素。针对此类患者，以电抽搐治疗为主。

（7）躯体功能障碍 老年期抑郁症具有隐匿性，即表现为躯体功能障碍的明显特征，许多患

者在抑郁情绪没有明朗化之前已经有数月的躯体症状。他们常有许多躯体不适的主诉，如食欲减退、腹胀、腹痛、便秘、上腹部不适、周身乏力、头部不适、心悸、气短、胸闷等。

**3. 诊断标准**　目前诊断老年期抑郁症主要依据病史、精神检查和躯体检查的资料，主要是现象学描述的办法，尚无特异性的诊疗措施。结合中国精神疾病分类和诊断标准，老年期抑郁症的诊断应满足以下条件：

（1）老年期首次发病。

（2）以心境低落为主要特征，并且持续至少两周。

（3）在情绪低落的基础上，应具备以下内容之四项：①对日常活动丧失兴趣、无愉快感；②精力明显减退、无原因的持续疲乏感；③精神运动迟滞或激越；④自我评价过低，或自责，或有内疚感，可达妄想程度；⑤联想困难，或自觉思考能力显著下降；⑥反复出现想死的念头，或有自杀行为；⑦失眠、睡眠过多；⑧食欲不振、体重明显减轻；⑨性欲明显减退等。

（4）由于精神障碍造成社会功能受损，或给本人造成痛苦或不良后果。

（5）排除脑器质性精神障碍与躯体疾病所致精神障碍、精神活性物质或非依赖性物质所致的精神障碍、精神分裂症等疾病。

**4. 辅助检查**　抑郁症常用的诊断工具为心理测查量表。分为自我评定量表与医务人员评价量表。如 Zung 抑郁量表、汉密顿抑郁量表、老年抑郁量表。

**5. 心理－社会评估**　老年期遭遇到的生活事件，如退休、丧偶、独居、家庭纠纷、经济窘迫、躯体疾病等对老年抑郁症的产生、发展的作用已被许多研究所证实。此外，具有神经质性格的人比较容易发生抑郁症。老年人的抑郁情绪还与消极的认知应对方式，如自责、回避、幻想等有关，积极的认知应对有利于保持身心健康。

## 【常见护理诊断/问题】

**1. 个人应对无效**　与不能满足角色期望、无力解决问题、社会参与改变、对将来丧失信心、使用心理防御机制不恰当等有关。

**2. 睡眠紊乱**　与精神压力有关。

**3. 有自杀的危险**　与严重抑郁悲观情绪、自责自罪观念、有消极观念和无价值感等有关。

## 【护理措施】

对于老年抑郁症患者，目前主要的治疗方法是药物治疗、电休克治疗和心理治疗。针对患者社会心理致病因素及不良环境选用认知疗法、行为疗法、支持性心理治疗、疏导性心理治疗或森田疗法等。集体心理治疗作为个别心理治疗的补充，对消除孤独感、无助感、无力感、无用感及无趣感具有很好的作用。治疗及护理的总体目标：能减轻老年抑郁患者症状，减少复发的危险，提高生活质量，促进身心健康，减少医疗费用和死亡率。

**1. 一般护理**　无食欲是患者常见的症状，因此照料患者正常进食，保证足够的营养摄入很重要。失眠也是患者常见的症状，白天要嘱咐患者少卧床，多进行活动，同时对患者夜间的睡眠要进行观察。鼓励患者参加集体的或有组织的活动，多与患者谈心、交流，鼓励患者。

**2. 安全护理**　对有自杀企图的老年人要重点保护，一切可以成为自杀工具的东西都必须保管好，在家庭环境中更要防止坠楼、撞车及使用煤气自杀等，要有专人防护。

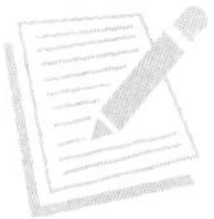

**3. 用药护理**　密切观察药物疗效和可能出现的不良反应，及时报告医生。①三环类或四环类抗抑郁药可出现口干、便秘、视线模糊、直立性低血压、嗜睡等；②选择性 5- 羟色胺再摄取

抑制剂（seletive serotonin reuptake inhibitors，SSRIs）可引起头痛、睡眠障碍、食欲减退、恶心等；③单胺氧化酶抑制剂和其他新药物，因毒副作用大，不作为一线药物。

**4. 心理护理** 耐心地为患者讲解躯体症状的性质，抑郁的本质，并劝导患者打消自杀想法。防止抑郁患者互相交流抑郁情绪，互相影响，加重病情。在护理过程中，要细致观察患者的心理变化，对患者自杀企图及行为要有预见性，及早发现先兆，加以预防。部分患者也可有幻觉及妄想，护理上注重个性化护理，要及时了解患者的思维活动，及早发现特殊情况，加以对症处理，防止发生意外，如伤人、他杀等情况。

**5. 中医护理** 在抑郁症的中医治疗中最重要的是疏肝理气解郁，在具体的治疗中要根据实证和虚证选择不同的药物。气郁痰阻的治疗最典型的是半夏厚朴汤，可以化痰解郁；肝气郁结主要治疗药物为柴胡疏肝汤，可有效疏肝理气；忧郁伤神治疗采用甘麦大枣汤；肝郁心虚治疗重点是养血安神，采用天王补心丹联合柴胡疏肝汤；肝郁脾虚最终是健脾，采用归脾汤联合柴胡疏肝汤使用；心脾两虚治疗的重点是健脾养心，可以使用归脾汤。针灸治疗老年期抑郁症时，要注意根据患者的症状不同选择合适的穴位和针刺方法。针灸主要的穴位有肝俞、肾俞、内关、风池、神门、心俞等。

【健康教育】

**1. 知识宣教** 护士在护理患者的过程中，不仅应帮助患者认识疾病的性质及正确对待的方法，也应帮助家属正确认识，教给家属正确的照料及观察患者的方法和技巧，进一步认识复发的早期症状，及时进行治疗。

**2. 生活指导** 老年人要面对现实，合理安排生活，多与社会保持密切联系，常动脑，不间断学习；并参加一定限度的力所能及的劳作；培养自己的兴趣爱好，如种花、钓鱼、书法等。子女对于老年人，不仅要在生活上给予照顾，同时要在精神上给予关心，提倡精神赡养。和睦、温暖的家庭和社交圈，有助于预防和度过灰色的抑郁期。

**3. 用药指导** 因抑郁症治疗时间长，患者往往对治疗信心不足或不愿治疗，可表现为拒药、藏药或随意增减药物。要耐心说服患者严格遵医嘱服药，不可随意增减药物，更不可因药物不良反应而中途停服。

**4. 定期随访** 老年期抑郁症一般近期疗效较好，远期疗效较差，经 1 ～ 3 年的随访，只有 1/4 ～ 1/3 预后较好。一般认为，随着年龄的增长，复发机会增加，间歇期变短，缓解不彻底。要加强定期随访，根据病情变化，调整治疗方案。

## 第十三节　阿尔茨海默病

痴呆（dementia）是指脑功能减退而产生的获得性智能障碍综合征，表现为智力及认知功能的减退和行为人格的改变。痴呆主要发生于老年人。老年期痴呆（dementia in the elderly）主要包括阿尔茨海默病（Alzheimer disease，AD）、血管性痴呆（vascular dementia，VD）、混合性痴呆（mixed dementia，MD，即 AD 合并 VD）和其他类型痴呆（如外伤、颅内血肿引起的痴呆）4 种类型。其中以阿尔茨海默病和血管性痴呆为多见，占全部痴呆的 70% ～ 80%，而 AD 占 55%。下面重点介绍阿尔茨海默病。

AD 指老年人在意识清楚的状况下，由于脑功能减退而产生的获得性、渐进性认知功能障碍。常见于老年期或老年前期，起病隐匿，病程缓慢，持续进展且不可逆转，是一组原因未明的中枢神经系统原发性退行性脑变性疾病。AD发病率随年龄增高而增加，65岁以上患病率约为5%，85岁以上患病率为20%。据2019年《阿尔茨海默病事实和数据》显示，全世界约有5000万人罹患阿尔茨海默病或其他类型的痴呆疾病，每3秒就有1例痴呆患者产生，到2050年，这个数字预计将达到1.52亿，其中60%～70%为AD患者。我国痴呆患者超过1000万，其中600万为AD患者，是全球AD患者数量最多的国家，预计到2050年患病人数将超过4000万。预计到2050年将达到1亿3150万人，每3.2秒就会增加1例痴呆患者。AD平均生存期为5.5年，已逐渐成为现代社会老年人的主要致死疾病之一。目前，我国现有AD患者已达1042.7万，预计到2050年，将超过2000万人。

## 【护理评估】

**1. 病因及危险因素评估**

（1）遗传因素　25%～40%的阿尔茨海默病与遗传因素有关。AD患者的一级亲属有较高的患病风险，为常染色体显性遗传。

（2）环境因素　脑外伤、吸烟、重金属接触史等都可增加患病风险。

（3）饮食因素　饮食中铝含量过高、胆固醇过高及维生素B、维生素A、维生素E、叶酸缺乏可能与阿尔茨海默病的发病有关。

（4）其他　病毒感染、药物、雌激素减少、高龄、性别、重大不良生活事件积累及受教育程度低等；高血压、糖尿病、动脉硬化、中风等疾病，都可增加患病风险。

**2. 临床表现**

（1）基本表现

1）智力减退　开始表现为短期内出现思维迟缓，情感不稳，注意力不集中，做事马虎，进而出现进行性遗忘。起初，近期记忆力丧失，随后远期记忆力也丧失，最终发展为连姓名、年龄、家人都遗忘，并常伴有计算力下降，同时有定向力障碍（不知回家路或卧室位置）。理解力及判断力差，严重时无法与人交流。患者联想困难、理解力减退、判断力差，起初表现为工作毫无计划性与创造性，继而连原来熟悉的工作都无法完成。严重时，无法理解他人言谈，令其脱衣则张口，令其伸手则久站不动。

2）行为改变　常出现幼稚行为，强迫行为，无目的行为。例如翻箱倒柜，乱放东西。爱藏废物，视作珍宝。不注意个人卫生习惯，出现衣脏不清洗，晨起不洗漱等异常行为。也有动作日渐减少，端坐一隅，呆若木鸡等表现。晚期行动不能，卧床不起，两便失禁，生活不能自理。

3）情感障碍　早期有情绪易激动，有欣快感，后期表情呆板、迟钝。

4）外貌改变　显得老态龙钟，满头白发，齿落嘴瘪，瞳孔反应迟钝，生理反应迟缓，躯体弯曲，步态蹒跚。

5）其他表现　体重减轻、口齿含糊，失语，以及各种失用、失认、失算症、书写困难等。最终认知能力可全部丧失。

（2）临床分期

1）第一阶段（健忘期）　该期的表现是记忆力明显减退，会忘记讲过的话、做过的事或重要的约会等，逐渐连往事也遗忘了。同时，老年人的思维分析能力、判断能力、视空间辨别能力、计算能力等也有所降低。老年人情绪不稳定，性格发生改变。

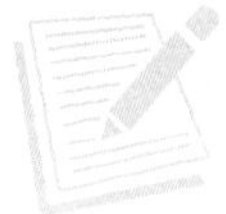

2）第二阶段（混乱期）　该期除健忘期表现的症状加重外，突出的表现是视空间辨认障碍明显加重，不能判断方向、地点，极易迷路。常出现穿衣困难，或把裤子当上衣穿；记不起朋友或

亲人的名字，甚至不认识他们的模样。尽管有时会自言自语，但难以和别人交谈。

3）第三阶段（极度痴呆期） 极度痴呆期患者进入全面衰退状态，生活完全不能自理，如吃饭、穿衣、沐浴均需他人照顾，大小便失禁。不能正常交流，思考问题。自己不能主动活动。

（3）阿尔茨海默病与血管性痴呆的鉴别 见表 9–5。

表 9–5 AD 与 VD 的鉴别

| | AD | VD |
|---|---|---|
| 起病 | 隐匿 | 起病迅速，发作性的，高血压病史 |
| 病程 | 缓慢持续进展，不可逆 | 呈阶梯式进展 |
| 早期症状 | 近记忆障碍 | 脑衰弱综合征 |
| | 早期即有人格改变 | 人格改变不明显 |
| 认知功能 | 可出现全面障碍 | 有一定的自知力 |
| 人格 | 常有改变 | 保持良好 |
| 神经系统体征 | 发生在部分的患者中，多在疾病后发生 | 在痴呆早期就有明显的脑损害的局灶性症状、体征 |
| 脑影像学 | 弥漫性脑皮质萎缩 | 多发梗死，腔隙或软化灶 |

**3. 辅助检查**

（1）影像学检查 CT 或 MRI 检查，显示不同程度的脑室扩大和皮质萎缩、脑沟变宽。

（2）心理测试 简易智力状态检查、长谷川痴呆量表可用于筛查痴呆；韦氏记忆量表和临床记忆量表可检测记忆；韦氏成人智力量表可进行智力测量。

## 【常见护理诊断/问题】

**1. 语言沟通障碍** 与认知改变、定向力障碍、记忆力缺陷、判断力障碍有关。

**2. 排尿异常** 与认知改变、神经源性膀胱、排尿感减少或尿急有关。

**3. 排便异常** 与认知改变导致随意排便有关。

**4. 生活自理缺陷** 与认知改变、定向力障碍、记忆力缺陷、判断力障碍有关。

**5. 社交障碍** 与认知改变、定向力障碍有关。

**6. 有暴力行为的危险** 与对现实知觉障碍、人际关系界限模糊有关。

**7. 有受伤的危险** 与烦躁、易激怒和年老体弱有关。

## 【护理措施】

由于 AD 的病因及发病机制未明，目前尚无特效治疗方法，但通过早期发现、早期诊断和早期治疗可延缓病情进展。治疗及护理目标：①对老年人和其家属进行健康教育，积极预防老年痴呆症的发生；②早期发现痴呆老年人，遵医嘱对症治疗，以延缓疾病的进程；③对生活自理缺陷的老年人予以对症护理，教会老年人家属护理要点，提高生活质量。

**1. 一般护理** 评估老年人生活自理能力，不断给予老年人精神安慰和生活调养，丰富生活内容，组织锻炼，经常看电视，反复进行记忆力、计算能力、手工操作、语言沟通等训练，提高生活自理能力和生活质量，延缓疾病进程。

**2. 记忆障碍的护理** 记忆不只是认知的过程，其与情感交流过程也是密切相关的。愉快回忆持续刺激可以使其记忆再生。有研究表明，回忆治疗是一项有效的护理措施，当 AD 老年人由衷地谈论记忆起的愉快事件时，他们的语言变得较流畅，提高老年人的生活满意度。对待健忘老年人应多鼓励，避免大声训斥。经常用老年人敏感且愉快的语言刺激，体现尊重和爱护，取得老年人的信任，改善记忆状况。

**3. 行为异常的护理**　AD老年人常见的行为异常表现为激越行为，即不能用老年人的特定需求或意识混乱来解释的某些不恰当的语言、声音和运动性行为。当老年人身体不适，自身要求过高未得到满足时，在生理上存在着听力和视力下降，可因幻觉、妄想而产生思维紊乱，表现出注意力的改变，出现受威胁幻觉而产生躁动、叫喊甚至打人等攻击行为来表达其恐惧心理。因此，应该尽量避免一切应激源，病房环境应尽量按老年人原有的生活习惯设置，使其感受到家的氛围；了解老年人过去的生活习惯和喜好，尽量满足其需要。在进行护理的过程中，鼓励老年人自己完成任务，可使老年人易于配合护理和减少激越行为。对有激越行为的患者，应试图转移患者的注意力，也可有效地减少激越行为的发生。不能用禁止、命令语言，更不能在患者有激越行为时将其制动或反锁在屋内，这样会增加患者的心理压力使病情加重。

**4. 定向力障碍的护理**　应避免老年人单独外出。外出时给老年人带上标记家庭地址、电话号码和回家路线用的卡片，或佩戴GPS微型智能定位手环，以防走失。

**5. 心理护理**　AD老年患者大多伴有不同程度的精神症性心理活动异常。因此，应鼓励患者与家人和亲友交往，从思想上、情感上尽可能沟通，以减少其孤独感。有幻觉症，特别是有迫害妄想症的患者临床表现是思维偏激、固执，对这类患者除给予语言抚慰外，应采取暗示和诱导等方法转移其注意力。应尊重患者、理解患者且态度要诚恳，尽量满足其合理的要求，不能满足的应耐心解释，忌用伤害感情或损害患者自尊心的语言和行为。老年痴呆患者，理解能力下降，应主动与之交谈，要有足够的耐心，说话要缓慢，句子要简短，如果患者一次没有听懂，可以重复2～3遍，直到患者明白为止。

**6. 中医护理**　按摩或灸任脉的神阙、气海、关元，督脉的命门、大椎、膏肓、肾俞、志室，胃经的足三里穴，均有补肾填精助阳、防衰老和预防痴呆的效果。并且研究表明，按摩太阳、神庭、百会、四神聪等穴位可有效提升认知功能或延缓认知功能的衰退。

## 【健康教育】

**1. 知识宣教**　向老年人及其家属普及阿尔茨海默病的预防保健知识。

（1）均衡饮食　美国康奈尔大学科研发现果汁中的酚具有抗氧化作用，能够阻止伤害性的物质和毒素进入神经细胞，从而保护神经细胞免遭破坏。含酚最多的是苹果，其次是香蕉和橙子。乙酰胆碱能增强记忆力，常吃富含胆碱的食物，如豆类及其制品、蛋类、花生、核桃、鱼、瘦肉等。维生素B能有效地降低AD的发病率，富含维生素B的食物有贝类、海带等。

（2）减少铝质炊具的使用　铝与酸、碱、盐都可发生化学反应，常用铝质炊具加工或盛放含酸、碱、盐的食物，食物易被游离出来的铝元素污染。过量进入身体的铝会损害中枢神经系统，引起智力下降、反应迟钝，易导致AD。

（3）活动锻炼　锻炼和劳动能使血液循环加快，大脑供血量增加，脑细胞得到充足的营养和氧，大脑细胞活力增强，健脑防痴呆。维持腰部及足的强壮。活动手指，如经常写字、绘画、手工编织、转动健身球、弹奏乐器等，能直接刺激脑细胞，延缓脑细胞衰老，防止脑退化。

（4）勤动脑　活到老学到老，勤动脑，大脑接受信息刺激多，保持脑细胞活力和精力旺盛。退休后应该安排一定看书学习的时间，让头脑得到活动机会，保持大脑的灵活性。但要劳逸结合，避免过度操劳和精神紧张，充分休息，情绪稳定，积极乐观，使血压稳定。

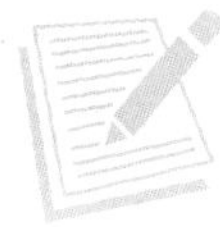

（5）遵医嘱用药调节　六味地黄丸，具有抗衰老、抗氧化、增强记忆、改善健忘的作用，对

预防AD有一定的作用。服用雌激素，延缓女性AD的发病年龄和减轻症状。

**2. 生活指导**

（1）穿着　衣服质地要舒适、柔软、穿脱方便，衣服纽扣不能过小，以弹性裤腰带取代皮带，衣裤长短要合适、合身，尽量鼓励和指导患者参与衣服穿脱过程，并且告诉他们穿着的方法和步骤。

（2）进食　提供舒适、安静的进餐环境，最好是与其家属一起进餐，增加感情交流的机会，鼓励老年人自己进食，并规定进食的量和时间。进食的时候必须有人照看，食物要无刺、无骨、容易消化，以半流质或软食为宜，食团的大小要合适。协助患者清洁口腔，以保持口腔的舒适。

（3）睡眠　睡眠环境应保持安静、温度合适。白天睡眠应控制在1小时左右，每天保证有6～8小时的睡眠，夜间不让患者单独居住，以免意外发生。对严重失眠者遵医嘱给予镇静药辅助入睡。患者烦躁时，要给予床挡保护，并轻声安慰。避免睡得过久血流过缓，增加冠状动脉和脑血管梗死的危险。

（4）环境　在患者活动的环境设置明显的提示性标志，如卧室、厕所、物品的名称等功能居室的鲜明标志，提醒患者熟悉居住环境及物品。

（5）用药　熟悉AD常用药物的作用及使用方法，指导家属适当保管药物，并按时给患者服用。

**3. 安全指导**

（1）防跌倒　房间内、浴池及厕所的地面保持干燥。洗手间应铺防滑垫，厕所或厅室墙壁上安装扶手。患者床边应设置保护栏杆，单独活动时应有人陪伴或搀扶。外出行走勿穿拖鞋，要穿防滑鞋。

（2）防烫伤　患者洗澡、喝水的水温不能太高，热水瓶放在不易碰撞之处，防止烫伤。

（3）防走失　为患者提供较为稳定的生活环境，尽可能避免经常搬家。为防止走丢，需在患者衣服、包内放置卡片或系腕带，卡上写清患者的姓名、疾病、家庭住址、联系的电话号码等。

（4）防自伤或他伤　在护理患者的同时，要保管好尖锐的器具、药物等，避免出现自伤或他伤行为。当患者出现了暴力行为时，应保持镇定并安慰患者，必要时给予药物控制。

**4. 心理指导**　了解患者的心理状态，经常给予帮助、照顾，鼓励他们参加力所能及的家庭、社会活动。生活中尽量花时间倾听他们的倾诉，及时了解患者的想法，与他们沟通时使用简单、直接、形象的语言，多给他们鼓励、肯定和赞赏。照顾者可以通过和患者握手、互相拥抱、一起散步及互相帮助等方式，主动地去关心照顾患者，耐心做好解释、安慰工作，温暖患者的心灵。

**5. 定期随访**　阿尔茨海默症患者需定期随访。如发现患者记忆力障碍、定向力障碍、行为异常程度有进一步加重趋势时，随时就医。

# 第十章
# 老年人临终关怀及安宁疗护

生、老、病、死是人生的自然发展规律，死亡是生命过程的最后一个阶段，是构成完整生命历程不可或缺的重要组成部分。帮助临终者树立正确的死亡观，从对死亡的恐惧与不安中解脱出来，坦然面对死亡，并尽可能减轻临终前身体和心理上的痛苦，提高临终者的生活质量，是护理人员应尽的职责。随着人口老龄化进程的加快及疾病谱的转变，慢性病终末期及恶性肿瘤终末期患者增多，社会对临终关怀的需求越来越强烈。因此，临终关怀在整个卫生保健体系中的地位日趋重要，开展老年人的临终关怀及死亡教育迫在眉睫。安宁疗护是随着临终关怀运动发展起来的一种新型护理方式，可以优化临终者生命末端质量。居丧照护可以帮助丧亲者在合理时间内引发正常的悲伤并健康地完成悲伤过程，增加丧亲者的生理、心理和情感稳定性。开展安宁疗护和居丧照护均可以有效提高临终老年人及其家属的生活质量。

## 第一节　概　述

### 一、临终关怀

临终关怀（hospice care）是一种特殊的卫生保健服务，指由医生、护士、心理工作者、社会工作者、宗教人士和志愿者等多学科、多方面的专业人员组成的临终关怀团队，对临终患者及其家属提供的全面照顾，使临终患者无痛苦、舒适、安宁和有尊严地度过人生最后旅程。

临终关怀源自“hospice”，原意指旅游者中途休息的地方。在中世纪的西欧，修道院为徒步朝圣者、重病濒死者提供护理照顾。1967 年，桑德斯博士（D.C.Saunders）在英国伦敦创立了圣・克里斯多弗临终关怀病院（St.Christopher Hospice），由此揭开了现代临终关怀运动的序幕。20 世纪 70 年代，美国、加拿大、日本、澳大利亚及南非等许多国家相继开展了临终关怀工作。

1988 年 7 月 15 日，在天津医学院成立了第一所临终关怀研究中心，成为我国现代临终关怀的起点。随后中国心理卫生协会临终关怀专业委员会和临终关怀基金会相继成立，北京松堂关怀院、上海南汇护理院等临终关怀机构先后建立。2001 年李嘉诚基金会启动“全国宁养医疗服务计划”，至今已在全国 32 家著名医院设立宁养院。2005 年，中国老龄事业发展基金会启动了关注高龄老年人养老问题、建立和完善老年人临终关怀服务机制，创建“爱心护理院”，专门为老龄重病者提供临终关怀服务。2006 年，中国生命关怀协会成立，标志着我国的临终关怀事业步入了一个新的发展时期。2011 年，卫生部（现国家卫生健康委员会）在《中国护理事业发展纲要（2011—2015 年）》首次提出将临终关怀纳入长期医疗护理服务。2012 年《中华人民共和国老年人权益保障法》及《卫生事业发展“十二五”规划》中均鼓励为老年人开展临终关怀服务。2013

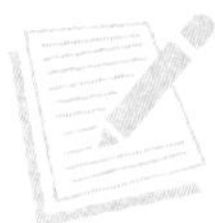

年《国务院关于促进健康服务产业发展的若干意见》首次提到临终关怀医院为覆盖全生命周期、内涵丰富、结构合理的健康服务体系的重要组成部分。2015年《全国医疗卫生服务体系规划纲要（2015—2020）》提出，要大力发展临终关怀医疗机构，重视对临终关怀资源的布局。2016年4月21日，全国政协第四十九次协商会开始在国家层面推进全国安宁疗护，会议统一大陆地区临终关怀相关术语为“安宁疗护”。同年10月25日，中共中央、国务院印发并实施《健康中国2030规划纲要》（以下简称《纲要》），首次将安宁疗护名词写入《纲要》，确保安宁疗护作为持续性医疗卫生服务。2017年1月，国家卫生和计划生育委员会（现国家卫生健康委员会）印发《安宁疗护中心基本标准（试行）》和《安宁疗护中心管理规范（试行）》。2019年12月，《基本医疗与健康促进法》规定：各级各类医疗卫生机构应当分工合作，为公民提供预防、保健、治疗、护理、康复、安宁疗护等全方位和全周期的医疗卫生服务，标志着国家已将安宁疗护上升到法律层面推动。目前安宁疗护已形成较为明确的建设方向和实践途径，北京、上海等地区在推进安宁疗护试点工作中已取得初步成效，我国安宁疗护正朝着规范化、专业化、标准化的方向迈进。

### （一）临终关怀的意义

自1999年我国进入老龄化社会后，家庭规模逐渐缩小，家庭功能逐步弱化，老年人的临终关怀问题日益突显。因此，开展临终关怀对于临终者、家庭及社会都具有重要的现实意义。

**1. 提高临终者生活质量** 目前，较多的临终者在生命的最后时间，不是在舒适和平静中度过，而是处于各种侵入性治疗、麻醉和药物的控制下，内心充满恐惧、无奈和痛苦。临终关怀能够为临终者提供医疗、护理、心理咨询、死亡教育、社会支援和居丧照护等多方面的服务，缓解其心理上的恐惧，提升生命最后阶段的生活质量，体现其人格尊严和生命尊严。

**2. 减轻临终者家庭照料负担** 临终关怀不仅是临终者自身的需要，也是他们家属的需要。开展临终关怀不但可以使老年人得到专业化的照护，让老年人走得安详，而且可以使临终者家属摆脱繁忙的照料和沉重的心理负担，让他们得到心理上的安慰。因此，临终关怀是解决临终者家庭照料困难的一个重要途径。

**3. 优化利用和合理分配医疗资源** 临终关怀要求医务人员以熟练的业务和良好的服务来控制患者的症状，而不追求猛烈的、可能给患者增添痛苦的或无意义的治疗。因此，接受临终关怀服务，不仅可以减少大量的甚至是巨额的医疗费用，减少家庭的财力支出，而且可以将有限的医疗资源合理分配到其他有希望救治成功的患者身上，体现对患者及大多数人真正的人道主义精神。

**4. 促进社会文明进步** 开展临终关怀，可以让患者舒适并有尊严地抵达人生终点，使临终者体验到人情的温暖，感受到人道主义的光辉。临终关怀是人类社会文明的标志，也是历史进步的必然。

### （二）临终关怀的原则

临终关怀是从生理、心理、社会等方面对临终者进行综合的全方位的“关怀”，因此，临终关怀具有不同于一般医护服务的基本原则。

**1. 提供照护为主** 对临终患者而言，医护救治的根本目标是减轻病痛、保持舒适，以提高终末阶段的生活质量，维护患者死亡的尊严。因此，应避免无望的以延长患者生命为主的各种治疗和检查，如导管插入、药物注射、实验室和影像学检查等，而是注重提供让患者感到舒适的措施，如翻身、擦背、保持口腔清洁等；维持环境整洁，提供可口饮食，尽可能满足患者生理、心

理及社会方面的需求。此外，给予患者亲属和照顾者支持和帮助，使其尽早从悲痛中解脱出来。

**2. 采取舒适治疗** 临终关怀给临终患者提供的是综合性的姑息性服务，主要体现在解除患者的极端痛苦或减轻疼痛程度。当患者在疾病晚期不再有治愈可能的时候，就应该将医疗目标及时从“治愈患者”转移至“保持患者舒适直至死亡”。采取舒适治疗，首先要考虑减轻疼痛、控制症状，其次是取消那些不舒适的、维持生命的治疗，如气管切开、呼吸机支持等措施。受我国传统文化的影响，完全放弃治疗常不为患者家庭和社会所接受，而采取药物控制疼痛、精神疗法、饮食疗法、环境疗法等综合性的医疗服务，可使临终患者减轻痛苦，改善生活质量，同时也是对亲属和照顾者的一种精神慰藉。

**3. 注重心理护理** 由于疾病的折磨、对生命的渴望、对亲人的挂念及对死亡的恐惧，临终患者的心理状态和行为反应非常复杂多变。当然，其心理状态也受到个人道德观、经济水平、文化程度、宗教信仰、个人修养、家庭、职业和年龄等多方面的影响。因此，注重心理护理是开展临终关怀的重要原则之一。通过心理护理，可以使临终者坦然接受死亡的现实，缓解或消除患者的焦虑和痛苦，使其安详、平静地等待死亡的来临。

**4. 提倡伦理关怀** 由于现代医学技术可以实现用极其先进的治疗手段延长人的生命，结果导致一个人的生理学生命在延续，但是生活质量退化了，生命也就失去了意义。对临终者本人而言，可能“死比活好”。因此，医护人员应从临终患者的利益出发，以患者的最大利益、最小伤害为前提，给予患者更充分的关心、同情、理解和尊重，尤其应尊重患者选择死亡的权利并维护其死亡的尊严，使其得到更伦理、更人道的关怀和照顾。

**5. 全社会参与** 临终关怀是一个社会化的系统工程，需要全社会的支持和参与。因此，要大力开展临终关怀知识普及教育，对全民进行死亡教育，使人们以科学的态度对待死亡，让全社会了解、支持临终关怀事业，尤其是社会福利机构和医疗卫生界要给予高度重视和支持，临终关怀事业才能得到持久发展。

### （三）临终关怀的内容

临终关怀涉及临终医学、临终护理学、临终心理学、临终关怀伦理学、临终社会学、临终关怀管理学等多学科领域。因此临终关怀服务的内容也应该是全方位的、整体的综合服务，包括医疗、护理、心理咨询与辅导、健康教育、死亡教育、精神和社会支持、居丧照护等多学科、多领域的服务，而不是单纯的医疗、护理服务。因此，临终关怀服务是医疗保健服务高度专业化和全科化的统一。其中控制疼痛和其他症状，实施心理和精神关怀，给予社会支持和居丧照护是临终关怀最主要的服务内容。

在临终关怀中，护理人员应尽的职责是帮助患者从对死亡的恐惧与不安中解脱出来，舒适、安宁、从容地面对死亡，并尽可能减轻临终前身体和心理上的痛苦，提高临终阶段的生活质量，维护其尊严至生命的最后一刻。

## 二、死亡教育

### （一）死亡教育的意义及内容

死亡教育（death education）是死亡相关知识社会化、大众化的过程，是引导人们科学、人道地认识死亡及对待死亡的过程。死亡是构成完整生命历程不可回避的重要组成部分，是人类不可抗拒的自然规律。死亡教育可以帮助人们正确地认识和面对死亡，树立科学、合理、健康的死

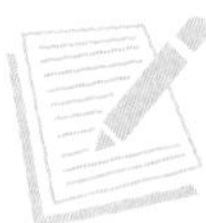

亡观。

**1. 死亡教育的意义**

（1）帮助人们树立正确的人生观 人生观是对人生目的、意义和道路的根本看法和态度，生死观是人生观的重要组成部分，生死观形成和发展对人生观的确立具有重大影响。死亡教育是将死亡与濒死，以及与生命相关知识传递给个体及社会的教育过程，死亡教育表面上是在谈论死亡和濒死，但实质是在探讨人生、阐述生命的价值。

（2）促进人类文明进步 人的生命是对人生价值和意义的深刻体验。通过死亡教育可以使人们珍爱生命，提高生活质量，进而赋予生命更高的价值，因此，只有开展健康的生死观和死亡文明教育，发挥伦理学、心理学、社会学等学科在死亡教育中的作用，才能促进社会形成崇尚科学、崇尚文明的新风尚，推动人类社会文明进步。

（3）提高社会成员生活质量 开展死亡教育不仅可以引导人们深层次地思考死亡的本质，追寻人生意义，而且可以使人们正确地认识死亡，珍惜时间和生命，乐观对待人生，使人生过得更充实、更有价值。

（4）推动临终关怀的开展和普及 开展死亡教育，可以减轻临终者的恐惧和焦虑，帮助患者平静地接受死亡，还可以使死者家属从心理上得到慰藉和关怀，同时还可以提高临终关怀工作人员的整体素质。

**2. 死亡教育的内容** 死亡教育内容涵盖一切涉及濒死与死亡领域的知识和问题，凡是哲学、宗教、伦理学、心理学、社会学、人类学、医学、生物学、经济学、法学、文学艺术等学科探讨有关死亡的问题，都是死亡教育内容。

（1）莱维顿的死亡教育内容 1969 年，莱维顿（Leviton）提出的死亡教育内容包括死亡的本质及意义；对死亡及濒死的态度、处理及调试教育；探讨自杀及自毁行为、安乐死、意外死亡、暴力行为等特殊问题，以及有关死亡教育的实施。

（2）罗森托尔的死亡教育内容 罗森托尔（Rosanne Torre）认为死亡教育内容包括死别与悲痛、死亡的宗教与文化观、对生命周期的认识、死亡原因、与死亡相关的法律及经济、死亡社会服务机构、儿童死亡、人口统计知识、死亡概念、安乐死、自杀、遗体处理、丧葬等。

（3）雅博的死亡教育内容 雅博（Yobo）认为死亡教育内容包括死亡定义、原因和阶段、社会学关于死亡的定义、有关死亡文化的观点、死亡的社会资源、生命周期、葬礼仪式和选择、哀悼、尸体处理方式、器官移植与捐赠、自杀和自毁行为、对亲人和朋友的吊唁、宗教对死亡的解释、法律和经济对死亡的解释、了解濒死亲友的需要、死亡准备及安乐死。

（4）中国台湾地区死亡教育内容 中国台湾地区死亡教育工作者一直倡导对学生进行死亡教育，内容一般包括对生命探讨和对死亡认识两个方面。

### （二）老年人的死亡教育

老年人对于死亡的认识会影响其对待死亡的态度，进而关系到生活质量。对老年人进行死亡教育，可以帮助老年人及其家属提高对死亡的认识，正确看待自我之死和他人之死，建立合理的心理适应机制，从而树立科学、健康的死亡观，坦然地面对死亡。进行死亡教育是实施临终关怀的先决条件，而临终关怀是帮助老年人树立正确死亡观的一个很好的途径。著名的健康学教育专家黄敬亨教授认为，对老年人进行死亡教育的内容主要是：

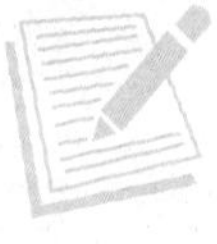

**1. 科学地认识死亡** 死亡是生命的停止，是不可避免的，但是生活的法则却掌握在生者手中，因而老年人要勇敢地正视死亡。死亡的紧迫感与崇高感会激励生者在有生之年积极完善自己

的人生，让自己的生命更加有价值。如果失去了死亡的威胁，人就缺少了生命发展的内在动力。老年人只有正确认识死亡，才能减轻死亡前的恐惧和临终前的痛苦、悲伤和绝望，才能从容面对死亡。

**2. 正确地对待疾病**　疾病危及人的健康和生命，和疾病做斗争，某种意义上就是和死亡做斗争。积极的心理活动有利于提高机体的免疫功能，良好的情绪和充足的信心有助于战胜疾病。因此，医护人员对于临终患者应以“患者为中心”，提供包括支持患者、控制症状、姑息治疗与以全面照护为主的服务，使患者保持乐观的态度和战胜疾病的信心，积极配合治疗和护理。

**3. 树立正确的生命观**　任何人来到这个世界上都不是为了等待死亡，生活、学习、工作、娱乐等才构成了人生的意义。因此，树立正确的人生观、价值观对每个人来说都至关重要。唯物主义的观点认为，生命终有尽头，人们应充分认识到个人的局限性，进而思考怎样去追求人生的理想，怎样去度过人生的岁月。从这个意义上讲，对“死”的思考，本质上是对“人生观”的思考。医护人员应维护老年患者的尊严，为其提供全身心的关心和照护，减轻其孤独感、失落感，增加舒适感、愉悦感，帮助他们树立正确的“死亡观”，提高其临终期的生活质量。

**4. 做好充分的心理准备**　当人们步入老年期以后，面临的是走向人生的终点——死亡。虽然人们都明白“人生自古谁无死”的道理，但是要做到从心理上很平静地对待死亡、接受死亡和战胜死亡，并非易事。认识和尊重临终者的生命价值，这对于临终的老年人非常重要，这正是死亡教育的真谛所在。

此外，成熟的个性、乐观的态度、坚强的意志力和良好的适应能力等心理品质有助于老年人接受死亡教育，因此，要根据老年人的年龄、性格、职业、家庭背景等因人而异地开展死亡教育。

### （三）老年人对待死亡的心理类型

老年人对待死亡的态度受到许多因素的影响，如文化程度、社会地位、宗教信仰、心理成熟程度、年龄、性格、身体状况、经济情况和身边重要人物的态度等。老年人对待死亡的心理类型主要有以下几种。

**1. 理智型**　当老年人意识到死亡即将来临时，能从容地面对死亡，并在临终前安排好自己的工作、家庭事务及后事。此类老年人一般文化程度和心理成熟程度比较高，他们不但能够比较镇定地对待死亡，而且能够意识到死亡对配偶、孩子和朋友来说是最大的生活事件，因而总是尽量避免自己的死亡给亲友带来太多的痛苦和影响。他们往往在身体或精神状态尚好的情况下，就已经认真地写好了遗嘱，交代自己死后的财产分配、遗体的处理或器官捐赠等事宜。

**2. 积极应对型**　此类老年人有强烈的求生欲望，并认识到意志对死亡的作用。因此，他们能忍受着病痛的折磨和诊治带来的痛苦，通过医疗的维护和自身的努力与死亡做抗争，有效地延长生命。这类老年人大多是低龄老年人，并且具有很强的斗志和毅力。

**3. 接受型**　这类老年人大致有两种表现，一种是把死亡看得很正常，多数信仰某一种宗教，认为死亡是到另一个世界获得新生，能够平静自然地接受死亡；另一种是无可奈何地接受死亡现实，如在农村，有些老年人到60岁后，子女就开始为其准备后事，做寿衣、做棺木、修坟墓等，这些老年人只是沉默和接受。

**4. 恐惧型**　这类老年人非常惧怕死亡，贪恋人生。他们一般都有较好的社会地位、经济条件和良好的家庭关系，期望继续享受天伦之乐，看到儿女成家立业、兴旺发达，表现为不惜代价，寻求起死回生的药方，喜欢服用一些滋补、保健药品，全神贯注于自身的健康。

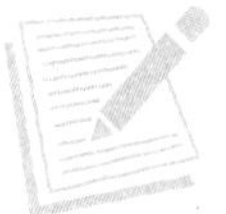

**5. 解脱型** 这类老年人大多存在严重的生理、心理问题。可能是由于家境穷困、饥寒交迫、衣食无着，或者缺乏子女关爱，或者身患绝症、病魔缠身极度痛苦，他们对生活失去兴趣，认为活着是一种痛苦，希望早些了结生命。

**6. 无所谓型** 有的老年人对死亡持无所谓的态度，只追求当下生活的快乐、幸福，通常这些老年人生活没有压力，生活质量比较高。

## 三、老年临终患者的心理特征及心理护理

老年人临终前的心理反应受到其人格特点、信仰、教育与传统观念的影响，也与其临终体验到的痛苦与不适程度、医护人员和家人对其关心程度、以往的生活状况及生活满意程度等有密切关系。

### （一）老年临终患者的心理特征

美国精神病学家库布勒·罗斯将临终者的心理反应过程分为否认期、愤怒期、协议期、忧郁期、接受期五个阶段。临终老年人也不例外，通常也要经历五个阶段的心理变化，但五个阶段不一定按顺序发展，各阶段时间长短也不一致。除经历以上心理体验外，老年人通常还具有一些个性的心理特征。

**1. 意志薄弱、自控力差** 由于身体遭受疾病折磨，临终老年人身心倍感痛苦而又无能为力，意志力变得薄弱，自我调节和控制能力变差。表现为心情时好时坏，时而健谈，时而寡言，时常大发脾气，事后又后悔莫及，甚至有的老年人固执己见，拒绝配合治疗和护理，如故意拔掉输液管和监护仪导联。

**2. 忧郁、绝望** 当进入临终期时，老年人身心日渐衰竭，精神和肉体上遭受着双重折磨，感到求生不能，求死不得。表现为忧郁、情绪低落和绝望。

**3. 思虑后事** 大多数临终老年人倾向于考虑个人死亡问题，关心死后的遗体处理：土葬还是火葬，是否被用于器官捐献移植等；考虑家庭安排、财产分配等问题。

**4. 留恋亲人** 临终前老年人担心配偶的生活、子女的工作及婚姻、儿孙的学业等问题。表现为希望亲人守候，要求亲人陪伴。

### （二）老年临终患者的心理护理

老年临终患者的心理变化经历不同的阶段，在各个阶段中都包含了求生的欲望，他们真正需要的是摆脱对死亡的恐惧、解除身体上的痛苦、获得精神上的舒适和放松。因此，了解临终老年人的心理状态和需求，给予恰当的心理支持和精神慰藉，对于护理人员至关重要。

**1. 适当触摸** 触摸是大部分临终患者愿意接受的一种护理方法。护理人员和患者亲属可以轻轻抚摸临终老年人的手、胳膊、额头及胸、腹和背部，触摸时手部温度要适宜。触摸可以减轻临终老年人的孤独和恐惧感，取得他们的信任。

**2. 耐心倾听和交谈** 耐心倾听老年人诉说，可以使其感到关心、支持和理解。对虚弱无力无法进行语言交流的老年人，可以通过表情、眼神、手势表达理解和关切。诚恳与临终老年人交谈，有助于了解其真实的想法和临终前的意愿，满足其各种需求。有研究表明，接近死亡的人，其精神和智力状态并不都是混乱的。因此，不断地与临终或昏迷老年人讲话是非常重要和有意义的，护理人员应对其表达积极、明确的尊重和关怀，维护其自尊心，尊重其权利，减轻他们的焦虑、抑郁和恐惧，直到他们离去。

**3. 家属陪护**　家人是老年人的精神支柱，临终老年人最难割舍与家人的亲情。允许家属陪护，并参与临终护理，可以满足老年人和家属的双重需要，使老年人获得有效的心理支持和感情慰藉，减轻孤独感，增强安全感。

**4. 保持社会联系**　鼓励老年人的亲朋好友、单位同事等社会成员多探望，保持与他们的社会联系，以体现他们的生存价值，减少孤独和悲哀。

**5. 宣传优死意义**　护理人员应根据老年人不同的职业、心理状况、性格、社会文化背景、民族习惯和宗教信仰，选择适当的时机和语言，与老年人及其家属共同探讨生与死的意义，有针对性地进行精神安慰和心理疏导，帮助老年人从对死亡的恐惧和不安中解脱出来，从容面对即将到来的死亡。

## 四、安宁疗护概述

随着人口平均期望寿命的延长和人口老龄化程度的加剧，老年人越来越需要一种新的照护体系给予他们关爱，而安宁疗护（palliative care）作为一种全新的照护方式，能够体现对人类生命的尊重，优化生命末端质量，合理使用卫生资源，节约医疗经费支出，同时也是我国卫生保健体系自我发展和完善的必然要求。

安宁疗护译自英文的“palliative care”，由加拿大医生 Balfour 于 1975 年首次提出该概念，目的是将之整合入加拿大的卫生保健系统。1982 年，世界卫生组织（WHO）癌症小组在将临终关怀整合入国家癌症项目小组时，选用了“palliative care”，同时将该术语推向全球，并于 1990 年正式定义，2002 年进行了修订。国内学者将其译为“安宁疗护”“姑息照护”，中国台湾译为“安宁疗护”，中国香港称其为“善终服务”。2016 年 4 月 21 日，全国政协第四十九次协商会议，统一大陆地区临终关怀相关术语为“安宁疗护”。安宁疗护是随着临终关怀运动发展起来的一种新型护理方式，主要是控制疼痛和其他症状，处理患者心理、社会、精神等方面的问题，为患有无法治愈疾病的患者提供一种合理的、科学的、人性化的护理服务，提高患者及其家属的生活质量。

### （一）安宁疗护的定义及特色

**1. 安宁疗护的定义**　1990 年 WHO 首次明确了安宁疗护的定义：是对那些所患疾病对根治性治疗无反应的患者提供积极的、整体的关怀照顾，通过镇痛、控制其他症状和减轻精神、心理创伤，缓解宗教的困扰，帮助患者解决患病期间的某些社会问题，使患者及其家属获得最佳的生活质量。2002 年 WHO 对安宁疗护的定义重新修订为：对那些患有无法治愈的疾病患者提供积极的整体护理，从疾病诊断一开始就将根治疾病与舒缓疗护相结合，通过早期识别、积极评估、有效控制疼痛和其他症状，处理患者心理、社会、精神和宗教方面的一系列困扰，最大可能地改善患者及其家属的生活质量。

**2. 安宁疗护的特色**

（1）提倡从“优死”到“优活”　安宁疗护的照护理念是优化生命末端质量，不主张实施可能给患者增添痛苦或无意义的治疗，提倡“优死”。但同时更强调“优活”，即从疾病诊断开始就综合考虑患者及其家属在疾病不同阶段的需求变化、所患疾病的进程和照顾环境，在尽可能预防和减少痛苦的基础上积极融入延长患者生命的治疗，如化学治疗、放射治疗、支持治疗和照护等，强调提升患者的生活质量。

（2）主张“五全照顾”　即全人、全家、全程、全队、全社区照顾。①全人照顾：临终患者

是具有身体、心理、社会及精神各层面需要及反应的整体，如果疾病无法治愈，濒死无法挽回，应给予患者全人整体照顾，尽可能从身体、心理、心灵、社会四个层面上给予患者全方位的照顾，满足患者各层面的需要，减轻身体疼痛不适、满足未尽心愿、消除对死亡的恐惧，最后协助其有尊严地死亡。②全家照顾：一个人身患疾病，其家人也必将经历一场灾难，家属也需要情感支持，因此，安宁疗护提倡全家照顾，包括患者家人的咨询及协助、幼年子女的哀伤照顾及患者去世之后家族的哀伤辅导，帮助他们正视亲属即将离去的现实，减轻悲伤，协助解决因丧亲带来的体力、心理和精神等问题。③全程照顾：是指从患者诊断为不可治愈疾病那一刻开始，一直到患者死亡，乃至家属的悲伤辅导整个过程中提供全程的安宁疗护。④全队照顾：由一支训练有素的服务团队，成员包括医生、护士、营养师、心理师、宗教人士、社工、义工等，分工合作，共同照顾病患及家属。⑤全社区照顾，即希望通过社区开展安宁居家护理，达到全社区的照顾，推动整个社区参与这种彼此关怀的医疗及社会照顾。

### （二）安宁疗护服务对象

安宁疗护的服务对象取决于患者的需要而不是疾病的诊断，因此，对于诊断为不可治愈疾病的患者，只要愿意接受安宁疗护，都可以成为安宁疗护的服务对象，主要包括：

**1. 癌症患者** 传统意义上，安宁疗护主要用于安宁身患绝症患者身心的痛苦，维护其生命尊严，帮助患者安宁地度过生命的最后阶段。对于癌症患者进行安宁疗护是有效的，研究表明，安宁疗护不仅可以提高患者和家属的生活质量，减轻患者痛苦，而且可以节省一定的医疗费用，缓解争论已久的“安乐死”矛盾。

**2. 艾滋病患者** 对艾滋病患者实施安宁疗护也有较好的效果。有研究表明，安宁疗护不仅可以延长艾滋病患者的生存时间，而且能有机会探讨更为有效的治疗方法，同时也有效控制了艾滋病的蔓延。

**3. 非恶性疾病患者** 许多非恶性疾病如终末期肾病、终末期肺病、充血性心力衰竭、肝脏衰竭、神经系统退行性硬化疾病等也纳入安宁疗护的范畴，近几年痴呆患者的安宁疗护需求也日渐受到关注。事实上，临床工作中安宁疗护适用于任何年龄、任何需要这种特殊关怀的人群。

### （三）安宁疗护与临终关怀的区别和联系

安宁疗护是在临终关怀的基础上提出并发展起来的，两者在理论和实践上既有联系又有区别，其异同点与各国临终关怀特点的历史背景、相关政策有关。

**1. 概念上的区别** 临终关怀在概念中的“临终”在时间上难以界定，也无国际统一标准，在含义上暗含否定论和消极性。安宁疗护在概念上明确强调了尊重生命，即使在患者生命最后的时光也要积极地、有计划地、有目的地提供全方位的照护，在含义上有舒适与希望之隐喻。

**2. 照护理念的区别** 尽管临终关怀和安宁疗护都强调全人、全家、全程、全队的照护理念，但是临终关怀更强调“优死”，接受者必须放弃癌症治疗；安宁疗护不但强调“优死”，更强调“优活”，即从患者诊断为不可治愈疾病时起，就不同程度地接受以根治为目的及以安宁症状为目的的干预，只是随着疾病的进展，以根治为目的的干预越来越少，以安宁症状为主的干预性照顾越来越多，至终末期阶段转入临终关怀。

**3. 服务对象的区别** 临终关怀服务对象为患任何疾病的临终患者。各国依其医疗卫生政策的不同，对临终关怀对象的预计生存期都有明确的要求。美国以预计生存期小于 6 个月且不再接受延长生命的治疗为临终期，英国以预计生存期不超过 1 年为临终期，日本将预计生存期只有 2 ～ 6 个月的患者定为临终患者。总之，临终关怀的主要对象是终末期患者。安宁疗护对预计生存期没有严格的限制，从患者诊断为不可治愈疾病开始到生命垂危，随时可以成为安宁疗护的对象。

**4. 二者的联系**　安宁疗护肇始于临终关怀，但不完全等同于后者。前者贯穿进展性疾病始终，由前期的安宁疗护、患者临终阶段的安宁疗护（临终关怀）及患者死后对家属的哀伤辅导形成连续的统一体，后者只是前者的一部分。

为适应人口老龄化，开展安宁疗护是社会所需、形势所趋。对护理人员来说，开展安宁疗护是护理观念和护理方式上的变革和发展，护理人员需要掌握安宁疗护的专业知识和技能，为老年临终患者提供更好的服务，进一步推动我国安宁疗护事业的完善和发展。

# 第二节　常见症状的安宁疗护及居丧照护

当老年人进入临终阶段，随着疾病的进展，伴随症状及并发症不断加重，常表现出不同程度的躯体不良症状、功能障碍及心理反应，包括疼痛、呼吸困难、惊厥、昏迷、厌食或食欲不振、吞咽困难、睡眠障碍、焦虑等。这些问题严重降低了临终老年人的生活质量。而短期、灵活、个体化的安宁疗护常可有效缓解或减轻临终老年人的躯体症状，改善其功能，调节心理状态，从而提高临终老年人的生活质量。

## 一、常见症状的安宁疗护

### （一）疼痛

疼痛是临终老年人的常见症状。有研究报道疼痛至少影响 90% 的转移癌患者、65% 的多发性硬化患者、90% 的艾滋病患者及 78% 的心脏病患者，即使在积极治疗癌症的患者中仍有 33% ～ 59% 存在不同程度的疼痛。世界卫生组织（WHO）已将癌症疼痛控制列为急需解决的全球问题之一。

**1. 病因**　以下介绍癌性疼痛的病因，疼痛的其他病因详见《护理学基础》。

（1）直接由肿瘤侵犯引起的疼痛（70% ～ 80%）　如肿瘤侵及骨骼、神经、软组织与空腔脏器；肿瘤引发颅内高压、淋巴管水肿和肌肉痉挛等。

（2）肿瘤相关症状（<10%）　副肿瘤综合征、活动障碍致痛。

（3）肿瘤诊断或治疗致痛（10% ～ 20%）　如穿刺、手术瘢痕及粘连，放化疗反应如组织纤维化及神经病变等。

（4）与肿瘤或治疗无关的疼痛（10%）　如心绞痛、关节炎和外伤等。

**2. 安宁疗护措施**

（1）临终疼痛评估的要点　①评估宜遵循常规、量化、全面、动态的原则进行。常规原则是指医护人员应主动询问临终老年人有无疼痛，常规评估疼痛的情况；量化原则是指应采用疼痛程度评估量表等量化标准来评估疼痛的主观感受；全面原则要求对临终老年人疼痛及其相关病情进行全面评估；动态原则是指应持续、动态地评估疼痛，注意其变化及发展情况。②相信患者的主诉是评估疼痛的关键。③应注重患者的性别、性格、文化背景等，选择合适的问诊技巧和评估方法。④评估内容应包括部位、强度、性质、时间、加重或缓解因素、伴随症状、对生活质量的影响、临终老年人及其家属对疼痛的反应、对疼痛控制的预期、疼痛的治疗史、治疗反应；既往饮

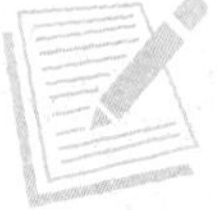

酒史或药物成瘾史等。

（2）临终疼痛控制的基本原则

1）记录有关疼痛评估的数据，根据疼痛的类型和程度选择恰当的止痛药物。

2）药物剂量要逐渐增加到足以控制疼痛又不发生令人难以忍受的不良反应。

3）首选口服给药，其次含服给药、舌下给药、皮下给药，尽量避免肌内注射给药。

4）持续性疼痛者可定时给予缓释或长效阿片类药物，突发性疼痛者可给予短效药物。要告知患者和家属有关阿片类药物的不良反应，如恶心、便秘、意识错乱等，以免产生恐慌。

5）如果患者 24 小时需要的药物剂量超过了 3 倍有效剂量，可相应增加基础药物用药剂量，对于突发性疼痛可只给予一种镇痛药物。

6）由于镇痛药物均有不同程度耐药性，故应变换使用不同的阿片类药物及不同的镇痛药物。

7）对阿片类药物产生抵抗的神经性疼痛，可增加辅助药物的使用。

8）在开始使用阿片类药物治疗时，要制订一个恰当的用药计划。有些药物是应该尽量避免的，如哌替啶经常使用可导致刺激性代谢产物累积。

9）疼痛的非药物控制应该是所有疼痛控制中不可忽视的一部分。

10）遵循舒适原则，积极提高临终疼痛患者的生活质量；遵循综合治疗原则，合理选择药物疗法、放疗、化疗、中医针刺疗法、神经阻滞疗法、心理行为干预等综合控制疼痛；遵循全面照护原则，为临终疼痛患者提供全面照护，包括医疗照护、高质量护理、心理辅导、社会支持。

（3）药物镇痛的护理　药物治疗是疼痛治疗中非常重要的内容。75% ～ 80% 的癌性疼痛采用药物治疗即可控制。护理人员应了解各类镇痛药物的用法、剂量、不良反应等，帮助临终老年人选择适合的疼痛控制方案。协调好医生、临终老年人、家属的关系，做好疼痛药物疗法的健康教育，并做到提前观察，预防及处理止痛药物的不良反应。世界卫生组织（WHO）疼痛三阶梯疗法是目前被广泛应用的治疗方法。给药应遵循口服、定时（按时间间隔规律给药）、按阶梯、个性化、注意具体细节 5 个原则。给药途径包括口服、舌下含服、经皮吸收、皮下、肌内注射、静脉（包括 PICC、预埋硅胶注药泵）、直肠、鼻腔等。另外，患者自控止痛（patient controlled analgesia，PCA）治疗方法也逐渐普及。

（4）非药物疗法

1）冷、热疗法　在疼痛部位及其周围采用冰袋按摩，持续 10 分钟左右，或者采用热疗，局部进行湿热敷、红外线照射等，持续 20 ～ 30 分钟。

2）按摩　可在全身或局部按摩，鼓励患者平静呼吸，按摩同时与患者沟通，单次按摩时间通常为 1 小时左右，包括推拿、身体移动和触摸。

3）经皮电神经刺激　现已普遍运用于肿瘤患者的止痛。对脊髓后根直接进行电刺激，可以抑制通过 C 纤维的痛觉传入。刺激电极放置于疼痛平面以上 4 ～ 8 个节段，刺激器植入皮下，刺激频率为 50 ～ 200Hz，脉冲间期为 0.3 毫秒，痛阈可提高 60% ～ 100%。

4）转移注意力　把注意力集中在疼痛以外的刺激上，暂时分散对疼痛的感觉。最常用的方法是指导患者做呼吸运动，患者因集中注意于吸气吐气的动作而暂时忽略疼痛。做呼吸运动前予以详细的示范和说明，避免临终老年人呼吸过快或过深。此法易疲乏，所以时间不宜过长，约 2 小时即可。能否成功地转移注意力取决于护理人员的创意和临终老年人的能力及喜好，选择适合的转移注意力策略是成功的关键。

5）音乐疗法　播放临终老年人喜欢的音乐，让临终老年人把注意力集中在音乐上，目光集

中在某一个固定点或物体上，跟着音乐在脑海中想象让人平静、愉悦的美好画面。或者播放临终老年人过去熟悉的音乐，可以勾起他们对过去美好生活的回忆，借以转移对疾病困扰及疼痛的注意力，缓解患者的身心痛苦。对有宗教信仰的临终老年人，可以播放他们所信奉的神或教会的音乐，减少他们对死亡的恐惧，建立精神寄托，减少对疼痛的关注。

6）松弛疗法　目的是缓解肌肉紧张、痉挛及因疼痛引起的焦虑、恐惧。步骤：①调整姿势尽可能让自己感到舒适，可以闭上眼睛；②深吸气，屏气，然后慢慢呼气；③呼气时放松自己；④重复上述呼吸方法 3 ～ 4 次；⑤正常呼吸，停止深呼吸，可睁开眼睛然后平静、舒适地盯着房间的某个地方或保持闭眼。注意事项：①告知老年人不要强迫自己放松，否则会更紧张；②每次呼气时让身体的各个部位依次放松；③放松时头脑中可想象一个放松、平静或快乐的画面；④如果思想不够集中，轻轻拉回即可，不要因为注意力不集中而恼怒；⑤经常练习，至少每日 7 次，前 2 次时间长点，15 ～ 20 分钟，后 5 次可持续 5 分钟左右。

（5）社会支持　社会性疼痛是情感性疼痛的重要形式，指个体觉察到自己所渴望的社会联结面临威胁或社会关系贬损时产生的一种情感反应。临终老年人常因感受到死亡来临将与家属分别而感到痛苦。护理人员应尽可能提供临终老年人与家属见面的机会，允许其家属探视，这比增加阿片类药物的剂量更能使疼痛缓解。可采取以下措施：①让亲友或照顾者陪伴临终老年人，不离不弃。②尊重临终老年人及其家属的个人空间。③鼓励临终老年人在身体允许的情况下保持社交活动。④保持临终老年人的日常活动。⑤支持家属完成临终老年人最后的心愿。⑥促进临终老年人及其家属间的沟通交流，以缓解恐惧、不安等心理。临终老年人的某些认识或者与家属间的误解，常是痛苦的重要方面，护理人员是促进临终老年人和家属沟通的重要人员，可引导临终老年人讲出压抑在心中的误解，并帮助临终老年人缓解情感上的不安、恐惧。

（6）精神支持　临终老年人的疼痛往往受到整体感受的影响，因此护理人员要正确认识临终老年人的精神需要，并给予精神支持，可引导临终老年人对过去的冲突、未完成的心愿进行调解，从而提高临终老年人的适应性。

（7）健康教育

1）准确评估疼痛　为了帮助临终老年人准确地表达疼痛程度，在评估前需向临终老年人及其家属提供通俗易懂的量表，并对临终老年人和家属进行简单的培训，使其了解为什么要测量疼痛，如何使用合适的测量工具。

2）建立正确的疼痛护理观念　告诉临终老年人缓解疼痛是临终最重要的工作，可以随时向医护人员诉说有关疼痛的感觉和感受，以便医护人员找出合适的止痛药及用量。忍受疼痛不但会影响睡眠和食欲，还会降低自身免疫力，影响自己和家属的心理状态及人际关系。帮助临终老年人了解所使用的止痛药物的疗效、方法和副作用等，解除其耐药和成瘾的顾虑。

## （二）厌食或食欲不振

厌食是一种不想进食的感觉或感到饥饿期盼进食，但少量进食后感到饱胀、腻烦、食欲不振。厌食、食欲不振是晚期恶性肿瘤患者的常见症状，在恶病质 - 厌食综合征中可以是原发或继发的，也可由其他病因引起。厌食与过早饱胀感常常相关联，但过早饱胀感可以在没有厌食的情况下发生。

**1. 原因**　主要原因有肿瘤引起的代谢障碍；各种疾病导致味蕾减少，味觉敏感度降低；消化不良、疼痛、便秘、恶心、呕吐、口干或口腔溃疡等；水电解质平衡紊乱如低钾、低钠、尿毒症等；放疗、化疗及使用抗生素、氨茶碱等药物时均可引起厌食。心理方面，临终老年人身体虚

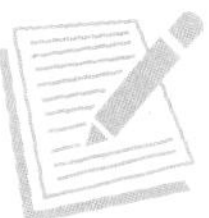

弱、活动受限、长期慢性疾病造成的疲倦感及绝望感，可影响中枢神经系统而使食欲减退。另外，临终老年人进食可加重呼吸困难，亦可导致不适或厌食。

**2. 安宁疗护措施**

（1）饮食调节　饮食调节是最好的方法。①尽量选择临终老年人喜欢的食物，避免进食过多非能量饮料，如白开水、茶等。过多非能量饮料摄入可导致胃胀满感从而减少能量摄入，另外，临终老年人给予过多的水分可使体内水分潴留，引起不适。护理人员应向临终老年人和家属解释减少液体入量的原因。②食物多变化，注意色、香、味的调节，可以尝试味道更浓的食物。③鼓励临终老年人于两餐之间饮用高能量、高蛋白饮品，效果优于进食时同服，既可增加胃容量，减轻胀满感，又能缓解口干。

（2）增进食欲　进食前洗手、漱口可以提高临终老年人的舒适度，增进食欲；创造一个令人愉悦的就餐环境，进食时避免不雅物品在旁边（如便盆、痰盂等），鼓励家属和临终老年人一起进食，尽量避免临终老年人独立进食；遵医嘱积极控制食欲减退的原因，如便秘、抑郁等；可评估临终老年人体内锌的含量，并确定是否需要补充及补充的量。

（3）改变就餐习惯　鼓励少食多餐，不限制临终老年人的进食时间、地点及食物种类，只要临终老年人愿意随时随地可以进食任何食物；鼓励并提醒临终老年人每隔一段时间就要进食，不要等到饿了再进食，因为其本身缺乏食欲，很难有饥饿感。

（4）心理调节　告知临终老年人进食少量食物就有饱胀感是正常的，应尽量保持心情平静；有时因病情进展，食欲不振是不可避免的，不要强迫临终老年人进食，增加其心理压力。

（5）其他　必要时可与家属、临终老年人商量后决定是否使用胃管；遵医嘱进行药物治疗，如地塞米松 2 ～ 4mg/d，泼尼松龙 15 ～ 30mg/d。

### （三）口腔症状

**1. 原因**　临终老年人常见的口腔症状包括口臭、口腔干燥、口腔溃疡、感染等，口腔症状的发生，除了与原发疾病和全身体质下降有关之外，多数与化疗有关。化疗药物对口腔黏膜细胞的抑制、杀伤作用，直接影响了细胞的再生、成熟和修复过程。临终老年人可由于脱水、张口呼吸、真菌感染、面部放疗、麻醉剂、服用抗抑郁药、吩噻嗪等导致口腔干燥。化疗药物对口腔黏膜细胞的抑制、杀伤作用，直接影响了细胞的再生、成熟和修复过程。一些化疗药物能直接破坏口腔黏膜，导致口腔溃疡。化疗后白细胞大量杀伤，特别是中性粒细胞大量减少，加上免疫抑制，增加了口腔感染的机会。大量抗生素及皮质激素的应用引起口腔内菌群失调、化疗药物导致的口腔干燥降低了口腔清除细菌的能力、口腔卫生不良使细菌迅速繁殖等均可以导致口腔感染。

**2. 安宁疗护措施**

（1）口臭　遵医嘱治疗口腔炎症，如治疗鹅口疮、牙周病等，处理舌苔异常的问题，加强口腔护理，保持口腔清洁。可让临终老年人咀嚼口香糖等，去除异味。舌苔可用牙刷或刮勺清理。漱口时可选用泡腾漱口液、1% 过氧化氢漱口液，如持续性口臭怀疑细菌感染者可选用甲硝唑漱口液。

（2）口腔干燥　包括药物干预及非药物干预。口腔干燥严重时可通过药物治疗来缓解，同时联合饮食调节可发挥更好的效果。遵医嘱给予毛果芸香碱 5mg，每日 3 次，刺激唾液分泌。中医中药促进唾液分泌的方剂有麦门冬汤、白虎加入参汤、五苓散等，可辨证施治。饮食调节：适当饮水，补充液体，也可饮用含能量的果汁以同时增加能量摄入。目前临床对于口腔干燥主要以非药物干预以及饮食调节为主。咀嚼口香糖以刺激唾液分泌；定时漱口，用小冰块给老年人吸吮

以保持口腔湿润；避免进食导致口腔干燥的酒精饮品、巧克力或香烟，由于乳制品可促进黏液分泌，应限制乳制品摄入，用豆类或米糊代替；另外，还可使用酸性物质刺激法、穴位刺激法、唾液替代品（刺激法）等。其他措施：加强口腔护理，预防口腔继发性细菌感染；适当停用某些导致口腔干燥的药物；使用加湿器增加病房中空气的湿度。

（3）口腔溃疡、感染　认真细致地做好口腔护理，预防口腔继发性感染；饮食宜松软、清淡、易消化，如面食、蛋糕、牛奶等；禁食刺激性食物或饮料如酒精、咖啡等；进食流质时可用吸管以避开口腔溃疡的部位；遵医嘱使用抗生素漱口液，如四环素漱口液；浅表溃疡可涂锡类散、西瓜霜、冰硼散等；溃疡疼痛可口含碎冰块、1% 达克罗宁或外敷药膜。

### （四）意识障碍

**1. 谵妄**　谵妄是一种非特定性的大脑功能紊乱，伴有意识水平、注意力、思维、认知、记忆、精神行为、情感和觉醒规律的改变。分为高活动性谵妄和低活动性谵妄。前者表现为突然发作，定向力丧失，症状起伏多变，早期体征常被误解为愤怒、焦虑、抑郁、精神异常；知觉紊乱，幻觉，错觉，短期记忆丧失，睡眠形态紊乱；躁动不安，有攻击性，语无伦次，讲话不连贯；行为紊乱等。后者主要表现为嗜睡和精神活动降低。

（1）原因　主要原因包括药物、电解质平衡紊乱、肝衰竭、肾衰竭、原发性或转移性脑肿瘤、贫血、缺氧、感染等。

（2）安宁疗护措施

1）心理护理　告知家属可能引起谵妄的原因，以减少家属的恐慌；安抚临终老年人，帮助临终老年人适应环境，减少恐惧。

2）环境舒适　保持环境安静，降低说话声音，尽可能提供独立房间；降低照明，使用日常和熟悉的物品；避免改变房间内物品的摆设，以免引起不必要的注意力转移；与临终老年人交流过程中告知其简单的定向方法。

3）按医嘱使用药物　抗精神病药物，如氟哌啶醇等，可联合使用苯二氮䓬类药物，增加对急性发作者的控制率。

**2. 昏迷**　昏迷是最严重的意识障碍，表现为持续性意识完全丧失，是高级神经活动的高度抑制状态，也是脑衰竭的主要表现之一。持续深度昏迷即为濒死状态，是进入临终死亡的一种危象状态。

（1）原因　昏迷是由于大脑皮质及皮质下网状结构受损或功能障碍导致。

（2）安宁疗护措施

1）密切观察病情　注意临终老年人的生命体征、昏迷程度、瞳孔大小、肢体有无瘫痪、有无脑膜刺激征及抽搐等。若高热、脉搏逐渐减弱减慢、呼吸不规律、血压波动、瞳孔散大，提示病情危重。详细记录以上各项观察指标，随时分析，及时通知医生并处理。

2）改善病室环境　条件允许者，置患者于单人间，减少探视，保持温度在 22 ～ 25℃之间，相对湿度为 60% ～ 70%，每日开窗通风 2 次，每次 30 分钟以上，做好病房清洁，以减少感染。

3）保持呼吸道通畅　临终老年人取平卧位，肩下垫高并使颈部伸展，防止舌根后坠阻塞气道。头偏向一侧防止呕吐物误吸。准备好吸引器，适时吸痰，防止窒息。做好气管切开和使用呼吸机的准备。

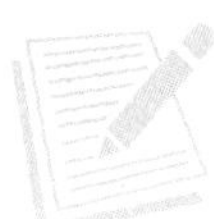

4）防止泌尿系统感染　尿失禁患者应勤换尿片，及时清洁会阴部，防止泌尿系统感染。长

期尿潴留或尿失禁患者应留置尿管，做好尿管护理，每次更换尿管时应检查尿管是否通畅，记录尿量、颜色及性状，定期做尿培养；间歇性夹闭尿管以锻炼膀胱功能；意识清醒后及时撤掉尿管并诱导临终老年人自行排尿。

5）保持大便通畅　昏迷患者如有不安表情或轻微躁动，应考虑有便意，可提供便器。如便秘3天可使用开塞露或缓泻剂，保持大便通畅，以防止患者排便时用力导致颅内压增高。大便失禁时做好肛周及会阴部的清洁护理。

6）做好口腔、眼睛、皮肤护理　昏迷患者吞咽反射迟钝，口鼻分泌物积聚极易发生感染，每日应做2次口腔护理，注意观察口腔黏膜有无破溃及感染，口唇干燥者可涂液状石蜡；张口呼吸者可用消毒湿巾覆盖口鼻；及时清洗眼部，防止角膜炎的发生，眼睑不能闭合者用消毒油纱覆盖，并涂以抗生素软膏保护角膜；按时整理床单位，定时翻身，每日皮肤护理2次，按摩易受压部位，做好肛周及会阴部护理，必要时涂以保护性润滑油，预防压疮的发生。

7）预防坠积性肺炎　长期卧床的临终老年人易导致坠积性肺炎，注意观察患者体温、呼吸，以及痰的性质、量、颜色变化；为患者翻身时可同时拍背吸痰，吸痰时严格执行无菌操作。

8）加强营养及安全保护　鼻饲高蛋白、高维生素流质饮食，保证每日能量供给。做好鼻饲护理。昏迷患者出现抽搐时，应专人护理；加装床栏，防止患者坠床；口腔内加用牙垫，以免舌咬伤；将患者头偏向一侧，防止误吸；解开患者衣领以减少呼吸阻力。

## 二、居丧照护

居丧照护（bereavement care）是指以医学心理学等多学科理论为指导，以良好的护患关系为桥梁，向临终老年人的家属提供哀伤辅导支持，协助家属处理好后事，帮助丧亲者重新开始正常生活。居丧照护通常由护士、社会工作者和志愿者完成，从临终老年人进入濒死期，即开始协助其家属做好后事准备，在临终老年人去世后，则协助办理丧葬事宜，并重点做好家属的哀伤辅导，帮助丧亲者在合理时间内引发正常的悲伤并健康地完成悲伤过程，增强重新开始正常生活的能力，处理因失落而引发的各种情绪困扰。居丧照护对丧亲者的益处已被充分证明，缺乏居丧照护支持，出现不利健康后果的危险性增加60%，给予居丧干预措施，丧亲者的生理、心理和情感稳定性增加。根据国外的经验，对家属的居丧照护工作一般需要持续1年的时间。

### （一）居丧照护的内容

**1. 陪伴和聆听**　通常此时的丧亲者最需要的是一位能够理解而且有同情心的听众。因此，作为居丧照护的实施者应适时引导丧亲者说出内心的悲伤与痛苦。

**2. 协助办理丧事**　协助丧亲者组织、完成葬礼。可以达到以下目的：①帮助丧亲者接受“逝者已逝”的事实。②给予丧亲者表达内心悲痛的机会。③将亲朋好友聚在一起，向丧亲者表达关怀与爱，提供社会支持和帮助。④丧亲者通常可以在办理丧事的过程中，宣泄内心的悲痛。

**3. 协助表达内心的悲痛情绪**　①协助释放悲伤，鼓励丧亲者自由、痛快地哭泣，不要压抑内心的悲痛。哭泣是丧亲者缓解内心悲伤情绪的有效方式。②协助丧亲者合理释放愤怒的情绪。③协助表达罪恶感，护理人员既要给予丧亲者表达罪恶感的机会，同时要适当澄清丧亲者非理性和不实际的想法。

**4. 协助处理实际问题**　深入了解丧亲者家中的许多实际问题，积极提供切实可行的支持和帮助。

**5. 促进适应新生活**　协助丧亲者独立适应新生活，建立新的人际关系，鼓励其积极参加社交活动。

### （二）居丧照护的原则及方法

**1. 居丧照护的原则**

（1）自助原则　教会丧亲者自我调适的方法，主动进行自我悲伤调整，自己走出悲伤。

（2）针对性原则　尊重丧亲者的感受，采取有针对性的居丧照护措施。

（3）互动原则　鼓励丧亲者参与各式各样的活动，充分表达自己的心情，使其尽快修复心灵创伤，投身到新的生活中去。

**2. 居丧照护的方法**

（1）对居丧家庭的评估　评估临终老年人逝去产生的影响，对个体或家庭功能可能造成的障碍。识别和筛选易发生不良反应的高风险人群，以下人群风险较高：突然丧亲者、与临终老年人关系密切者、以往无丧亲经历者、年龄 14 岁以下或 65 岁以上者。评估丧亲者精神行为反应，对高风险家属提前做好悲伤抚慰工作。

（2）建立信任关系　家属在临终老年人未死亡前就开始出现预感性悲伤，悲伤在死亡时达到高峰，一直持续到临终老年人死亡之后很长一段时间。这段时间是居丧照护人员与家属最初接触并建立良好关系的开始，与丧亲者第一次会面时，需要帮助其在无助的状态中建立安全感和控制感，这是与家属建立信任关系的第一步。

（3）寻求共识　面谈时，应从界定清楚彼此的期望入手，在辅导的目的与内容上达成共识，并表示丧亲者可以按其舒适的节奏分享经验。

（4）发掘内容　可询问丧亲者在患者死亡的一刻、最后陪伴的时刻、葬礼时的感受，以及葬礼以后的生活作为介入的开始。

**3. 居丧照护的主要内容**

（1）建立良好关系　事先与丧亲者建立良好关系是开展哀伤辅导的基础；千万不要说空话，如“时间会医治一切”“不要想那么多”等，应倾听丧亲者的表达，尝试去理解其悲痛。

（2）宣泄情绪　让丧亲者有机会说话，毫无忌讳地讲述与逝者有关的事情；有针对性地选择适合丧亲者的宣泄方法去舒缓其起伏的情绪；让丧亲者回忆过去，使其心灵得到安慰。

（3）重建关系　适时传达信息，让丧亲者明白，将活力投入到新生活中并不代表忘记死者；死亡并不意味着丧亲者与死者的联结中断，引导丧亲者与死者建立新的联结方式；帮助丧亲者重新振作精神，提高应对每日生活和自我照顾的意识，而不是用消极的方法帮助他们暂时忘记。

（4）创造支持性环境　创造合适的机会让丧亲者与有相同经历者一起互诉衷情、互相帮助，并教育其他人如何更好地帮助丧亲者；持续且定时地关心和问候丧亲者，了解其心理变化，针对性地给予支持。

### （三）对丧偶老年人的哀伤辅导

哀伤辅导（grief counseling）又称为悲伤辅导，是协助人们在合理事件内，引发正常的哀伤（指遭遇失落后常见的许多感觉和行为），健康地完成哀伤任务。

**1. 派克斯悲伤反应四阶段理论**　心理学家派克斯（Parkes）认为悲伤过程可以划分为四个不同的阶段，阶段转换是逐渐推进的，阶段与阶段间没有明确的界限。研究表明丧偶者经历以下四个阶段大体需要 1 年的时间。

（1）麻木　很多老年人在丧偶之后，第一个反应是麻木和震惊，特别是突然或意料之外的死亡。可表现为发呆几分钟、几小时或几天，而不能发泄自己的悲伤。这种麻木并不意味着感情淡漠，而是情感休克的表现，可看作是对噩耗的排斥，也是对自己无法驾驭的强烈感情的制服。

（2）渴望　在麻木之后的反应是悲伤、渴望和思念已失去的亲人，希望死者能回来。老年人往往到死者去过的地方，珍惜死者用过的东西，反复回忆死者在世时自己对死者的言行，检视自己以往对死者的过错，很多老年人会出现自责、内疚的现象，总觉得对不起死者，甚至认为对方的死自己要负主要责任。有时，丧偶老年人会强烈感觉到死者的存在，看到影子或听到声音，就以为死者已经回来。

（3）颓丧　寻求死者复生的努力失败，丧偶老年人开始接受这个永久的损失，痛苦的次数和强度随着时间渐渐削弱，但人会变得颓丧，感到人生空虚及平淡，对一切事物不感兴趣。

（4）复原　丧偶老年人渐渐意识到只有放弃不现实的希望，放弃原有的自我，重新建立起一种新的生活取向，才能有新的开始，才能恢复正常生活。

有时候丧偶老年人在许多年后，会偶然触景生情，思念失去的配偶，再度出现伤感，但此时"悲伤"已经融入了许多令人快乐的思念，即思念与配偶在一起的幸福时光，或回忆配偶曾给予自己令人难忘的关怀与帮助，这种思念与感觉会作为丧偶老年人新生活的一个组成部分。

**2. 对丧偶老年人的关怀**

（1）安慰及支持　在刚刚得知配偶去世的消息后，老年人可能出现情感麻木。应陪伴在老年人身旁给予安慰和支持。由于承受了巨大的打击，丧偶老年人难以对关心和安慰作出适当的反应，此时，千万不要放弃对老年人的安慰，并且应该让老年人明白痛苦和悲伤的程度不等同于对患者的感情，悲伤的正常淡化不意味着对死者的背叛。

（2）诱导发泄　允许并鼓励老年人用合理的方式表达情绪。常用的方法有：鼓励丧偶老年人哭泣，告知哭泣是一种很自然的情感表达，并非软弱，但时间不宜过长，一般不超过 15 分钟，避免引起胃肠功能紊乱；回忆和诉说，与老年人一起回忆与死者在一起的往事，鼓励丧偶老年人说出自己的内疚感和引起内疚感的事件，引导老年人重新认识该事件，学会原谅自己，舒缓内疚心情；通过写回忆录、写日记、画画、写作等表达情绪。

（3）建立新的生活方式　帮助老年人调整原有生活方式，与子女或亲友建立和谐的依恋关系；培养兴趣爱好，如书法、绘画、垂钓等；增加社会交往活动。

（4）鼓励再婚　丧偶后的老年人需要在家庭中寻找新的依恋关系，这种依恋关系可补偿丧偶后的心理失落感。大量事实证明，做好老年人的再婚工作，对社会、对家庭、对老年人的健康长寿均是有益的。老年人是否再婚是他们自己的权利，应该从法律上予以保护，从道义上给予支持。对丧偶老年人，应让其子女懂得更多地关心老年人的生活，支持老年人的正当要求和需要。

# 第十一章
# 老年人常用护理技术

老年人由于年龄的增长、身体功能的减退和疾病的困扰，导致了生活自理能力的降低，因此需要护理人员运用护理技术来指导和帮助老年人完成日常生活的需要，保证老年人的安全与舒适，进而提高老年人的生活质量。

## 第一节　常用日常生活护理技术

日常生活活动是维持一个人日常生活所必需的基本活动，包括衣、食、住、行、个人卫生等多个方面，老年人由于老化或疾病导致无法独立完成日常生活活动时，需要他人提供部分协助或完全性护理，下面就介绍几种常用的老年人日常生活护理技术，以指导护理人员对老年人日常生活进行照护。

### 一、偏瘫老年人的更衣

为偏瘫老年人进行更衣时，护理人员应根据老年人的习惯、需求和自理能力有目的地提供帮助，使老年人最大可能地自理。

#### （一）目的

更换清洁衣服，满足舒适的需求。

#### （二）原则

穿衣时应先穿患侧，后穿健侧；脱衣时应先脱健侧，后脱患侧。

#### （三）评估

1. 老年人的清洁习惯、自理能力、衣服的卫生状况等。
2. 老年人的心理及理解能力，讲解操作的目的。

#### （四）用物准备

清洁干燥、大小适中、厚薄适宜的衣裤、鞋、袜子。

#### （五）操作方法

**1. 穿 / 脱前开襟上衣**

（1）老年人取坐位，将上衣里面朝外，衣领向上置于膝上。

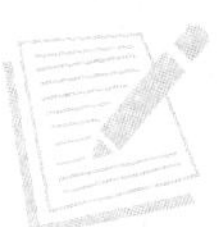

（2）指导利用健侧手套上患肢袖子，并将衣领沿患侧上肢拉上并跨到健侧肩、颈部。

（3）协助健侧手将健侧衣袖从身后移至健侧手，并套上健肢袖子。整理上衣、系扣。

（4）脱衣与穿衣步骤相反，用健侧手将患侧衣袖从肩部退至肘部，然后脱健侧，再脱患侧。

**2. 穿 / 脱套头衫**

（1）老年人取坐位，穿套头衣服时，看清衣服的前后面。

（2）指导老年人用健侧手帮助患侧手插入同侧衣袖里，先将其手腕伸出衣袖，再将健侧手插入另一衣袖，并将老年人整个前臂伸出袖口，最后将头套入领口并伸出。

（3）脱衣与穿衣相反，用健侧手将衣服下摆尽可能向上挽起至胸部并将头部从领口退出，脱出健手，再脱患手。

**3. 穿 / 脱裤子**

（1）老年人取坐位。

（2）穿裤子时，指导老年人患侧腿屈膝、屈髋放在健侧腿上，套上裤腿并拉至膝上，放下患侧腿，健侧腿穿裤也拉至膝上，站起来将裤子拉至腰部，最后整理。

（3）脱裤顺序与穿裤相反，先脱健侧，再脱患侧。

**4. 穿 / 脱袜子和鞋**

（1）老年人取坐位。

（2）穿袜子和鞋时，协助将患侧腿交叉放在健侧腿上，用健侧手为患足穿袜子或鞋，再将患侧腿放回原地，全脚掌着地，重心转移至患侧，再将健侧下肢放在患侧下肢上方，穿好健侧的袜子或鞋。

（3）脱袜子和鞋的顺序与之相反。

### （六）注意事项

1. 在操作前应向老年人说明操作内容，以取得合作。

2. 一次性备齐用物，保证操作的连贯性。

3. 根据季节关门窗，调节好室温，以 22 ～ 26℃为宜，防止老年人着凉。

4. 操作过程中动作敏捷、轻柔，尽量减少翻动和暴露，随时关心老年人，必要时注意遮挡，保护患者隐私。

5. 尽量为老年人选择开襟上衣和装松紧带的裤子，按先穿在上、后穿在下的顺序摆放，便于操作。

## 二、常用便器的使用

在老年人的日常生活中，如何满足其排泄的需求是非常重要的护理工作，下面介绍几种常用便器的使用方法。

### （一）目的

协助不能自理的老年人进行排便。

### （二）原则

遵循标准预防、消毒隔离、安全的原则。

## （三）评估

1. 老年人自理能力及活动情况。
2. 病情、心理状态、认知及合作程度。

## （四）用物准备

二便器、纸巾、屏风、温水等。

## （五）操作方法

**1. 床头坐便椅**

（1）坐便椅与床头并排摆放，面向床尾。

（2）护理人员面对老年人站立，双手抱住老年人臀部，并让老年人双手环抱住自己颈部，使老年人身体缓慢地向前倾斜，并配合呼吸节奏慢慢站起来。

（3）护理人员双足放于老年人双脚两侧，双膝盖夹住老年人双膝，将老年人身体转动 90°，使其臀部朝向坐便器。

（4）松开老年人衣裤，使其慢慢坐上坐便器，双手把好扶手，并将下半身用毛巾遮盖保暖。

（5）护理人员在一旁或门外等候，避免老年人紧张。

（6）排便结束，嘱老年人一手抓住坐便器扶手，另一手扶住护理人员肩膀，抬起腰。

（7）护理人员沿阴部向后的方向擦拭干净。

**2. 尿失禁护理用具**

（1）纸尿裤、失禁护垫　使用最为普遍，纸尿裤可以有效处理尿失禁问题，而且不会造成尿道和膀胱损害，也不会影响膀胱的生理活动。护理上及时更换尿布，并用温开水清洗会阴、阴茎、龟头及臀部皮肤，保持会阴干燥清洁，防止发生湿疹和压疮。

（2）长期留置导尿用具　适用于尿潴留引起的持续性、充盈性尿失禁，显性感染，肾功能不全及躁动不安的老年人，但易造成泌尿系统感染，长期使用不利于锻炼膀胱的自动反射性排尿功能，应尽量缩短留置导尿时间。

（3）高级透气接尿器　根据性别选择型号，先用空气和水将尿袋冲开，防止尿袋粘连。再将腰带系于腰上，将阴茎放入尿斗中，女性老年人将接尿器紧贴会阴，并把下面的两条纱带从两腿根部中间左右分开向上，与三角巾上的两条短纱带连接。注意接尿器应在通风干燥、阴凉清洁的室内存放，禁止阳光暴晒，经常冲洗晾干。注意会阴部清洁，每天用温开水擦拭。

（4）间歇性导尿用具　用于治疗尿潴留和充盈性尿失禁的老年人。可由老年人自己或者陪护人员帮助实施，每天 2 ～ 4 次或更多，导尿的次数和时机取决于残余尿量，应控制残余尿量小于 400mL。

## （六）注意事项

1. 使用便器时，检查便器边缘有无破损。
2. 操作时动作轻柔，避免拖、拉、拽，以免损伤老年人皮肤。
3. 观察二便情况，有异常及时与医务人员联系。
4. 保护老年人隐私和注意保暖。

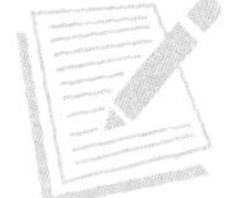

## 三、食物噎呛的处理

食物噎呛多是由于老年人在进餐时食物噎在食管的某一狭窄处，或是呛到咽喉部、气管而引起呛咳、呼吸困难，甚至窒息。

### （一）常见原因

1. 多数为吞咽功能障碍引起，有吞咽功能障碍的老年人在进食时，食物不能正常通过咽喉部或食管，因而造成阻塞。

2. 进食速度过快、食物过干是造成老年人噎呛的常见原因。

3. 进食时发生意外：常发生在戴义齿的老年人进食时，误将义齿咽下。或由于戴义齿不容易感觉食物的大小而将较大的食物咽下。

### （二）主要表现

老年人进食时突然出现面色苍白或发绀，目光恐惧发直，不能说话，咳嗽，呼吸困难甚至窒息、昏迷。

### （三）目的

清除梗塞于咽部等部位的食物，保持呼吸道通畅，缓解呼吸困难。

### （四）原则

及时发现、争分夺秒、就地抢救、方法得当、措施得力。

### （五）评估

1. 老年人的年龄、性别及文化背景等基本信息。

2. 引起噎呛的原因、部位、程度及主要表现。

3. 施救的现场环境、设备，老年人的配合程度及心理状态。

### （六）操作方法

**1. 清醒状态下食物噎呛的处理**

（1）护理人员帮助老年人站立并站在其背后，用双手臂由腋下环绕老年人的腰部。

（2）一手握拳头，将拳头大拇指一侧放在老年人的胸廓下段与脐上的腹部部分。

（3）另一只手抓住拳头并将肘部张开，用快速向上的冲击力挤压老年人的腹部。

（4）反复重复第（3）步，直到食物吐出。

**2. 无意识状态下食物噎呛的处理** 将老年人置于平卧位，肩胛下面垫高，颈部伸直，摸清环状软骨下缘和上缘的中间部位，即环甲韧带（在喉结下），稳准地刺入一个粗针头在气管内，以暂时缓解缺氧状态，争取时间并积极配合医生抢救。

**3. 一般护理**

（1）*体位护理* 立即采取半卧位、侧卧位。

（2）*呼吸道护理* 仔细清理呼吸道、定时翻身、叩背，指导有效咳嗽、排痰，并注意进食后30分钟内不能吸痰，以免诱发恶心、呕吐等症状。

（3）饮食护理　避免进食容易梗塞和黏性的食物，如鱼刺、年糕等；避免进食过冷、过热食物及过度饮酒；根据老年人疾病特点选择并合理调整饮食的种类，并且食物温度要适宜。老年人进食应尽量采取坐位，上身前倾15°，对于卧床老年人，进餐后不应立即放低床头；避免一次进食过多，应少量多餐、细嚼慢咽；发生梗塞的老年人，间隙时可用汤匙将少许食物送入老年人舌根部，等完全咽下张口确认后再进食；而当发生梗塞时，应立即停止进食，待呼吸平稳后再进食。

### （七）注意事项

1. 遇到噎食的患者，首要任务是打开气道，及时清除呼吸道阻塞。

2. 对突然发生的噎食，常需护理人员用手将食物从口中抠出，当手伸入患者口腔时，注意不要被患者反射性咬合动作咬伤手指。可以在伸手之前，用随手可及的物品如筷子、勺等垫在患者上下牙齿之间。

## 四、移动体位方法

移动体位是指人体从一种姿势转换到另一种姿势及从一个位置移动到另一个位置的过程。本节讲解偏瘫患者的辅助体位转移。

### （一）目的

帮助老年人进行姿势及位置的移动，满足舒适和生活需要。

### （二）原则

轻稳、节力、安全。

### （三）评估

1. 老年人的健康状况、病情程度、四肢肌力等。

2. 解释目的、注意事项以取得合作。

### （四）操作方法

**1. 床上翻身**　老年人取仰卧位。向健侧翻身时，健足插入患腿下方，Bobath握手（双手十指交叉，患手拇指压在健手拇指上方）并将双上肢伸直举向上方，做水平惯性摆动。当双上肢摆至健侧时，健足蹬床并勾住患侧腿顺势翻向健侧。护理人员在患侧控制老年人肩胛骨、骨盆，辅助其翻至健侧。向患侧翻身时，方法同前，先摆向健侧，再反方向摆向患侧，借助摆动的惯性顺势将身体翻向患侧。护理人员在患者手部、健侧膝关节处给予助力，协助其完成翻身。

**2. 床上移动**　横向移动时，老年人取仰卧位，将健侧腿插入患侧腿下方，将患侧腿移向一侧，然后撤出健侧腿，使得双腿屈曲，双足蹬在床上，以头背部、双足、肘关节为支撑点，抬起臀部移向同侧，接着利用臀部、头部、肘关节为支撑点，将肩部也移向同一方向。护理人员立于老年人患侧，协助老年人将双腿、臀部、肩部移向一侧。纵向移动时，老年人取坐位，身体前倾，双手交叉前伸。护理人员抬高一侧臀部，将重心放在另一侧臀部上，将抬起一侧的臀部向前或者向后移动，犹如患者用臀部行走。

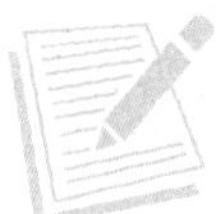

**3. 在床边坐起**　护理人员站在老年人患侧，并将其向患侧转动，拉动老年人双腿，使双侧

小腿互相挨着悬挂在床沿边，同时对患侧的腿部给予支撑。老年人用健侧的手放在胸部的高度支撑在床上。护理人员对患侧的手臂给予支撑，用另外一只手环绕握住老年人的肩部使其竖起。

**4. 从坐位到站立位** 老年人坐于床缘并双手环绕护理人员的颈部。护理人员站在患侧，一手放在老年人健侧臀部或抓住腰带，辅助抬臀；另一只手放在患侧膝关节上，重心转移时使老年人伸髋伸膝，起立后使老年人双下肢对称负重，护理人员用膝盖顶住老年人患侧膝盖以稳定膝关节。

**5. 从床上移动到轮椅** 老年人坐于床边，双足着地平放。轮椅放置于老年人健侧，与床铺成45°，刹住轮椅的手闸，若轮椅扶手可卸，卸下近床侧扶手，向两侧翻开脚踏板。护理人员面向老年人站立，双膝微屈，腰背挺直。双足放在患足两侧，用双膝内外固定老年人的患侧膝盖，防止患侧下肢屈膝或足向前移动。一手从患侧腋下穿过放在患侧肩胛上，抓住肩胛骨的内缘，同时让患侧前臂搭在自己肩上。另一只手托住健侧上肢，使老年人躯干前倾，顺势使老年人身体重心移动至足前掌部位，直到老年人的臀部抬离床面，嘱咐老年人抬头。引导老年人转身，使他的臀部转向轮椅坐下并尽量向后坐，护理人员调整老年人姿势使得坐位舒适稳定。

#### （五）注意事项

1. 不可拖拉，要在抬起老年人身体的基础上进行，注意保护老年人的皮肤。
2. 移动过程中注意保暖，加强对老年人的病情观察。
3. 操作中轻稳、节力，忌用蛮力，注意安全，加强监护，防止跌倒。
4. 护理人员利用自己重心的转移来搬运老年人，并在搬运时两脚分开，形成较大的支撑面，将老年人身体尽量靠向自己，以达省力之目的。

### 五、辅具的使用

常用的辅助器具包括矫形器、助行器具、自助具。本节主要介绍助行器具的使用。助行器是指帮助下肢功能障碍的老年人减轻下肢负荷、辅助人体支撑体重、保持平衡和辅助人体稳定站立及行走的工具或设备，也可称为步行辅助器。

#### （一）目的

保持身体平衡、减轻下肢负荷、缓解疼痛、改善步态、辅助移动及步行、保证老年人移动顺利和活动安全。

#### （二）原则

全面评估、保证安全、风险自救。

#### （三）评估

1. 老年人的健康状况、疾病程度、身高、体力等。
2. 助行器的调节高度、结构、部件是否齐全。
3. 老年人的生活环境及使用场所。

#### （四）用物准备

根据需要选择助行器的种类，如手杖、腋杖、助行架、轮椅等。

## （五）操作方法

**1. 杖**　根据杖的结构和使用方法，可以分为手杖、前臂杖、腋杖、平台杖 4 大类。

（1）手杖　是一种手握式的辅助用具。分为单足手杖和多足手杖（三足手杖和四足手杖）（图 11–1）。

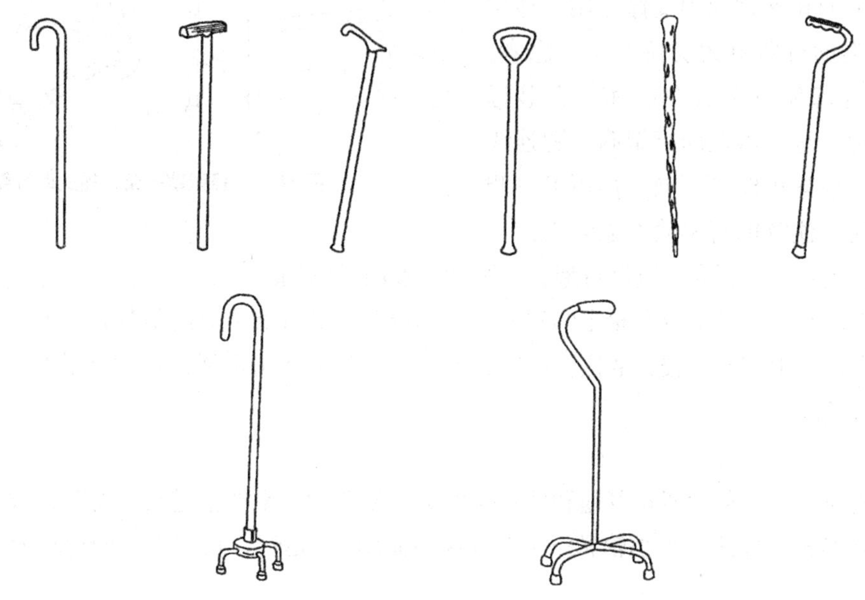

**图 11–1　常用手杖**

1）长度测量　老年人穿鞋或支撑站立，地面至大转子的高度即为手杖的长度。肘部关节屈曲 150°，腕关节背伸，小趾前外侧 15cm 处到背伸手掌面的距离也为手杖的长度。

2）使用方法　以偏瘫老年人为例，一般只用 1 个手杖握于健侧，肘关节最好弯曲 20°～ 30°，双肩保持水平。上下楼梯时应遵循健侧先上、患侧先下的原则。①三点步行：即先伸手杖→迈患足→迈健足；少数老年人以伸手杖→迈健足→迈患足方式行走。②两点步行：即同时伸出手杖和患足，再迈健足。此种方式步行快，适合偏瘫程度轻、平衡功能较好的老年人。

3）注意事项　①行走时目视前方，要鼓励用正常步态（足跟先着地和用足趾蹬地）。②为避免老年人利用四足手杖负重时靠在杖上求得平衡，走路时，手杖不能离老年人太近。③为避免手杖着地负重时向内倾倒，也不要离老年人太远。

（2）腋杖　可靠稳定，用于截瘫或外伤很重的老年人。截瘫者常需用 2 个腋杖行走。

1）长度测量　确定腋杖简易计算方法是使用者身高减去 41cm。

2）使用方法　①两点式：走路顺序为同时出右拐和左脚，然后出左拐和右脚。②三点式：先伸出双侧腋杖，然后迈出患肢，再迈出健肢。③四点式：为最安全的步法。先出右拐杖，而后左脚跟上，接着出左拐杖，右脚再跟上。④跳跃法：先将两侧拐杖向前，再将身体跳跃至两拐杖中间处。常为永久性残疾者使用。⑤交替拖地步行：伸左腋杖→伸右腋杖→双足同时拖地向前到达腋杖附近。⑥摆至步：同时伸两个腋杖，再双足同时拖地向前，到达腋杖附近。

3）注意事项　①上肢和躯干必须有一定的肌力，上臂要夹紧，控制身体的重心，避免身体向外倾斜。②腰部应直立或略向前挺，而不能向后弯。③腋杖的着地点应在脚掌的前外侧处，肘关节最好弯曲 20°～ 30°，手腕保持向上翘的力量，腋垫抵在侧胸臂上，通过加强肩和上肢得到更多的支持，正常腋杖与躯干侧面应成 15°，使用腋杖时着力点在手柄处，以避免伤及臂丛

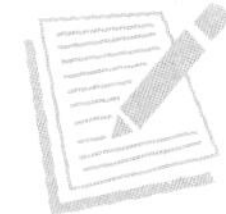

神经。

**2. 助行架** 有轻型助行架、轮式助行架（图 11-2）和助行台。

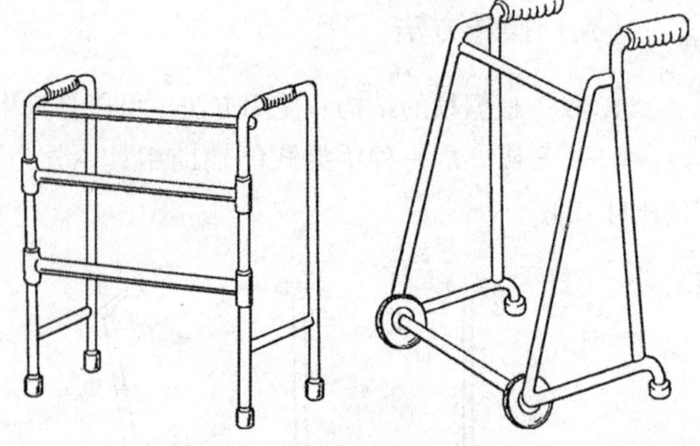

图 11-2 轻型助行架、轮式助行架

（1）轻型助行架 是双臂操作助行器中最简单的形式，是一种没有轮子的三边形金属架，依赖手柄和支脚起到支撑作用。适用于需要比杖类助行器更大支持的疾病患者。基本步态：提起助行架放在前面一上肢远处，再向前迈一步，落在助行架两后腿连线水平附近，一般先迈弱侧下肢，再迈另一侧下肢。使用时应注意助行架放在老年人前方合适的位置，迈步时不要太靠近助行架，否则会导致向后倾倒。

（2）轮式助行架 是指带有轮子的双臂操作助行器，助行器前方两足各有一个轮子。又称滚动助行器。在使用中需要有较大的操作空间，老年人要学会使用手闸并具有控制手闸的能力以免下斜坡时出现危险。

**3. 轮椅**

（1）前进与后退 分为四轮着地和两轮着地法。轮椅做水平的推进与后退时，大轮和小轮均发挥作用，是四轮着地法。当小轮悬空，轮椅向后倾斜 30°运行，仅靠大轮的运动使轮椅移动是两轮着地法。

（2）上台阶 当前方有台阶时，先将手柄向后面拉，并一脚踩后倾杆，使轮椅向后倾斜保持 30°向前行进，到大轮触及台阶，用脚踩后倾杆慢慢放松，使小轮落在台阶上，再向前上提手柄，顺势将大轮滚上台阶，继续推进。

（3）上下楼梯 上楼时采用两轮着地法。患者系上安全带，护理人员双手握住手柄，侧身向后倾斜，双脚交替上行，借助体重和拉力，使轮椅逐个上台阶。下楼时，轮椅的方向及操作姿势与上楼梯相同，双下肢交替下行，使轮椅逐渐而下。

（4）注意事项 ①使用前必须检查轮椅各部件的性能及安全。②乘坐的轮椅大小合适，座位宽度以坐稳后与扶手间有两指宽的距离为宜，搁脚板高低以足踏在板上，大腿呈水平为宜。③长期坐轮椅的老年人应预防压疮，对身体不能保持平衡的老年人，乘坐轮椅时应使用保护具，防止跌伤。

## 六、义齿的护理

义齿与真牙一样，也会积聚一些食物碎屑、牙菌斑和牙石等。如果不注意卫生，有可能会导致口腔内出现牙龈红肿等现象，因此，镶牙后做好义齿的护理是至关重要的。

### （一）目的

1. 保持口腔清洁，使老年人舒适，促进食欲。
2. 防止口臭、牙垢，预防口腔感染及并发症，保持口腔正常功能。
3. 观察舌苔及口腔黏膜的变化，提供病情变化的信息。
4. 确保义齿寿命的长久。

### （二）评估

1. 老年人自主活动能力和口腔清洁自理能力，判断需要完全协助或部分协助。
2. 义齿是固定的还是可活动的，有无牙垢等。
3. 牙龈的颜色，有无溃疡、肿胀、炎症等。
4. 口腔气味。
5. 老年人对口腔清洁的要求及对义齿清洁的知识掌握程度。

### （三）用物准备

牙杯、清水、牙刷、牙膏、毛巾等。

### （四）操作方法

**1. 固定义齿的护理**　因为固定义齿是不可以摘戴的，所以主要是跟真牙一起清洁，重点清洁固定义齿和真牙的连接处。

**2. 活动义齿的护理**

（1）操作前清洁双手摘下义齿。取义齿时，首先取出上面的，然后取出下面的并放在冷水杯中。

（2）先清洁自己的牙齿，每天两次用含氟牙膏彻底清洁每一颗牙的每一面，方法包括刷牙及使用牙线。

（3）然后用牙刷刷洗义齿的各面，并用冷水冲洗干净，每次刷牙时在洗水盆中放一定量的水，或者将毛巾放在水盆中，以防止义齿不慎滑落摔断。

（4）暂时不用的义齿可浸于冷水中加盖备用，每日更换一次清水，注意义齿不可浸于乙醇或热水中，以防止变色、变形和老化。如遇义齿松动、脱落、折断，但未变形时，应将损坏的部件保存好。

（5）让老年人漱口后戴上，必要时检查口腔情况。首先戴下面的，然后戴上面的，固定不好的义齿用粘贴膏帮助。

（6）鼓励老年人日间戴好义齿，以促进食物咀嚼，便于交谈，保持良好的口腔外形和个人外观。

（7）戴好义齿后，询问老年人有无疼痛感觉，如有问题及时就医。

### （五）注意事项

1. 义齿应白天持续佩戴，晚间摘下，摘下的义齿浸泡在冷水中，以防遗失或损坏。
2. 每次饭后均应漱口或取下义齿，用水冲洗干净再戴。
3. 定期做口腔及义齿检查，每 6 个月 1 次。

## 第二节　老年养生保健护理技术

中医护理技术因具有简、便、验、廉等特点，深受广大老年人的青睐，在老年人的养生保健中应用广泛，常用的中医养生保健技术有穴位按摩法、艾条灸法、药熨法等。

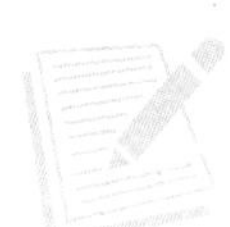

## 一、常用穴位按摩法

穴位按摩技术是以按法、点法、推法、叩击法等手法作用于经络腧穴，具有减轻疼痛、调节胃肠功能、温经通络等作用的一种操作方法。

### （一）适用范围

各种急慢性疾病所致的痛症，如头痛、肩颈痛、腰腿痛及失眠、便秘、局部感觉迟钝等症状。

### （二）评估

1. 病室环境、温度。
2. 主要症状、既往史。
3. 按摩部位皮肤情况。
4. 对疼痛的耐受程度。

### （三）告知

1. 按摩时及按摩后局部可能出现酸痛的感觉，如有不适及时告知护士。
2. 按摩前后局部注意保暖，可喝温开水。

### （四）物品准备

治疗巾，必要时备纱块、介质（如生姜水、红花油等）、屏风。

### （五）操作方法

1. 备齐用物携至床旁，调节合适室温，嘱老年人排空二便。
2. 根据按摩的部位协助取合理和安全体位。
3. 确定腧穴部位，根据老年人身体状况、皮肤的耐受程度选用适宜的按摩手法及强度。
4. 按摩时间一般宜在饭后 1 ～ 2 小时进行。每个穴位施术 1 ～ 2 分钟，以局部穴位透热为度。
5. 操作过程中询问患者的感受。若有不适，应及时调整手法或停止操作，以防发生意外。
6. 常用按摩部位和穴位：

（1）*头面部*　取穴上印堂、太阳、头维、攒竹、上睛明、鱼腰、丝竹空、四白等。

（2）*颈项部*　取穴风池、风府、肩井、天柱、大椎等。

（3）*胸腹部*　取穴天突、膻中、中脘、下脘、气海、关元、天枢等。

（4）*腰背部*　取穴肺俞、肾俞、心俞、膈俞、华佗夹脊、大肠俞、命门、腰阳关等。

（5）*肩部及上肢部*　取穴肩髃、肩贞、手三里、天宗、曲池、极泉、小海、内关、合谷等。

（6）*臀及下肢部*　取穴环跳、居髎、风市、委中、昆仑、足三里、阳陵泉、梁丘、血海、膝眼等。

7. 常用手法：

（1）*点法*　用指端或屈曲的指间关节部着力于施术部位，持续地进行点压，称为点法。此法包括有拇指端点法、屈拇指点法和屈食指点法等，临床常用拇指端点法。

1）拇指端点法　手握空拳，拇指伸直并紧靠于食指中节，以拇指端着力于施术部位或穴位

上。前臂与拇指主动发力、进行持续点压。亦可采用拇指按法的手法形态，用拇指端进行持续点压。

2）屈拇指点法　屈拇指，以拇指指间关节桡侧着力于施术部位或穴位，拇指端抵于食指中节桡侧缘以助力，前臂与拇指主动施力，进行持续点压。

3）屈食指点法　屈食指，其他手指相握，以食指第一指间关节突起部着力于施术部位或穴位上，拇指末节尺侧缘紧压食指指甲部以助力。前臂与食指主动施力，进行持续点压。

（2）揉法　以一定力按压在施术部位，带动皮下组织做环形运动的手法。

1）拇指揉法　以拇指螺纹面着力按压在施术部位，带动皮下组织做环形运动的手法。以拇指螺纹面置于施术部位上，余四指置于其相对或合适的位置以助力，腕关节微屈或伸直，拇指主动做环形运动，带动皮肤和皮下组织，每分钟操作 120 ～ 160 次。

2）中指揉法　以中指螺纹面着力按压在施术部位，带动皮下组织做环形运动的手法。中指指间关节伸直，掌指关节微屈，以中指螺纹面着力于施术部位上，前臂做主动运动，通过腕关节使中指螺纹面在施术部位上做轻柔灵活的小幅度的环形运动，带动皮肤和皮下组织，每分钟操作 120 ～ 160 次。为加强揉动的力量，可以将食指螺纹面搭于中指远侧指间关节背侧进行操作，也可用无名指螺纹面搭于中指远侧指尖关节背侧进行操作。

3）掌根揉法　以手掌掌面掌根部位着力按压在施术部位，带动皮下组织做环形运动的手法。肘关节微屈，腕关节放松并略背伸，手指自然弯曲，以掌根部附着于施术部位上，前臂做主动运动，带动腕掌做小幅度的环形运动，使掌根部在施术部位上做环形运动，带动皮肤和皮下组织，每分钟操作 120 ～ 160 次。

（3）叩击法　用手特定部位，或用特制的器械，在治疗部位反复拍打叩击的一类手法，称为叩击类手法。操作时应果断、快速，击打后将术手立即抬起，叩击的时间要短暂。击打时，手腕既要保持一定的姿势，又要放松，以一种有控制的弹性力进行叩击，使手法既有一定的力度，又感觉缓和舒适，切忌用暴力打击，以免造成不必要的损伤。

8. 操作结束协助着衣，安置舒适卧位，嘱老年人喝温水。

### （六）注意事项

1. 出血性疾病、肿瘤或感染者慎用。使用叩击法时，有严重心血管疾病者禁用、心脏搭桥患者慎用。

2. 护理人员操作前修剪指甲；对于皮肤干燥的老年人可先局部涂抹润肤乳以后再按摩，以防损伤皮肤。

3. 操作时用力要适度，操作过程中，注意保暖，保护患者隐私。

## 二、艾条灸法

艾条灸法是将点燃的艾条悬于选定的穴位或病痛部位之上，通过艾的温热和药力作用刺激穴位或病痛部位，达到温经散寒、扶阳固脱、消瘀散结、防治疾病作用的一种操作方法。

### （一）适用范围

适用于各种慢性虚寒型疾病及寒湿所致的疼痛，如胃脘痛、腰背酸痛、四肢凉痛等；中气不足所致的急性腹痛、吐泻、四肢不温等症状。

### （二）评估

1. 病室环境及温度。

2. 主要症状、既往史。

3. 有无出血病史或出血倾向、哮喘病史或艾绒过敏史。

4. 对热、气味的耐受程度。

5. 施灸部位皮肤情况。

### （三）告知

1. 施灸过程中出现头昏、眼花、恶心、颜面苍白、心慌出汗等不适现象，及时告知护理人员。

2. 对于瘦弱的老年人在治疗过程中艾灸部位可能出现水泡。

3. 灸后注意保暖，饮食宜清淡。

### （四）物品准备

艾条、治疗盘、打火机、弯盘、广口瓶、纱布，必要时备浴巾、屏风、计时器。

### （五）操作方法

1. 护理人员备齐用物携至床旁，调节合适室温，嘱老年人排空二便。

2. 根据施灸部位协助取合理和安全体位，充分暴露施灸部位，注意保护隐私及保暖。

3. 常用施灸方法：

（1）温和灸　将点燃的艾条对准施灸部位，距离皮肤 2 ～ 3cm，使患者局部有温热感为宜，每处灸 10 ～ 15 分钟，至皮肤出现红晕为度。

（2）雀啄灸　将点燃的艾条对准施灸部位 2 ～ 3cm，一上一下进行施灸，如此反复，一般每穴灸 10 ～ 15 分钟，至皮肤出现红晕为度。

（3）回旋灸　将点燃的艾条悬于施灸部位上方约 2cm 处，反复旋转移动范围约 3cm，每处灸 10 ～ 15 分钟，至皮肤出现红晕为度。

4. 施灸过程中观察老年人皮肤情况，对糖尿病、肢体麻木及感觉迟钝者，尤应注意防止烧伤。同时询问有无不适并根据老年人的身体状况调整施灸时间。

5. 及时清理艾灰，施灸结束后，立即将艾条插入广口瓶，熄灭艾火。

6. 协助老年人穿衣，指导灸后饮食宜清淡。

7. 酌情开窗通风，注意保暖，避免吹对流风。

### （六）注意事项

1. 大血管处、皮肤感染、溃疡、瘢痕处，有出血倾向者、哮喘或艾绒过敏者不宜施灸；空腹或餐后 1 小时左右不宜施灸。

2. 一般情况下，施灸顺序自上而下，先头身，后四肢。

3. 如局部出现小水泡，无需处理，水泡会自行吸收；水泡较大，可用无菌注射器抽吸泡液，用无菌纱布覆盖。如施灸过程出现头昏、眼花、恶心、颜面苍白、心慌出汗等不适现象，应立即停止操作并对症处理。

## 三、药熨法

药熨法是将中药加热后装入布袋，在人体局部或一定穴位上移动，利用温热之力使药性通过体表透入经络、血脉，从而达到温经通络、行气活血、散寒止痛、祛瘀消肿等作用的一种操作方法。

### （一）适用范围

适用于风湿痹证引起的关节冷痛、酸胀、沉重、麻木；跌打损伤等引起的局部瘀血、肿痛；扭伤引起的腰背不适、行动不便；脾胃虚寒所致的胃脘疼痛、腹冷泄泻、呕吐等症状。

### （二）评估

1. 病室环境，温度适宜。
2. 主要症状、既往史、药物过敏史。
3. 对热和疼痛的耐受程度。
4. 热熨部位的皮肤情况。

### （三）告知

1. 药熨前，协助老年人排空二便。
2. 叮嘱老年人感觉局部温度过高或出现红肿、丘疹、瘙痒、水泡等情况，应及时告知护士。
3. 每次 15 ～ 30 分钟，每日 1 ～ 2 次。

### （四）物品准备

治疗盘、遵医嘱准备药物及器具、凡士林、棉签、纱布袋 2 个、大毛巾、纱布或纸巾，必要时备屏风、毛毯、温度计等。

### （五）操作方法

1. 护理人员备齐用物携至床旁，调节合适室温，嘱老年人排空二便。
2. 取合理和安全体位，暴露药熨部位，必要时屏风遮挡，操作中注意保暖。
3. 根据医嘱，将药物加热至 60 ～ 70℃备用。
4. 先用棉签在药熨部位涂一层凡士林，将药袋放到患处或相应穴位处用力来回推熨，以老年人能耐受为宜。力量要均匀，开始时用力要轻，速度可稍快，随着药袋温度的降低，力量可增大，同时速度减慢。药熨温度适宜，年老及感觉障碍者，药熨温度不宜超过 50℃。药袋温度过低时，及时更换药袋或加温。
5. 每次 15 ～ 30 分钟，每日 1 ～ 2 次。
6. 操作过程中观察局部皮肤的颜色情况和询问对温度的感受。
7. 结束后协助穿衣，安排舒适体位，指导多饮温开水。

### （六）注意事项

1. 大血管处、皮肤破损及炎症、局部感觉障碍处、药物过敏者忌用。
2. 药熨过程中一旦出现水泡或烫伤时应立即停止，并给予适当处理。

## 第三节 老年人常用康复护理技术

随着人口老龄化的进展，部分或完全失能老年人、痴呆老年人日益增多，已成为社会高度关注的问题。在熟悉老年人身心疾病特点的基础上，合理使用康复护理技术，可以延缓老年人失能及痴呆的进展，提高老年人生活质量，是老年护理的一项重要措施。

### 一、日常生活能力训练

日常生活能力的训练可以帮助老年人恢复身体功能，把剩余能力发挥到最大限度，对生活有更好的适应能力，增进健康、延缓衰老，预防日常生活活动能力的丧失。

#### （一）偏瘫老年人肢体功能训练

根据临床特点，偏瘫患者的康复治疗一般须经历早期、软瘫期、痉挛期、相对恢复期和后遗症期五期，本节主要介绍早期及软瘫期老年人肢体功能训练的康复护理技术。

**1. 良肢位的摆放** 偏瘫早期的康复治疗中，正确的体位可预防和抑制上肢屈肌、下肢伸肌的典型痉挛模式的出现和发展，这种痉挛模式会妨碍患者日常生活活动，并因股四头肌和小腿三头肌痉挛导致步行时屈膝和踝背屈困难而形成划圈步态。一般每 1 ～ 2 小时更换一次体位，以预防压疮、肺部感染及痉挛的发生。通常选用下列体位进行相互转换：

（1）患侧卧位 患侧卧位对偏瘫患者的康复来说是最重要的体位，又称第一体位或首选体位。该体位可以伸展患侧肢体、减轻或缓解痉挛的发生，使瘫痪关节韧带受到一定压力，促进本体感觉的输入，同时利于自由活动健侧肢体。

采取该体位时，患侧在下，健侧在上，患者的头下给予合适高度（一般为 10 ～ 12cm）的软枕，躯干稍向后旋转，后背用枕头支撑。肘伸直位，肩前屈，前臂外旋，将患肩拉出以避免受压和后缩；手指伸展，掌心向上，手中不应放置任何东西，以免诱发抓握反射而强化患侧手的屈曲。患腿髋关节略后伸，膝关节轻度屈曲。健侧上肢放在身上或后边的软枕上，避免放在身前，以免因带动整个躯干向前而引起患侧肩胛骨后缩。健侧下肢充分屈髋屈膝，患侧脚下放一软枕支撑以抑制脚的跖屈痉挛。

（2）健侧卧位 健侧在下，患侧在上，患者的头下给予合适的软枕，胸前放一软枕。患肩充分前屈，患侧肘关节伸展，腕、指关节伸展放在枕上，掌心向下。患侧髋关节和膝关节尽量前屈 90°，置于身体前另一软枕上，注意患侧踝关节不能内翻悬在软枕边缘，以防造成足内翻下垂。健侧肢体自然放置。此体位避免了患侧肩关节的直接受压，减少了患侧肩关节的损伤，但是限制了健侧肢体的主动活动。

（3）仰卧位 患者头部垫枕，面部朝向患侧。患者使用的软枕不宜太高，以防因屈颈而强化患者的肌肉痉挛。患侧肩下垫一厚软垫，使肩部上抬前挺，以防肩胛骨向后挛缩，患侧肩关节外旋稍外展，肘、腕关节伸直，掌心朝上，手指伸直并分开，整个患侧上肢放置于枕头上。患侧髋下放一枕头，使髋向内旋，患侧臀部、大腿外侧下放一枕头，其长度要足以支撑整个大腿外侧，以防下肢外旋，膝关节稍垫起使微屈并向内。足底不放任何东西，以防增加不必要的伸肌模式的反射活动。由于该体位容易受紧张性颈反射的影响，极易激发异常反射活动，从而强化患者上肢的屈肌痉挛。因此，应尽量缩短仰卧位的时间或与其他体位交替使用。

**2. 被动运动** 对患者进行被动运动可预防肌肉萎缩、关节疼痛、关节挛缩、关节活动受限，

促进血液循环，增强感觉的输入。如病情较稳定，在病后第 3 ～ 4 天起对患肢所有的关节（包括健侧肢体）都应做全范围的关节被动运动，每日 2 ～ 3 次，直到主动运动恢复。活动顺序一般从健侧开始，然后再活动患侧，从近端到远端，由大关节到小关节，循序渐进，缓慢进行，切忌粗暴。

**3. 主动活动**

（1）体位变换　因健侧卧位强化患侧屈肌优势，患侧卧位强化患侧伸肌优势，仰卧位强化伸肌优势，所以不断变化体位可使躯体伸肌、屈肌张力达到平衡，可有效预防痉挛的出现。此外，体位改变还可预防压疮和肺部感染。因此，医护人员应从多方面帮助患者，卧位时应保持正确的体位，并每 2 小时翻身 1 次。偏瘫患者变换体位或训练时，握手方法应采用 Bobath 握手，即双手手指交叉，患手拇指置于健侧拇指之上。然后采用如下体位变换训练。方法：

主动健侧翻身训练：患者仰卧位，Bobath 式握手，或健手握住患手手腕，屈膝，健腿插入患腿下方。交叉的双手伸直举向上方，做左右侧方摆动，借助摆动的惯性，让双上肢和躯干一起翻向健侧。

主动患侧翻身训练：患者仰卧位，Bobath 式握手，向上伸展上肢（或健侧上肢放腹部），健侧下肢屈曲，双上肢左右侧方摆动，当摆向患侧时，顺势将身体翻向患侧。

（2）桥式运动　在床上进行翻身训练的同时，必须加强患者患侧伸髋屈膝肌的练习，这对避免患者今后行走时出现偏瘫步态十分重要。常采用如下桥式运动训练方法：

双侧桥式运动：患者仰卧，帮助患者将双膝屈曲，双足靠拢平踏床面，让患者伸髋将臀抬离床面，并保持骨盆成水平位，维持一段时间后慢慢放下。如患髋外旋外展不能支持，则需帮助将患膝稳定住。

单侧桥式运动：当患者能完成双侧桥式动作后，让患者伸展健腿，患腿完成屈膝、伸髋、抬臀的动作。

动态桥式运动：可促进患者下肢内收和外展控制能力的恢复。训练时患者仰卧屈膝，双足踏住床面，双膝平行并拢，健腿保持不动，患腿做交替的幅度较小的内收和外展动作，并学会控制动作的幅度和速度；然后患腿保持中立位，健腿做内收外展练习，还可以把健腿放在患腿上，完成抬臀动作。

**4. 按摩**　对患肢进行按摩可促进血液、淋巴回流，防止和减轻肿胀，同时又是一种运动感觉刺激，有利于运动功能恢复。按摩要轻柔、缓慢，有节律地进行，不使用强刺激性手法。对肌张力高的肌群用安抚性质的推摩；对肌张力低的肌群则予以擦摩和揉捏。

此外，在痉挛期和恢复期可采用抗痉挛训练、坐位训练、平衡训练、步行训练、上肢控制能力训练及改善手功能训练等方法，促进偏瘫老年人的康复，具体训练方法请详见《康复医学》《康复护理学》等相关教材。

**5. 穿衣训练**　见本章第一节。

**6. 移位训练**　见本章第一节。

## （二）卧床老年人肢体功能训练

随着年龄的增长及自身疾病的发展使老年人容易卧床，长期卧床后可出现肌肉萎缩、骨质疏松、感染、压疮、静脉栓塞等，故需要医护人员在老年人卧床期做好康复护理，有效预防并发症的出现。

**1. 关节运动训练**　长期卧床会导致关节活动范围受限，严重影响人体正常功能的发挥。因

此，对卧床老年人上下肢关节进行主动和被动运动训练，可预防关节挛缩、肌肉失用性萎缩，改善肢体血液循环。因此，需根据患者的病情选定合适的关节运动方法。

（1）*被动运动* 适用于不能进行主动运动的卧床老年人。从各个方向上被动活动患者的各个关节，活动顺序由大关节到小关节，运动幅度从小到大，各关节各方向运动 3 ～ 5 遍，每日 1 ～ 2 次，速度宜缓慢，手法宜轻柔，循序渐进，同时可配合按摩。

（2）*主动运动* 在病情允许的情况下，对不限制活动的部位，鼓励患者主动保持活动，进行锻炼。因活动可促进血液循环，是保持关节软骨面生理功能的基本因素，是预防关节面发生退行性变的有效方法。活动时按照生理活动范围活动上下肢各关节。

**2. 预防足下垂** 足下垂又称垂足畸形，下肢瘫痪者极易发生。对长期卧床的老年人，足部须给予支撑，如使用足板托、枕头等物，也可穿丁字鞋，使足与腿成直角，保持足背屈位，以预防跟腱挛缩。

**3. 膝关节畸形的预防** 膝关节下放垫子，以防止膝肿胀和膝过伸，但时间不可过长。同时要每日数次去垫平卧，防止膝关节屈曲挛缩。

**4. 体位变换** 每 2 小时翻身 1 次，以预防压疮和感染。

## 二、认知功能训练

### （一）协助患者确认现实环境

可用明显的标记标明患者的房间及其使用的物品，便于识记。对不适应新环境的患者，应为其建立简单及固定的生活日程，如个人生活用品、桌椅等固定位置；帮助患者确认所住房间、卫生间等现实环境；房间内的布置和物品摆放尽量不移动，且不放患者未见过的物品，以减少其辨认环境的困难和错误。

### （二）诱导正向行为

尽可能随时纠正或提醒患者正确的时间、地点、人物等概念，诱导其向正向行为改变。

### （三）记忆训练

老年期痴呆患者近期记忆受损，但大部分远期记忆仍然保存。通过有意识反复的记忆训练，可延缓衰退，促进智力的恢复，记忆力的训练要点是复述、反复重复，以使事物重新形成或加深记忆痕迹。

**1. 瞬时记忆训练** 护理人员可以念一串不按顺序排列的数字，从三位数起，每次增加一位。如：326、2558、31651……念完后立即让患者复述，直至不能复述为止。也可以鼓励患者重述电话号码，回忆之前出示的钢笔、眼镜、钥匙等物品名称等方法，以提高其瞬间记忆能力。

**2. 短时记忆训练** 可将日常生活熟悉的物品图片若干张进行分类，并以每次要求识记图片多少作为训练难度的大小，要求患者在图片出示完 3 ～ 5 秒复述所示图片名称等，图片数量可由少到多，逐渐增加，观看的时间可由长到短。此外，可让患者看电视新闻，然后提问新闻的大概内容，让患者回答。

**3. 长时记忆训练** 鼓励患者回忆过去的生活经历，讲述自己感兴趣的往事，不时让患者回忆一下家里亲戚朋友，原来单位同事的姓名，以前家中发生的事情等。

### （四）注意力训练

注意障碍的康复是认知康复的中心问题，虽然它只是认知障碍的一个方面，但只有纠正了注意障碍，记忆、学习、交流、解决问题等认知障碍的康复才能有效地进行。

**1. 示范训练** 训练者将要展现的动作行为通过多种感觉方式展示在患者眼前，并加以语言提示以便患者集中注意力。如向患者示范打太极拳，一边让患者看到舒展流畅的动作，另一边抑扬顿挫地讲解动作要领，使患者视觉、听觉都调动起来，以加强注意力的训练。

**2. 分类训练** 其目的是提高患者不同难度的注意力，操作方式以纸笔练习形式为主，要求患者按指示完成规定的图案描绘，或对电脑中的指示执行适当的动作。分类训练内容还可按照注意力的分类分别进行持续性、选择性、交替性及分别性注意项目的训练。

### （五）智力训练

智力活动内容非常丰富，如逻辑联想、思维灵活性、分析和综合能力、理解表达能力、社会适应能力等。常用的训练方法有：

**1. 逻辑联想、思维灵活性训练** 从儿童玩具中去寻找一些有益于智力的玩具进行练习，如按照图纸用积木搭出各种造型、使用拼图板进行拼图游戏等。

**2. 分析和综合能力训练** 经常让患者对一些图片、实物、单词做归纳和分类。比如拿出一些小孩用的图画卡片，让患者将动物、植物、生活用品等分开归类。

**3. 理解和表达能力训练** 向患者讲述一些事情，讲完后提一些问题让患者回答。

### （六）数字概念和计算能力的训练

针对老年痴呆患者可进行一些简单的数字训练，如将物体分成两堆，让患者比较哪堆多，哪堆少；或者让患者顺数数字，先从 1 ～ 30，逐渐数到 100，再倒数数字；还可以让患者进行一些简单的家庭消费账目计算，如去商场购买回一些日用品后，让他们算一算每样物品各花费了多少钱，共消费了多少钱，还剩下多少钱，促使患者多用脑、勤用脑。

### （七）语言训练

对老年期痴呆患者来说，需积极治疗语言功能受损，鼓励患者多交流、多表达、多理解，这是尽量修复语言能力的关键。鼓励患病老人经常参加社区老人活动，通过老人间的言语交流，维持和强化其语言能力，并有助于其社交能力的改善，家庭固定节目式的讨论也是很好的一种训练方式，如对新闻联播内容进行讨论等。针对受损程度不同，策略和目标也不同。语言功能受损严重、发音不清楚的患者，教其发简单的单词，尽量发清楚，也可给其看物品，比如盘子等，让其说出名称；对用词贫乏者，教其日常生活及表达想法的简单用词；对能进行简单谈话，忘词或词不达意者，鼓励患者不要担心说错，适当多讲。

### （八）日常生活活动训练

主要训练患者更衣、饮食、如厕、出行、服药等日常生活活动能力。尽量让患者独自完成各种任务，如果患者能独自完成指定任务，再要求患者尽量缩短完成任务的时间。

# 附　录

# 中英文名词对照

Barthel 指数 Barthel index，BI

Berg 平衡量表 Berg balance scale，BBS

Beck 抑郁量表 Beck depression inventory，BDI

Barrett 食管 Barrett's esophagus，BE

Hendrich Ⅱ跌倒因素模型量表 hendrich Ⅱ fall risk model，HFRM

Morse 跌倒评估量表 Morse fall scale，MFS

Pfeffer 功能活动调查问卷 functional activities questionnaire，FAQ

A

哀伤辅导 grief counseling

阿尔茨海默病 Alzheimer's disease，AD

B

不稳定阶段 unstable phase

便秘 constipation

不依从 non-adherence

C

长寿老年人 the longevous

成功老龄化 successful aging

持续理论 continuity theory

次文化理论 subculture theory

长期照护 long-term care，LTC

痴呆 dementia

D

大便失禁 copracrasia

跌倒 fall

短暂性脑缺血发作 transient ischemic attack，TIA

代谢当量 metabolic equivalent，MET

单纯收缩期高血压 isolated systolic hypertension，ISH

F

非糜烂性反流病 non-erosive reflux disease，NERD

非甾体类抗炎药 non-steroidal anti- inflammatory drugs，NSAIDs

G

功能结果理论 functional consequences theory

功能性日常生活能力 instrumental activities of daily living，IADL

高级日常生活能力 advanced activities of daily living，AADL

孤独 loneliness

高楼住宅综合征 high-rise residential syndrome

冠心病 coronary heart disease，CHD

骨质疏松症 osteoporosis，OP

高级执业护士 advanced practice nurses，APNs

国家居家照料联合会 National Association for Home Care

H

活跃理论 activity theory

护理之家 nursing home

霍普金斯跌倒风险评估表 Jonhs Hopkin's fall risk assessment tool

怀旧治疗 reminiscence therapy

汉密顿抑郁量表 Hamilton depression scale，HAMD

患者自控止痛 patient controlled analgesia，PCA

环境 environment

J

健康期望寿命 active life expectancy
健康老龄化 aging of the health
积极老龄化 active aging
健康促进 health promotion
基因理论 genetic theory
健康理论 health theory
交联理论 cross-link theory
家务活动 household activities
焦虑 anxiety
简易智力状态检查 mini-mental state examination，MMSE
简易操作智力状态问卷 short portable mental status questionnaire，SPMSQ
角色 role
家庭 family
疾病不确定理论 theory of uncertainty in illness
疾病过程或轨迹 illness course or trajectory
急性阶段 acute phase
积极功能结果 positive functional consequences
计时起立 - 步行测验 timed up and go test，TUGT
角色理论 role theory
晶态智力 crystallized intelligence
居丧照护 bereavement care
急性心肌梗死 acute myocardial infarction，AMI
肌酸激酶 creatine kinase，CK
甲状旁腺激素 parathyroid hormone，PTH
经皮冠状动脉介入治疗 percutaneous coronary intervention，PCI
健康护理相关性肺炎 healthcare-associated pneumonia，HCAP
肌强直 myotonia
静止性震颤 static tremor
居家护理 home care
家务料理 home help
家庭护理 nursing care at home

K

口腔干燥 xerostomia
空巢综合征 empty nest syndrome

L

老年人口系数 proportion of aged population
老年保健 health care in elderly
老年人自我保健 self-health care in elderly
临终阶段 dying phase
临近诱因 proximal factors
挛缩 contracture
老年性白内障 senile cataract
老年性耳聋 presbycusis
老年综合征 geriatric syndromes
离退休综合征 retirement syndrome
老年抑郁量表 the geriatric depression scale，GDS
临终关怀 hospice care
老年病 elderly disease
老年糖尿病 elderly diabetes mellitus，EDM
老年肺炎 elderly pneumonia
老年社区获得性肺炎 community acquired pneumonia，CAP
老年医院获得性肺炎 hospital acquired pneumonia，HAP
老年高血压 elderly hypertension
老年抑郁症 geriatric depression
老老年人 the old old
老年学 gerontology
老年生物学 biology of aging
老年医学 geriatrics
老年心理学 gerontological psychology
老年社会学 geriatric sociology
老年护理学 gerontological nursing
老年病开业护士 geriatric nurse practitioners，GNPs
临床护理专家 clinical nurse specialists，CNSs
老年人药效学 elderly pharmacodynamics
老年人药动学 elderly pharmacokinetics

M

免疫理论 immunological theory
慢性病轨迹框架理论 chronic illness trajectory framework theory
面部表情图 face expressional，FES
糜烂性食管炎 erosive esophagitis，EE
慢性阻塞性肺疾病 chronic obstructive pulmonary disease，COPD

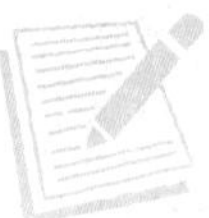

N

年轻老年人 the young old
年龄阶段理论 age stratification theory
逆转阶段 comeback phase
脑衰弱综合征 asthenic syndrome
脑卒中 stroke
脑血管意外 cerebral vascular accident，CVA
脑梗死 cerebral infarction，CI
脑出血 cerebral hemorrhage，CH

P

平均期望寿命 average life expectancy
帕金森病 Parkinson's disease，PD

Q

潜在不适当用药 potentially inappropriate medication，PIM

R

人口老龄化 aging of population
人类需求理论 human needs theory
人格发展理论 life course and personality development theory
日间照护 day care
日常生活能力 activity of daily living，ADL
日常生活活动 activities of daily living

S

损耗理论 wear-and-tear theory
衰老的生物学理论 biologic theories of aging
衰老的心理学理论 psychological theories of aging
衰老的社会学理论 social theories of aging
始发阶段 trajectory onset
生活质量 quality of life，QOL
世界卫生组织生存质量测定量表 the world health organization Quality of Life，WHOQOL
视觉障碍 visual impairment
视觉模拟量表 visual analogue scale，VAS
数字评定量表 numerical rating scale，NRS
死亡教育 death education

舒缓疗护 palliative care
收缩压 systolic blood pressure，SBP
舒张压 diastolic blood pressure，DBP
衰弱 frailty

T

特质焦虑 trait anxiety
听觉障碍 hearing impairment
疼痛 pain
吞咽障碍 dysphagia
托马斯跌倒风险评估工具 St Thomas's risk assessment tool，STRATIFY
天门冬酸氨基转移酶 aspartate aminotransferase，AST
退行性骨关节病 degenerative osteoarthritis，OA

W

稳定阶段 stable phase
危机阶段 crisis phase
危险因素 risk factors
文化 culture
文字描述评定法 verbal descriptor scale，VDS
胃食管反流病 gastroesophageal reflux disease，GERD

X

需求驱动的痴呆相关行为模式 need-drive dementia-compromised behavior model
下降阶段 downward phase
消极功能结果 negative functional consequences
小便失禁 urinary incontinence，UI
心理健康 mental health
选择性 5- 羟色胺再摄取抑制剂 seletive serotonin reuptake inhibitors，SSRIs
血管性痴呆 vascular dementia，VD
心绞痛 angina pectoris

Y

隐退理论 disengagement theory
隐蔽诱因 background factors
抑郁 depression
抑郁自评量表 self-rating depression scale，SDS
娱乐活动 recreational activities
药物的吸收 absorption of drug

药物的分布 distribution of the drug
药物的代谢 metabolism of the drug
药物的排泄 elimination of the drug
药物不良反应 adverse drug reactions，ADR
药源性疾病 drug induced diseases，DID
药物相互作用 drug interactions，DI
药物与疾病的相互作用 drug–disease interactions
药物不良事件 adverse drug events，ADE
用药依从性 medication adherence
药历 medication history
依从性不足 under–adherence
液态智力 fluid intelligence
运动迟缓 bradykinesia

## Z

最高寿命 maximum life–span of human
自由基理论 free radical theory
自我概念理论 self–concepts theory
自我效能理论 self–efficacy theory
自护理论 self–care theory
谵妄 delirium
状态 – 特质焦虑问卷 state–trait anxiety inventory，STAI
状态焦虑 state anxiety
职业活动 occupational activities
自卑 inferiority
震颤麻痹 paralysis agitans
治疗药物浓度监测 therapeutic drug monitoring，TDM

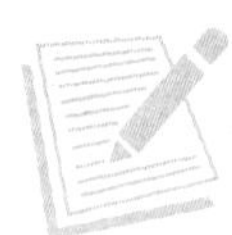

# 主要参考文献


1. 鞠梅，沈军 . 老年护理学［M］.3 版 . 北京：人民卫生出版社，2021.

2. 黄金 . 老年护理学［M］.3 版 . 北京：高等教育出版社，2020.

3. 宋岳涛 . 老年综合评估［M］.2 版 . 北京：中国协和医科大学出版社，2019.

4. 杨莘，程云 . 老年专科护理［M］. 北京：人民卫生出版社，2019.

5. 孙建萍，张先庚 . 老年护理学［M］.4 版 . 北京：人民卫生出版社，2018.

6. 化前珍，胡秀英 . 老年护理学［M］.4 版 . 北京：人民卫生出版社，2017.

7. 医学名词审定委员会老年医学名词审定分委员会 . 老年医学名词［M］. 北京：科学出版社，2017.

8. 燕铁斌，尹安春 . 康复护理学［M］. 北京：人民卫生出版社，2017.

9. 刘伟，田静 . 中医护理学基础［M］.2 版 . 上海：上海科学技术出版社，2017.

10. 王燕，高静 . 老年护理学［M］. 北京：中国中医药出版社，2016.

11. 徐桂华 . 老年护理学［M］. 北京：人民卫生出版社，2016.

12. 陈立典 . 康复护理学［M］. 北京：中国中医药出版社，2016.

13. 徐桂华 . 中医护理学基础［M］. 北京：中国中医药出版社，2016.

14. 陈锦秀 . 康复护理学［M］. 北京：人民卫生出版社，2016.

15. 刘晓红，康琳 . 协和老年医学［M］. 北京：人民卫生出版社，2016.

16. 中国老年医学学会呼吸病学分会慢性阻塞性肺疾病学组 . 中国老年慢性阻塞性肺疾病临床诊治实践指南 [J]. 中华结核和呼吸杂志，2020，43（2）：100–119.

17. 世界中医药学会联合会肺康复专业委员会 . 慢性阻塞性肺疾病中医康复指南 [J]. 世界中医药，2020，15（23）：3710–3718.

18. 李静，范利，华琦，等 . 中国老年高血压管理指南 2019[J]. 中华高血压杂志，2019，27（2）：111–135.

19. 刘力生 . 中国高血压防治指南（2018 年修订版）[J] . 中国心血管杂志，2019，24（1）：24–56.

20. 赵明明，黄艳群，胡才有，等 . 老年人骨质疏松症评估技术应用专家共识（草案）[J]. 中国老年保健医学，2019，17（4）：23–25.

21. 马远征，王以朋，刘强，等 . 中国老年骨质疏松症诊疗指南（2018）[J]. 中国骨质疏松杂志，2018，24（12）：1541–1567.

22. 吴玉苗，奉典旭，徐东浩，等 . 中国安宁疗护服务政策演变与发展 [J]. 医学与哲学，2020（14）：23–27.

全国中医药行业高等教育“十四五”规划教材

全国高等中医药院校规划教材（第十一版）

# 教材目录（第一批）

注：凡标☆号者为“核心示范教材”。

## （一）中医学类专业

| 序号 | 书　名 | 主　编 | | 主编所在单位 | |
|---|---|---|---|---|---|
| 1 | 中国医学史 | 郭宏伟 | 徐江雁 | 黑龙江中医药大学 | 河南中医药大学 |
| 2 | 医古文 | 王育林 | 李亚军 | 北京中医药大学 | 陕西中医药大学 |
| 3 | 大学语文 | 黄作阵 | | 北京中医药大学 | |
| 4 | 中医基础理论☆ | 郑洪新 | 杨　柱 | 辽宁中医药大学 | 贵州中医药大学 |
| 5 | 中医诊断学☆ | 李灿东 | 方朝义 | 福建中医药大学 | 河北中医学院 |
| 6 | 中药学☆ | 钟赣生 | 杨柏灿 | 北京中医药大学 | 上海中医药大学 |
| 7 | 方剂学☆ | 李　冀 | 左铮云 | 黑龙江中医药大学 | 江西中医药大学 |
| 8 | 内经选读☆ | 翟双庆 | 黎敬波 | 北京中医药大学 | 广州中医药大学 |
| 9 | 伤寒论选读☆ | 王庆国 | 周春祥 | 北京中医药大学 | 南京中医药大学 |
| 10 | 金匮要略☆ | 范永升 | 姜德友 | 浙江中医药大学 | 黑龙江中医药大学 |
| 11 | 温病学☆ | 谷晓红 | 马　健 | 北京中医药大学 | 南京中医药大学 |
| 12 | 中医内科学☆ | 吴勉华 | 石　岩 | 南京中医药大学 | 辽宁中医药大学 |
| 13 | 中医外科学☆ | 陈红风 | | 上海中医药大学 | |
| 14 | 中医妇科学☆ | 冯晓玲 | 张婷婷 | 黑龙江中医药大学 | 上海中医药大学 |
| 15 | 中医儿科学☆ | 赵　霞 | 李新民 | 南京中医药大学 | 天津中医药大学 |
| 16 | 中医骨伤科学☆ | 黄桂成 | 王拥军 | 南京中医药大学 | 上海中医药大学 |
| 17 | 中医眼科学 | 彭清华 | | 湖南中医药大学 | |
| 18 | 中医耳鼻咽喉科学 | 刘　蓬 | | 广州中医药大学 | |
| 19 | 中医急诊学☆ | 刘清泉 | 方邦江 | 首都医科大学 | 上海中医药大学 |
| 20 | 中医各家学说☆ | 尚　力 | 戴　铭 | 上海中医药大学 | 广西中医药大学 |
| 21 | 针灸学☆ | 梁繁荣 | 王　华 | 成都中医药大学 | 湖北中医药大学 |
| 22 | 推拿学☆ | 房　敏 | 王金贵 | 上海中医药大学 | 天津中医药大学 |
| 23 | 中医养生学 | 马烈光 | 章德林 | 成都中医药大学 | 江西中医药大学 |
| 24 | 中医药膳学 | 谢梦洲 | 朱天民 | 湖南中医药大学 | 成都中医药大学 |
| 25 | 中医食疗学 | 施洪飞 | 方　泓 | 南京中医药大学 | 上海中医药大学 |
| 26 | 中医气功学 | 章文春 | 魏玉龙 | 江西中医药大学 | 北京中医药大学 |
| 27 | 细胞生物学 | 赵宗江 | 高碧珍 | 北京中医药大学 | 福建中医药大学 |

| 序号 | 书　名 | 主　编 | 主编所在单位 | |
|---|---|---|---|---|
| 28 | 人体解剖学 | 邵水金 | 上海中医药大学 | |
| 29 | 组织学与胚胎学 | 周忠光　汪　涛 | 黑龙江中医药大学 | 天津中医药大学 |
| 30 | 生物化学 | 唐炳华 | 北京中医药大学 | |
| 31 | 生理学 | 赵铁建　朱大诚 | 广西中医药大学 | 江西中医药大学 |
| 32 | 病理学 | 刘春英　高维娟 | 辽宁中医药大学 | 河北中医学院 |
| 33 | 免疫学基础与病原生物学 | 袁嘉丽　刘永琦 | 云南中医药大学 | 甘肃中医药大学 |
| 34 | 预防医学 | 史周华 | 山东中医药大学 | |
| 35 | 药理学 | 张硕峰　方晓艳 | 北京中医药大学 | 河南中医药大学 |
| 36 | 诊断学 | 詹华奎 | 成都中医药大学 | |
| 37 | 医学影像学 | 侯　键　许茂盛 | 成都中医药大学 | 浙江中医药大学 |
| 38 | 内科学 | 潘　涛　戴爱国 | 南京中医药大学 | 湖南中医药大学 |
| 39 | 外科学 | 谢建兴 | 广州中医药大学 | |
| 40 | 中西医文献检索 | 林丹红　孙　玲 | 福建中医药大学 | 湖北中医药大学 |
| 41 | 中医疫病学 | 张伯礼　吕文亮 | 天津中医药大学 | 湖北中医药大学 |
| 42 | 中医文化学 | 张其成　臧守虎 | 北京中医药大学 | 山东中医药大学 |

## （二）针灸推拿学专业

| 序号 | 书　名 | 主　编 | 主编所在单位 | |
|---|---|---|---|---|
| 43 | 局部解剖学 | 姜国华　李义凯 | 黑龙江中医药大学 | 南方医科大学 |
| 44 | 经络腧穴学☆ | 沈雪勇　刘存志 | 上海中医药大学 | 北京中医药大学 |
| 45 | 刺法灸法学☆ | 王富春　岳增辉 | 长春中医药大学 | 湖南中医药大学 |
| 46 | 针灸治疗学☆ | 高树中　冀来喜 | 山东中医药大学 | 山西中医药大学 |
| 47 | 各家针灸学说 | 高希言　王　威 | 河南中医药大学 | 辽宁中医药大学 |
| 48 | 针灸医籍选读 | 常小荣　张建斌 | 湖南中医药大学 | 南京中医药大学 |
| 49 | 实验针灸学 | 郭　义 | 天津中医药大学 | |
| 50 | 推拿手法学☆ | 周运峰 | 河南中医药大学 | |
| 51 | 推拿功法学☆ | 吕立江 | 浙江中医药大学 | |
| 52 | 推拿治疗学☆ | 井夫杰　杨永刚 | 山东中医药大学 | 长春中医药大学 |
| 53 | 小儿推拿学 | 刘明军　邰先桃 | 长春中医药大学 | 云南中医药大学 |

## （三）中西医临床医学专业

| 序号 | 书　名 | 主　编 | 主编所在单位 | |
|---|---|---|---|---|
| 54 | 中外医学史 | 王振国　徐建云 | 山东中医药大学 | 南京中医药大学 |
| 55 | 中西医结合内科学 | 陈志强　杨文明 | 河北中医学院 | 安徽中医药大学 |
| 56 | 中西医结合外科学 | 何清湖 | 湖南中医药大学 | |
| 57 | 中西医结合妇产科学 | 杜惠兰 | 河北中医学院 | |
| 58 | 中西医结合儿科学 | 王雪峰　郑　健 | 辽宁中医药大学 | 福建中医药大学 |
| 59 | 中西医结合骨伤科学 | 詹红生　刘　军 | 上海中医药大学 | 广州中医药大学 |
| 60 | 中西医结合眼科学 | 段俊国　毕宏生 | 成都中医药大学 | 山东中医药大学 |
| 61 | 中西医结合耳鼻咽喉科学 | 张勤修　陈文勇 | 成都中医药大学 | 广州中医药大学 |
| 62 | 中西医结合口腔科学 | 谭　劲 | 湖南中医药大学 | |

## （四）中药学类专业

| 序号 | 书　名 | 主　编 | 主编所在单位 | |
|---|---|---|---|---|
| 63 | 中医学基础 | 陈　晶　程海波 | 黑龙江中医药大学 | 南京中医药大学 |
| 64 | 高等数学 | 李秀昌　邵建华 | 长春中医药大学 | 上海中医药大学 |
| 65 | 中医药统计学 | 何　雁 | 江西中医药大学 | |
| 66 | 物理学 | 章新友　侯俊玲 | 江西中医药大学 | 北京中医药大学 |
| 67 | 无机化学 | 杨怀霞　吴培云 | 河南中医药大学 | 安徽中医药大学 |
| 68 | 有机化学 | 林　辉 | 广州中医药大学 | |
| 69 | 分析化学（上）（化学分析） | 张　凌 | 江西中医药大学 | |
| 70 | 分析化学（下）（仪器分析） | 王淑美 | 广东药科大学 | |
| 71 | 物理化学 | 刘　雄　王颖莉 | 甘肃中医药大学 | 山西中医药大学 |
| 72 | 临床中药学☆ | 周祯祥　唐德才 | 湖北中医药大学 | 南京中医药大学 |
| 73 | 方剂学 | 贾　波　许二平 | 成都中医药大学 | 河南中医药大学 |
| 74 | 中药药剂学☆ | 杨　明 | 江西中医药大学 | |
| 75 | 中药鉴定学☆ | 康廷国　闫永红 | 辽宁中医药大学 | 北京中医药大学 |
| 76 | 中药药理学☆ | 彭　成 | 成都中医药大学 | |
| 77 | 中药拉丁语 | 李　峰　马　琳 | 山东中医药大学 | 天津中医药大学 |
| 78 | 药用植物学☆ | 刘春生　谷　巍 | 北京中医药大学 | 南京中医药大学 |
| 79 | 中药炮制学☆ | 钟凌云 | 江西中医药大学 | |
| 80 | 中药分析学☆ | 梁生旺　张　彤 | 广东药科大学 | 上海中医药大学 |
| 81 | 中药化学☆ | 匡海学　冯卫生 | 黑龙江中医药大学 | 河南中医药大学 |
| 82 | 中药制药工程原理与设备 | 周长征 | 山东中医药大学 | |
| 83 | 药事管理学☆ | 刘红宁 | 江西中医药大学 | |
| 84 | 本草典籍选读 | 彭代银　陈仁寿 | 安徽中医药大学 | 南京中医药大学 |
| 85 | 中药制药分离工程 | 朱卫丰 | 江西中医药大学 | |
| 86 | 中药制药设备与车间设计 | 李　正 | 天津中医药大学 | |
| 87 | 药用植物栽培学 | 张永清 | 山东中医药大学 | |
| 88 | 中药资源学 | 马云桐 | 成都中医药大学 | |
| 89 | 中药产品与开发 | 孟宪生 | 辽宁中医药大学 | |
| 90 | 中药加工与炮制学 | 王秋红 | 广东药科大学 | |
| 91 | 人体形态学 | 武煜明　游言文 | 云南中医药大学 | 河南中医药大学 |
| 92 | 生理学基础 | 于远望 | 陕西中医药大学 | |
| 93 | 病理学基础 | 王　谦 | 北京中医药大学 | |

## （五）护理学专业

| 序号 | 书　名 | 主　编 | 主编所在单位 | |
|---|---|---|---|---|
| 94 | 中医护理学基础 | 徐桂华　胡　慧 | 南京中医药大学 | 湖北中医药大学 |
| 95 | 护理学导论 | 穆　欣　马小琴 | 黑龙江中医药大学 | 浙江中医药大学 |
| 96 | 护理学基础 | 杨巧菊 | 河南中医药大学 | |
| 97 | 护理专业英语 | 刘红霞　刘　娅 | 北京中医药大学 | 湖北中医药大学 |
| 98 | 护理美学 | 余雨枫 | 成都中医药大学 | |
| 99 | 健康评估 | 阚丽君　张玉芳 | 黑龙江中医药大学 | 山东中医药大学 |

| 序号 | 书　名 | 主　编 | | 主编所在单位 | |
|---|---|---|---|---|---|
| 100 | 护理心理学 | 郝玉芳 | | 北京中医药大学 | |
| 101 | 护理伦理学 | 崔瑞兰 | | 山东中医药大学 | |
| 102 | 内科护理学 | 陈　燕 | 孙志岭 | 湖南中医药大学 | 南京中医药大学 |
| 103 | 外科护理学 | 陆静波 | 蔡恩丽 | 上海中医药大学 | 云南中医药大学 |
| 104 | 妇产科护理学 | 冯　进 | 王丽芹 | 湖南中医药大学 | 黑龙江中医药大学 |
| 105 | 儿科护理学 | 肖洪玲 | 陈偶英 | 安徽中医药大学 | 湖南中医药大学 |
| 106 | 五官科护理学 | 喻京生 | | 湖南中医药大学 | |
| 107 | 老年护理学 | 王　燕 | 高　静 | 天津中医药大学 | 成都中医药大学 |
| 108 | 急救护理学 | 吕　静 | 卢根娣 | 长春中医药大学 | 上海中医药大学 |
| 109 | 康复护理学 | 陈锦秀 | 汤继芹 | 福建中医药大学 | 山东中医药大学 |
| 110 | 社区护理学 | 沈翠珍 | 王诗源 | 浙江中医药大学 | 山东中医药大学 |
| 111 | 中医临床护理学 | 裘秀月 | 刘建军 | 浙江中医药大学 | 江西中医药大学 |
| 112 | 护理管理学 | 全小明 | 柏亚妹 | 广州中医药大学 | 南京中医药大学 |
| 113 | 医学营养学 | 聂　宏 | 李艳玲 | 黑龙江中医药大学 | 天津中医药大学 |

## （六）公共课

| 序号 | 书　名 | 主　编 | | 主编所在单位 | |
|---|---|---|---|---|---|
| 114 | 中医学概论 | 储全根 | 胡志希 | 安徽中医药大学 | 湖南中医药大学 |
| 115 | 传统体育 | 吴志坤 | 邵玉萍 | 上海中医药大学 | 湖北中医药大学 |
| 116 | 科研思路与方法 | 刘　涛 | 商洪才 | 南京中医药大学 | 北京中医药大学 |

## （七）中医骨伤科学专业

| 序号 | 书　名 | 主　编 | | 主编所在单位 | |
|---|---|---|---|---|---|
| 117 | 中医骨伤科学基础 | 李　楠 | 李　刚 | 福建中医药大学 | 山东中医药大学 |
| 118 | 骨伤解剖学 | 侯德才 | 姜国华 | 辽宁中医药大学 | 黑龙江中医药大学 |
| 119 | 骨伤影像学 | 栾金红 | 郭会利 | 黑龙江中医药大学 | 河南中医药大学洛阳平乐正骨学院 |
| 120 | 中医正骨学 | 冷向阳 | 马　勇 | 长春中医药大学 | 南京中医药大学 |
| 121 | 中医筋伤学 | 周红海 | 于　栋 | 广西中医药大学 | 北京中医药大学 |
| 122 | 中医骨病学 | 徐展望 | 郑福增 | 山东中医药大学 | 河南中医药大学 |
| 123 | 创伤急救学 | 毕荣修 | 李无阴 | 山东中医药大学 | 河南中医药大学洛阳平乐正骨学院 |
| 124 | 骨伤手术学 | 童培建 | 曾意荣 | 浙江中医药大学 | 广州中医药大学 |

## （八）中医养生学专业

| 序号 | 书　名 | 主　编 | | 主编所在单位 | |
|---|---|---|---|---|---|
| 125 | 中医养生文献学 | 蒋力生 | 王　平 | 江西中医药大学 | 湖北中医药大学 |
| 126 | 中医治未病学概论 | 陈涤平 | | 南京中医药大学 | |